Dr. Matthias Manke
und Tarik Rose

EINFACH
genial
GESUND

Inhalt

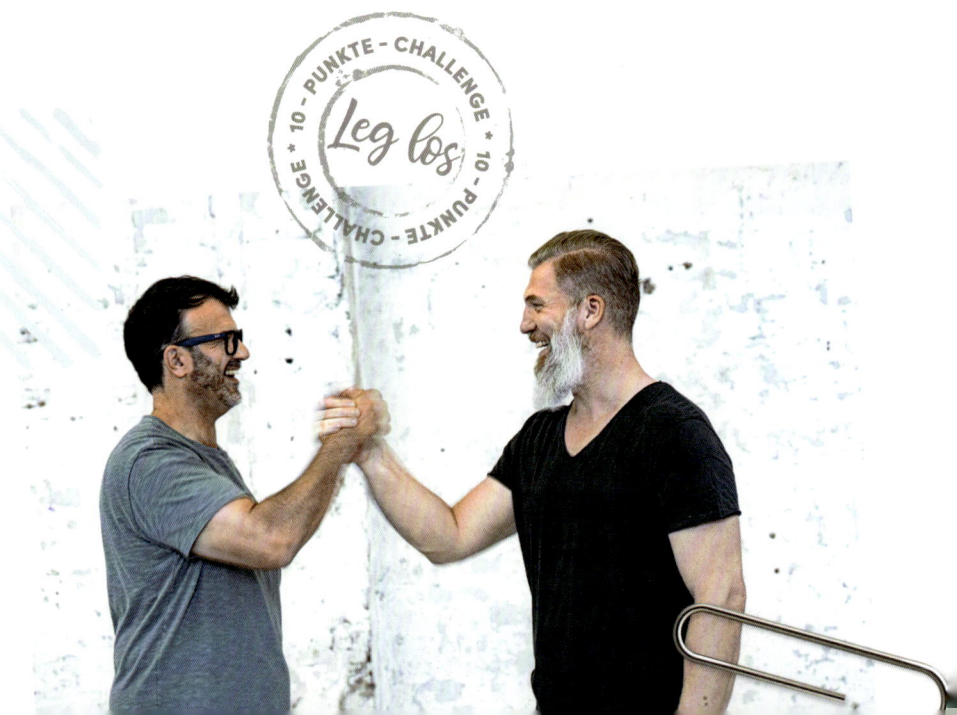

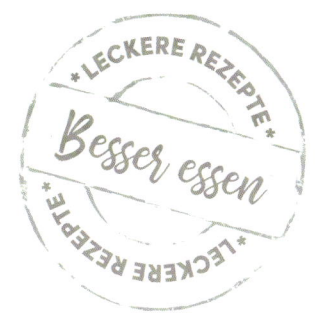

LECKERE REZEPTE
Besser essen
LECKERE REZEPTE

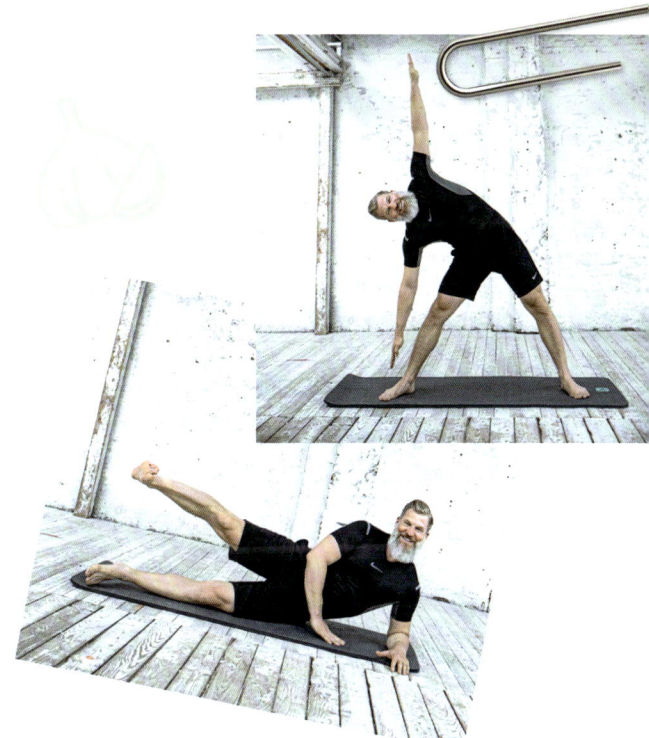

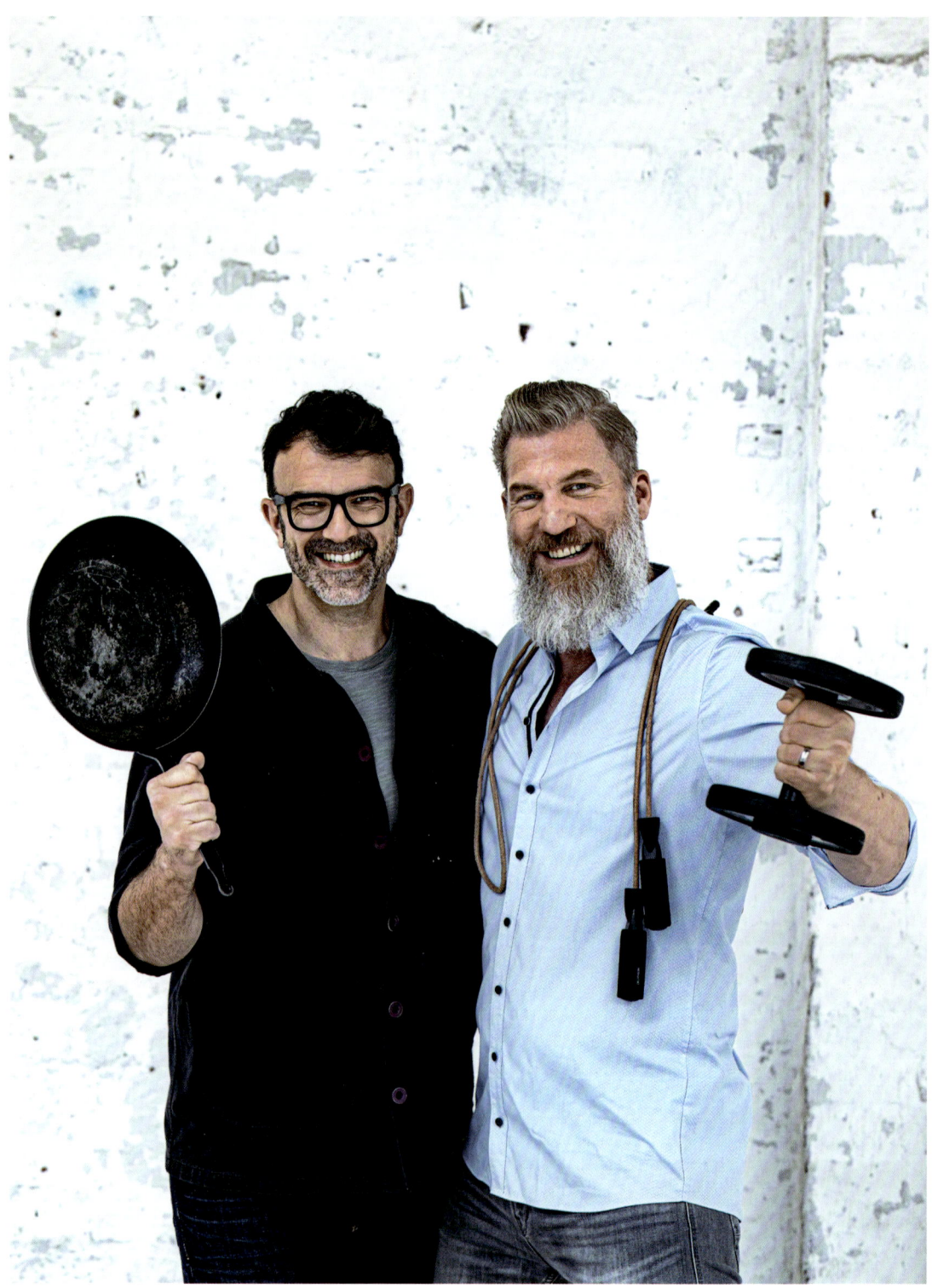

Macht es euch einfach!

„Ich möchte endlich besser essen, mich mehr bewegen und gesünder leben." Diesen Wunsch haben viele. Nur: Wie kann er in Erfüllung gehen, ohne dass man allzu schnell an den eigenen Ansprüchen scheitert? Wir, der Koch von der Elbe und der Doc aus dem Revier, haben uns zusammengetan, um euch in kleinen Schritten weit zu bringen.

Vielleicht hast du es dir zuletzt zum Jahreswechsel mal wieder vorgenommen: Ich muss mehr für meine Gesundheit tun. Aber große Lust hast du nicht verspürt. Denn Veränderungen sind immer unbequem. Du befürchtest, dass du dich von lieb gewonnenen Gewohnheiten verabschieden musst, hast Angst vor Essverboten, zu hartem körperlichem Training oder Verzicht. Und du weißt, dass dein Schweinehund sich nicht so schnell kleinkriegen lässt. Deshalb ist es schlau, nicht gleich eine Revolution gegen dich selbst anzuzetteln.

Unser Programm „Einfach genial gesund" ist auf Veränderung in kleinen Schritten angelegt. Wenn du nur zehn Dinge in Mini-Etappen umstellst, wirst du auf Dauer erfolgreicher sein, als wenn du noch weiter auf den ganz großen Wurf wartest. Natürlich bringen drei Trainingseinheiten dich noch nicht in Top-Form. Ein Gemüseteller befreit dich nicht von Übergewicht und Schmerzen, aber die Summe von Trainingseinheiten und Gemüsetellern wird dich zum Erfolg führen.

Was solltest du tun? Unsere Top Ten für deine To-do-Liste beginnen beim Stressmanagement, führen über gesunde Lebensmittel und mehr Achtsamkeit beim Essen bis zu Bewegung, die dich vor Krankheiten schützt. Du erfährst, wie du erholsamer schläfst, Muskeln aufbaust und dein Immunsystem stärkst. Dass gesunde Ernährung hervorragend schmecken kann, beweisen die Rezepte, die nicht nur lecker sind, sondern immer auch einen gesundheitlichen Mehrwert haben. Du kannst dich mit ihnen fit halten, abnehmen, Krankheiten vorbeugen und mehr Lebensqualität gewinnen.

Unser Prinzip dabei lautet: Mach's unkompliziert. Gib deinem Körper auf genussvolle und einfache Weise, was er für ein gesundes Leben braucht. Du musst nicht jeden Tag nach Rezept kochen, sondern solltest dieses Buch als Anregung nehmen, um möglichst oft echte, frische und unverarbeitete Lebensmittel auf den Teller zu bringen. Wenn du dich nach und nach daran gewöhnst, wirst du bald gar nicht mehr so scharf auf Süßes und Fettiges sein. Das gilt auch beim Thema Bewegung. Du kannst dir mit gezielten Übungen zum Muskelaufbau und für deine Beweglichkeit eine Grundfitness aufbauen, mit der du bestenfalls einen Lieblingssport betreibst. Wenn du merkst, dass es dir damit besser geht, wirst du auch dranbleiben.

Viel Spaß und Erfolg wünschen euch

Einfach genial gesund werden

Ein paar Dinge verändern und ansonsten genussvoll und gelassen weiterleben – das ist die Idee hinter unserem Programm, das wir aus unseren eigenen Erfahrungen heraus entwickelt haben. Spitzenkoch Tarik hat damit viele Kilos abgenommen und Revierdoc Matthias musste nach einem Bandscheibenvorfall wieder fit werden.

Irgendwann macht wohl jeder die Erfahrung: Es läuft nicht mehr alles von allein rund. Ob wir älter werden, viel arbeiten, zu oft unter Stress stehen, den Sport vernachlässigen und unsere guten Ernährungsvorsätze über den Haufen werfen: Der Tag kommt, an dem wir beschließen, es muss etwas passieren. Uns beiden ging es nicht anders.

ABNEHMEN OHNE DOGMA

Ich, Tarik, war früher Leistungssportler. Der Status „ehemaliger Leistungssportler", so scheint es, ist schon ein Grund zum Zunehmen. Denn das passiert fast von allein, wenn der Trainingsstress vorbei ist, der Alltagsstress aber bleibt. Ich wollte etwas tun gegen meine Schmerzen in den Gelenken und Gewicht loswerden. Natürlich gibt es unzählige Diäten, die wer weiß was versprechen, für mich aber völlig ungeeignet sind. Ich wollte kein Dogma aus der Sache machen. Ich war aber bereit, meine Probleme ernst zu nehmen und etwas zu ändern. Nur bitte nicht zu viel. 20 Prozent Veränderung erschienen mir angemessen. Ich ging die Sache an wie ein Business-Projekt und begann, mich bewusst mit meinem eigenen Verhalten auseinanderzusetzen. Was kann ich anders machen, ohne dass ich den Spaß dabei verliere? Ich schenkte Alltagsfragen mehr Aufmerksamkeit. Wie kann ich meinen Weg zur Arbeit mit Sport verbinden? Wie schaffe ich es, Intervallfasten durchzuhalten? Wie komme ich rechtzeitig ins Bett? Kann ich wochenlang auf Alkohol verzichten? Ich habe herumprobiert, um herauszufinden, was geht. Das war gar nicht so viel, aber es reichte völlig, um sehr viel abzunehmen.

FÜRSORGE FÜR SICH SELBST

Ich, Matthias, habe meinen Patienten immer geraten, achtsam und fürsorglich mit ihrem Körper umzugehen, aber phasenweise Raubbau an meinem eigenen betrieben. Das lag einfach daran, dass alles gut lief bei mir. Ich hielt mich für unverwundbar, bis ein Bandscheibenvorfall mir zeigte, wie fragil ich bin. Von einem Tag auf den anderen ging nichts mehr. Ich musste mir mit Disziplin Entspannungsphasen angewöhnen, wie ich es auch von meinen Patienten fordere. Nachdem ich mich erholt hatte, steckte ich mich Anfang 2020 mit Corona an. Ich lernte zum zweiten Mal, wie schnell auch ein Arzt zum Patienten werden kann. Um aus solchen Tiefs wieder herauszukommen, setze ich vor allem auf Bewegung – und achte heute auch auf Entspannung. Für mich steht fest, dass wir unser Leben nur voll und ganz genießen können, wenn wir fit sind.

REZEPTE UND ÜBUNGEN

Im Rezeptteil dieses Buchs (ab Seite 46) findest du all die essbaren Fitmacher, die du brauchst. Es gibt Anregungen für jede Gelegenheit. Alles entspricht dem Prinzip „Keep it short and simple". Viele Leute haben mir, Tarik, gesagt, dass man mit meinen Rezepten tierisch gut abnehmen kann. Das war eigentlich gar nicht mein Ziel, ist aber natürlich ein netter Nebeneffekt. Was du für eine Grundfitness tun musst, zeige ich, Matthias, dir in vier Zirkeln (ab Seite 144), mit denen du alles abdeckst: Du verbesserst deine Ausdauer, baust Muskeln auf, trainierst deine Beweglichkeit und schaffst einen Ausgleich zum vielen Sitzen.

Deine To-do-Liste

Was genau musst du tun?
Das sind unsere zehn goldenen Regeln:

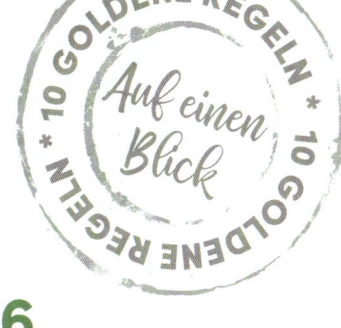

1

Bau Stress ab: Wir erklären, warum Anstrengung nötig ist, um fitter zu werden, du dabei aber auch effektive Pausen machen musst, um herunterzukommen.

2

Meide Energieräuber: Von Alkohol bis Zigaretten, leider tun dir viele Dinge, die den Alltag angeblich schöner machen, gar nicht gut. Diese Energieräuber müssen aus deinem Leben verschwinden oder zumindest reduziert werden.

3

Bring Power auf den Teller: Ernährung ist ein wichtiger Faktor, um das Beste aus dir herauszuholen. Ein gesunder Teller sollte möglichst oft (fast) flächendeckend frisch und pflanzlich gefüllt sein.

4

Iss achtsam: Zu oft, zu schnell, zu spät? Wenn du typischen Essfehlern mit Achtsamkeit auf die Spur kommst, kannst du sie leicht vermeiden.

5

Stärke dein Immunsystem: Doping für eine gute Abwehr? Das geht ganz legal! Vitamine, Mineralstoffe, Spurenelemente und sekundäre Pflanzenstoffe sind deine besten Supporter.

6

Beweg dich: Eine fitte Körpermitte ist die Basis für gesunde Bewegung. Wenn du dir die zugelegt hast, kannst du dich auf die Suche nach einem Lieblingssport machen.

7

Schlaf schön: Fit werden im Schlaf? Das hört sich gut an, ist aber für die meisten Menschen nicht einfach. Damit dein Körper über Nacht regenerieren kann, müssen einige Voraussetzungen erfüllt sein.

8

Hungere nicht: Keine Sorge, du musst nicht hungern und keine einseitige Diät machen. Stattdessen brauchst du eine Ernährungsumstellung, die du langfristig durchhältst. Das funktioniert von allein, wenn du genug Eiweiß isst.

9

Leg dir Muskeln zu: Sie helfen gegen Schmerzen, unterstützen den Fettabbau, halten dich jung und verhindern Krankheiten. Als „Muskelbesitzer" gehst du gestärkt durchs Leben.

10

Motiviere dich: Wenn du langfristig viel schaffen willst, solltest du bescheiden starten, denn Dranbleiben ist wichtiger als Höchstleistungen.

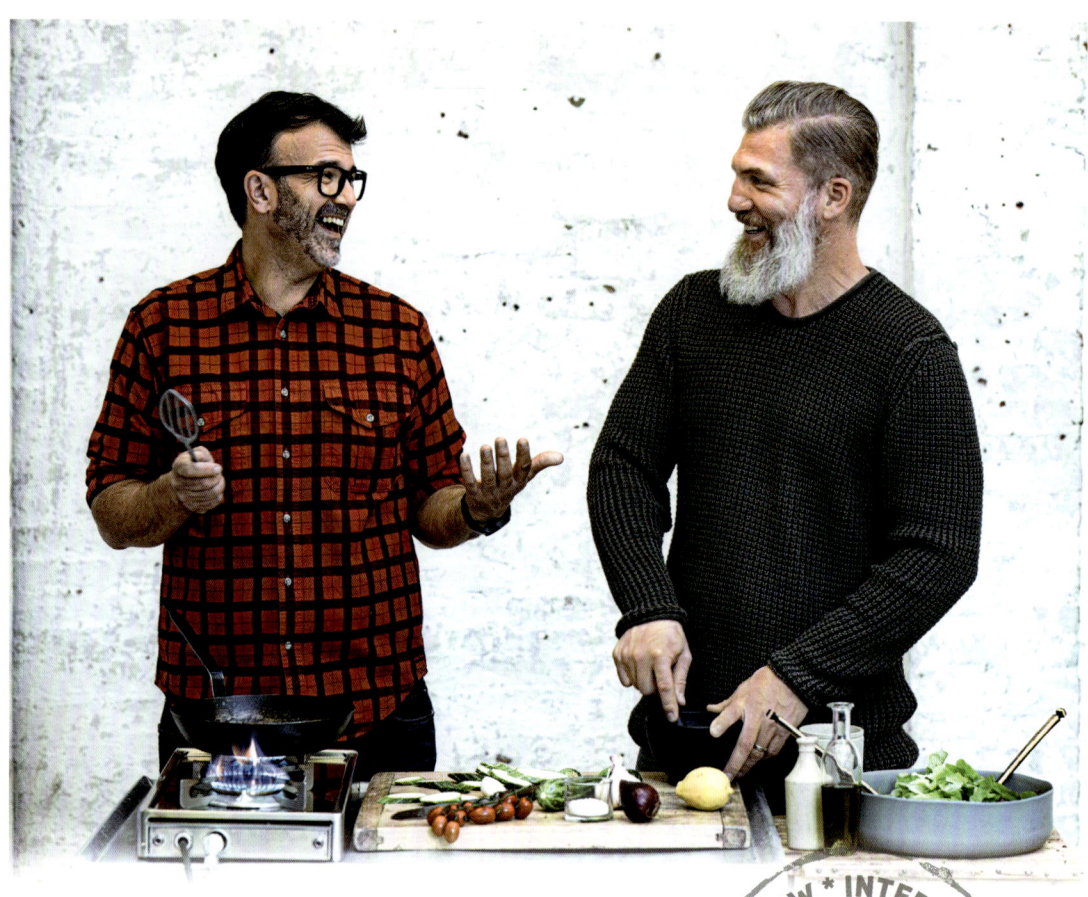

Sagt mal, wie macht ihr das eigentlich?

Ob es um Ernährung oder Bewegung geht, theoretisches Expertenwissen ist die eine Seite, die praktische Umsetzung die andere. Auch Profis kämpfen mit ihren guten Vorsätzen und dem inneren Schweinehund. Manchmal helfen Tricks, manchmal Disziplin, manchmal gar nichts. Hier geben Tarik Rose und Matthias Manke Auskunft über ihren Alltag zwischen Anspruch und Wirklichkeit.

Du hast 30 Kilo abgenommen. Was hast du dafür verändert?

Tarik Ich habe zwei Jahre dafür gebraucht. Es ging immer dann wie von allein, wenn ich mich bewusster und achtsamer ernährt habe. Das klingt vielleicht banal, ist aber tatsächlich recht simpel. Mein Beruf lässt selten geregelte Mahlzeiten zu. Früher fand ich oft einfach keine Ruhe, um mich hinzusetzen und langsam zu essen. Also neigte ich dazu, immer mal wieder etwas in mich hineinzustopfen. Außerdem gab es auch gerne mal einen Wein mit Gästen. Meine Vorsätze lauteten deshalb: eine Zeit lang auf Alkohol verzichten, keinen Zucker und nicht gegen Stress essen, die Snacks weglassen, weniger Fleisch, mehr Gemüse – all das musste ich mir fest vornehmen und planen. Es funktionierte. Bis heute gilt aber trotzdem: Sobald meine Achtsamkeit verloren geht, sind auch meine guten Vorsätze über alle Berge. Die Gefahr ist groß, dass ich wieder zunehme.

Nach einem Bandscheibenvorfall ging es dir vor einiger Zeit richtig schlecht. Was hat dir geholfen?

Matthias Wenn ich ehrlich bin, in erster Linie die Angst vor dem beruflichen, finanziellen und sozialen Abstieg. Mit fortschreitender Therapie merkte ich, dass es besser wird, wenn ich mein persönliches Training durchziehe. Ich hatte nicht nur weniger Beschwerden, sondern fühlte mich auch besser. Schließlich wollte ich gestärkt aus meiner Erkrankung hervorgehen. Zum Glück ließ mich mein unbändiger Wille, persönlich gesetzte Ziele zu erreichen, nicht im Stich. Meine Frau hat mich auch in schwierigen Zeiten mit ihrem Optimismus unterstützt.

Was bedeutet Achtsamkeit für euch?

Matthias Achtsamkeit ist ein Begriff, der mit zunehmendem Alter immer mehr Bedeutung für mich gewonnen hat. Gerade in den letzten Monaten habe ich viel in meinen Körper hineingehört. Das Alter hinterlässt bei jedem Spuren. Auch ich muss mir eingestehen, dass ich nicht mehr zwanzig bin. Da gibt's einen deutlichen Unterschied zwischen Wunsch- und Istzustand. Mein Körper signalisiert mir im Alltagsstress erste Warnsymptome. Ich muss also Achtsamkeit walten lassen, um mein Leben noch möglichst lange und genussvoll gestalten zu können.

> »Es war eine Frage der Achtsamkeit, dass ich so viel abnehmen konnte.«

Tarik Achtsamkeit ist ein großes Thema für mich. Ich bin gut darin, anderen schlaue Ratschläge zu geben, schaffe es aber selbst nicht immer, diese umzusetzen. Letztendlich war es eine Frage der Achtsamkeit, dass ich so viel abnehmen konnte. Wenn ich konzentriert mit mir selbst umgehe, läuft's. In stressigen Phasen vernachlässige ich meine guten Vorsätze leider immer noch beziehungsweise immer wieder. Ich bin Gastronom. Da liegt die Arbeitszeit bei zwölf Stunden aufwärts. Ich will mir mehr persönliche Freiräume zugestehen und lernen, auch mal Dinge abzugeben.

Entspannung ist ein großes Thema, das unter Stress meist vernachlässigt wird. Wie relaxt ihr?

Tarik Ich fotografiere. Meist muss ich mich nur meiner Kamera anschließen – die zieht mit mir los. Da bin ich ein totaler Nerd. Meine Kamera begleitet mich durchs Leben. Wir sind zusammen draußen, entdecken Neues. Dabei kriege ich den Kopf frei. Auch die Bildbearbeitung danach ist für mich entspannend, weil ich etwas ganz anderes tue als in der Küche. Ich würde gerne mehr machen, aber das ist bei mir derzeit leider nicht drin. Ich hoffe auf eine Phase in meinem Leben, in der ich mehr Ruhe habe, um meditieren zu lernen.

Matthias Entspannung heißt für mich, den Kopf frei zu bekommen und mal das zu tun, wozu ich im Praxisalltag nie komme: nämlich schweigen. Das schaffe ich entweder zusammen mit meiner Frau bei Spaziergängen am Strand und im Watt von Cuxhaven-Duhnen. Oder ich steige auf meine Harley und cruise ganz entspannt ein bisschen durch die Gegend rund um Wattenscheid. Beides entschleunigt – und ich muss mal nichts Neues im Kopf aufnehmen.

Wie haltet ihr heute eure Form?

Matthias Ein Sportmediziner mit Bauch geht gar nicht. Wenn ich mich beim Autofahren dabei erwische, dass ich meinen Bauch einziehe, weil ich ihn im Gurt spüre, dann wird es Zeit, etwas dagegen zu tun. Meist passiert das, wenn ich weniger Sport treibe als sonst und einen Ernährungsstil einreißen lasse, über den ich mich selbst nur wundern kann. Eine ehrliche Analyse bringt dann an den Tag, dass ich zum Beispiel aus einem Cheat-Tag unerklärliche vier gemacht habe. Also wird wieder intensiv gerudert. Gleichzeitig führe ich Intervallfasten ein. Da bin ich konsequent.

> *»Wenn beim Autofahren der Gurt am Bauch zwickt, weiß ich: Ich muss was tun.«*

Tarik Jetzt, nach meiner Ernährungsumstellung, merke ich sofort, wenn ich mal was gegessen habe, was nicht so doll ist. Damit ich nicht zunehme, heißt es dann wieder: weniger Fleisch, weniger Zucker, weniger Alkohol, mehr Gemüse, mehr Achtsamkeit.

Was motiviert euch?

Tarik Ich habe keinen übertriebenen Ehrgeiz mehr. Mich treibt heute vor allem der Wunsch an, leistungsfähiger und stressresistenter zu werden. Ich wollte mich leichter fühlen. Außerdem machten mir einige Beschwerden zu schaffen. Knie, Hüfte, Rücken – wenn man mal Leistungssport gemacht hat, tut später leider gerne mal was weh. Das wollte ich ändern.

Matthias Wenn ich für etwas brenne, dann ergibt sich die Motivation ganz von selbst. Persönliche Ziele kann ich immer gut ansteuern. Häufig komme ich dabei allerdings erst auf den letzten Drücker so richtig in Fahrt. Ich muss zugeben, dass mich oftmals erst die Deadline eines Projekts antreibt. Wenn die naht, steigt die Motivation, meist in Kombination mit leichtem Stress. Dann habe ich keinen Kopf mehr für anderes. Leider muss meine Familie dann oft zurückstecken.

Wie trainiert ihr?

Tarik In der Corona-Zeit habe ich auch mal was zu Hause probiert. Ich habe ein Rennrad auf der Rolle und Therabänder, mit denen ich was gemacht habe. Dabei musste ich aber feststellen, dass ich eher der Typ fürs Fitnessstudio bin. Ich brauche wohl den Tapetenwechsel und muss raus aus den eigenen vier Wänden. Dann funktioniert es auch.

Matthias Ich habe keine kenianische Läuferfigur, kann aber beim Rudern auf meinem Rudergerät zu Hause auch optimal mein Herz-Kreislauf-System trainieren. Der Computer, der an das Gerät angeschlossen ist, zeichnet verschiedene Parameter wie Strecke, Geschwindigkeit und Schlagfrequenz auf. Mein Ziel ist es, mit jedem weiteren Training meine Bestwerte wieder zu erreichen oder zu toppen.

Seid ihr sportliche Kinder gewesen?

Tarik Ich war einfach viel draußen und meist in Wald und Wiesen unterwegs. Ich ging durch jede Hecke, düste auf viel zu großen Fahrrädern herum, die mein Opa zusammengebastelt hatte. Gezielten Sport habe ich als Kind nicht gemacht. Meine Mutter schleppte mich mal zum Fußball, aber nachdem ich ein paar Bälle in den Wald geschossen hatte, war meine Karriere zum Glück zu Ende. Über den Schulsport kam ich mit vierzehn zum Basketball. Das hat mir Spaß gemacht. Ich ging dann auch ins Fitnessstudio, kam aber erst später zum Leistungssport.

Matthias Irgendwie ist mir Bewegung in die Wiege gelegt worden. Sport hat mir schon immer Spaß gemacht. Ich habe in jeder Schulmannschaft mitgespielt. Bei den Bundesjugendspielen musste es immer die Ehrenurkunde sein. Vielleicht wäre ich ein guter Zehnkämpfer geworden, wenn ich nicht wegen meiner Freunde zum Fußball gegangen wäre, wo ich mich als Untalentierter in der Verteidigung verdingte. Glücklicherweise entdeckte mein Sportlehrer mein Talent für Volleyball – und damit begann eine erfolgreiche Zeit, in der ich das Siegen gelernt habe. Im Studium habe ich Badminton gespielt und bin ins Fitnessstudio gegangen.

Was hat sich inzwischen verändert?

Tarik Früher wollte ich immer das Maximum. Ich habe American Football in der Bundesliga gespielt, Ironman, Triathlon, Marathon – da habe ich nichts ausgelassen. „Hauptsache viel" war meine Devise in der Muckibude. Heute gehe ich mit einem anderen Ansatz ans Werk. Mir geht es darum, alles einmal durchzubewegen und einen Ausgleich zur Arbeit zu schaffen.

Matthias Nach einer langen Durststrecke mit meinem Rückenleiden musste ich langsam wieder mit körperlichem Training anfangen. Neben dem

Rudern messe ich mich heute gern mit meinem Sohn in allen Sportarten, die sich dafür anbieten. In diesen, wie ich finde, unfairen Wettkämpfen (mein Sohn ist 16, also eher kräftiger Teenager) habe ich gelernt, Niederlagen einzustecken.

Gibt es sportliche Herausforderungen, die ihr gerne schaffen wollt?

Tarik Nö. Ich will ja nicht mehr mit Wettkampfcharakter sporteln. Aber wenn ich länger überlege, kommen mir doch wieder Ideen. Vielleicht würde mich noch mal ein Radrennen reizen. In Südafrika gibt's das größte Amateurrennen der Welt. Da würde ich gerne Urlaub machen, mitfahren und Letzter werden. Oder vielleicht Vorletzter? Außerdem will ich im Schwimmen wieder besser werden.

Matthias Ich bin offen für (fast) alle Sportarten und probiere gerne Neues aus. Nur nehme ich mittlerweile Rücksicht auf meinen Körper. Ich muss vor meinem fünfzigsten Geburtstag keinen Marathon mehr laufen, um mich zu beweisen. Aber ich hätte Lust, mal einen Tauchschein zu machen. Das ist bestimmt sehr entspannend und man sieht unsere Welt aus einer anderen Perspektive. Alternativ würde ich auch gerne ein 24-Stunden-Rennen im Rennwagen absolvieren.

Wie ist das Verhältnis zu euren inneren Schweinehunden?

Matthias Mein Schweinehund und ich sind ein gutes und eingespieltes Team. Wir führen eine ausgewogene Beziehung. Mal gewinnt er, mal ich. Oft steckt er freiwillig zurück, damit ich auf der Gewinnerstrecke bin. Denn er weiß: Ich gönne ihm anschließend wieder mehrere genussvolle Tage ohne Sport, aber mit viel sündigem Essen. Ich glaube, ich könnte nicht ohne ihn leben. Für mich gehört er einfach dazu und zeigt mir, dass ich nicht perfekt bin.

Tarik Mein Schweinehund ist eher ein Berner Sennenhund, ein loyaler gelassener Typ. An der langen Leine komme ich am besten mit ihm klar. Wenn wir miteinander kämpfen, lasse ich ihn gewinnen, damit er das Gefühl hat, dass er noch da ist und beachtet wird. Dann wird er nicht zickig und bleibt ganz ruhig. Danach muss ich nur aufpassen, dass ich wieder in die Spur komme. Auch beim Sport lasse ich mal ein „Heute keine Lust" durchgehen, wenn ich weiß, dass ich am nächsten Tag wieder losziehe.

Was haltet ihr von Intervallfasten?

Matthias Wenn ich zugenommen habe und meinen Anblick nicht mehr ertragen kann, ist Intervallfasten mein Ding. Der Vorteil: Es gibt klar definierte Zeiten, die sich mit meinem Tagesablauf vertragen. Ich gehe dann morgens nüchtern in die Vormittagssprechstunde und esse mittags um 13 Uhr die erste Mahlzeit. In der Nachmittagssprechstunde nehme ich noch die eine oder andere Kleinigkeit zu mir. Später genieße ich dann ein ausgiebiges Abendessen; ab 21 Uhr gibt's nur noch Wasser.

> *»Nur Verbote funktionieren bei mir nicht. Ich esse viel zu gerne, um zu hungern.«*

Tarik Am Anfang meiner Abnehmphase war das ein Schwerpunkt. Nur zwei- oder sogar nur einmal am Tag zu essen, macht vieles leichter. Du kannst dich richtig satt essen und lässt automatisch die Snacks und alles weg, was dich zwischendurch anlacht. Inzwischen mache ich es immer noch regelmäßig, aber nicht so richtig mit Plan. Eher so, wie es sich ergibt. Niemand sollte essen, weil eine bestimmte Zeit erreicht ist. Nur auf Strenge und Verbote setzen, das funktioniert bei mir nicht.

Ich esse viel zu gerne, um zu hungern. Es dürfen auch mal viele Kalorien sein. Das gleiche ich dann wieder aus, indem ich zum Beispiel eine Mahlzeit überspringe oder die nächste ganz weglasse.

Esst ihr manchmal Fast Food?

Tarik Nö, außer ganz selten einen Döner und die Pommes von meinem Restaurantschiff gibt.

Matthias Als Kind des Ruhrgebiets ist Currywurst mit Pommes-Mayo mein Lieblingsgericht. Natürlich gibt es die beste Currywurst in Wattenscheid. Aber die von Tarik ist geschmacklich auch ein Hammer. Egal, wo ich sie zu mir nehme, Currywurst ist immer auch ein Stückchen Heimat für mich. Meist bestelle ich mir gleich zwei Portionen.

Wie schaffst du es, trotz dieser geschmacklichen Vorlieben viel Gemüse zu essen?

Matthias Durch gutes Zureden meiner Frau. Meine Mutter hat mir zwar schon als Kind beigebracht, dass Gemüse für eine ausgewogene Ernährung unentbehrlich ist. Umgesetzt habe ich das aber erst Jahrzehnte später. Als begeisterter Grillmeister schätze ich mittlerweile auch Gemüse über der Glut. Oder ich mache mir Burger mit frischem Gemüse.

Wie haltet ihr es mit Alkohol?

Tarik Da gibt's riesige Diskrepanzen zwischen Wunsch und Wirklichkeit. Ich kenne Leute, die von sich behaupten, so gut wie keinen Alkohol zu trinken, aber an keinem Glas vorbeikommen. Es gab bei mir Zeiten, in denen nichts stehen blieb, aber auch welche, in denen ich nichts angerührt habe. Zum Beispiel beim Abnehmen, da ging's ein paar Monate komplett ohne Alkohol. Aber das ist für mich keine Dauerlösung. Ich sage es mal so: Alkohol ist ein kulturelles Thema, er gehört zum Leben. Ich würde nie ein Glas Wein verteufeln. Es sollte aber nur zum Genießen auf den Tisch und nicht zum Berauschen.

Matthias Alkohol ist für mich ein Genussmittel, das zum Leben dazugehört. Ich schätze einen guten Whisky, während ich als Nichtraucher eine Zigarre paffe. Ich erfrische mich auch gerne an warmen Sommertagen mit einem kühlen Pils. Ich muss mich jedoch nicht berauschen. Ich kann für einen langen Zeitraum ganz auf Alkohol verzichten. Das hilft beim Abnehmen enorm.

Und wie sieht's mit Süßigkeiten aus?

Tarik Uff, dafür bin ich leider extrem anfällig. Bei Gumminaschern werde ich schwach. Ich bin ein Eis-Fan und vertilge auch gerne Schokolade. Das Höchste sind Bonbons, die ich kürzlich in Dänemark entdeckt habe: eine Mischung aus Lakritz, Karamell und Sahne. Unbeschreiblich. Ich bin stolz, wenn ich es schaffe, dass nicht alles auf einmal verschwindet. Das ist schwer, aber machbar. Ich bin jetzt auf dem Stand, dass ich sagen kann: „Ich weiß, wo die Dinger liegen. Aber ich will nicht immer hin." Mehr geht nicht.

Matthias Zucker in Form von Schokolade und Schokoriegeln ist sehr gefährlich für mich. Früher konnte mein Stoffwechsel den zügellosen Genuss problemlos und ohne Gewichtszunahme kompensieren. Heute bestraft er mich dafür. Wenn ich eine Packung aufmache, muss ich sie auch komplett leeren. Ich kann gar nicht anders. Ich bin dann wie in einem Vernichtungsrausch. Um gar nicht erst in Versuchung zu kommen, habe ich mich mit meiner Frau darauf geeinigt, dass sie mir ihre Schokoladenverstecke nicht verrät.

Vergesst ihr manchmal zu essen?

Tarik Ja, das kann vorkommen, wenn ich mit dem Kopf ganz woanders bin. Ich lebe ziemlich ritualbefreit und ganz gerne einfach in den Tag hinein. Wenn ich etwas mit großer Leidenschaft tue, kann es auch mal passieren, dass ich das Essen vergesse. Das ist praktisch. So ergibt sich Intervallfasten von ganz allein.

»Kopf und Magen setzen bei mir ihren Drang nach Nahrung selbstsicher durch.«

Matthias Beim 16:8-Fasten ist es mir tatsächlich schon mal passiert, dass ich in Kombination mit viel Arbeit mein Ess-Intervall verpasst habe – und dann auch danach nichts gegessen habe, um mich nicht selbst zu betuppen. Bei mir müssen aufgestellte Regeln eingehalten werden. Im Normalfall melden sich aber Kopf und Magen bei mir und setzen ihren Drang nach Nahrung selbstsicher durch.

Was macht ihr, wenn Heißhunger aufkommt?

Tarik Ich bleibe entspannt. Ich muss nicht gleich zum Kühlschrank rennen und mir was holen, um nicht auszurasten. Statt mit meinem inneren Sennenhund zu kämpfen, besorge ich mir und ihm lieber ein Käsebrot.

Matthias Ich stille Heißhunger umgehend. Schlimm wird es nur dann, wenn die äußeren Umstände es nicht zulassen. Ich kann meinen Patienten ja nicht sagen, dass ich mal schnell für 20 Minuten Esspause mache und sie länger warten müssen. Also renne ich in den Sozialraum der Praxis und schaue, was unsere Patienten aus Dankbarkeit für eine gute Betreuung an Süßigkeiten dagelassen haben. Leider sind diese Vorräte immer bestens gefüllt. Heißhunger führt dann automatisch zu Süßigkeiten. Was nicht gut ist ...

Auf einen Blick

Wie treiben sie Sport? Worauf achten sie beim Einkaufen? Welche Höhen und Tiefen erleben Tarik Rose und Matthias Manke in ihren Berufen? Und wie gelingt ihnen ein gesunder Lebensstil? Hier verraten die beiden es in Form eines Steckbriefs.

Worauf achtest du beim Einkaufen?

Ob privat oder beruflich – es muss vernünftig sein. Ich kaufe genau so viel ein, wie ich brauche, und möchte nichts wegschmeißen. Das sollten wir eigentlich alle tun. Jedes natürliche Lebensmittel hat seinen Wert, der gewürdigt werden muss. Der Bauer, der es erzeugt, muss ordentlich bezahlt werden. Wir brauchen in unserer Gesellschaft viel mehr Wertschätzung dafür. Ich esse privat ein- bis zweimal in der Woche Fisch oder Fleisch, im Restaurant kommt es öfter auf die Speisekarte. Für mich muss es nicht unbedingt bio sein, dafür setze ich aber auf Qualität und Nachhaltigkeit. Wildfleisch zum Beispiel ist aus meiner Sicht eine gute Wahl.

Was ist dein Lieblingssportgerät?

Mein Fahrrad. Kürzlich hat mich ein neuer Rider angelacht: eine alltagstaugliche Mischung aus Renn- und Geländerad. Hamburg hat unglaublich viele tolle und coole Ecken, die ich damit erkunde. Ich fahre ohne Zeitdruck und ohne Wettkampf-charakter, genieße gutes Wetter und chille auch zwischendurch mal.

Was ist für dich im Beruf ein Erfolgserlebnis?

Es ist ein fantastisches Gefühl, wenn ich abends fertig bin, rausgehe und in die glücklichen Gesich-ter meiner Gäste gucke. Ich merke, dass ich sie be-rühren kann. Dass sie bestenfalls hin und weg sind.

Was nervt dich an deinem Beruf?

Grundsätzlich mache ich das, was ich tue, sehr, sehr gerne. Da fällt es mir manchmal schwer, Grenzen zu ziehen, wenn die Rahmenbedingun-gen nicht optimal sind. Ansonsten stört es mich natürlich, wenn unzufriedene Gäste stänkern. Aber das kommt zum Glück selten vor.

Was wärst du sonst gerne geworden?

Ich wäre gerne Fotograf geworden. Aber ich fürchte, dass ich diesen Beruf glorifiziere, weil Fotografieren mein Hobby ist.

Was würdest du tun, wenn du nicht mehr arbeiten müsstest, um dein Geld zu verdienen?

Ich würde viel reisen und fotografieren.

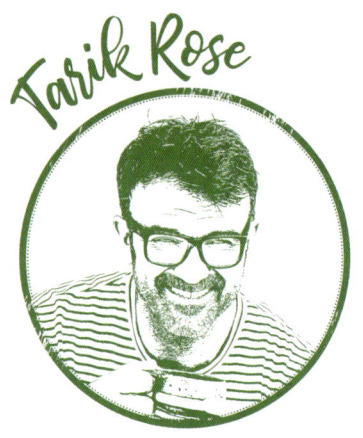

SEIN MOTTO: * KISS – KEEP IT SHORT AND SIMPEL. *

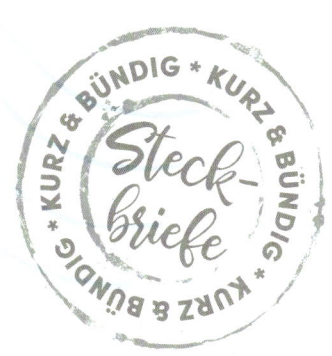

Worauf achtest du beim Einkaufen?

Ich achte auf Nachhaltigkeit, weil es so auf dem Einkaufszettel steht, den meine Frau mir schreibt. Ansonsten gilt für mich „Support your local dealer": Fleisch, Brot und Gemüse kaufe ich nicht beim Discounter, sondern bei heimischen Erzeugern.

Was ist dein Lieblingssportgerät?

Für mich ist mein Rudergerät das beste. Kein anderes Sportgerät trainiert so viele Muskelgruppen auf einmal – und macht dabei noch ein schönes Kreuz. Gleichzeitig schont es die Gelenke. Das ist bei einem 115-Kilo-Mann wie mir extrem wichtig.

Was ist für dich im Beruf ein Erfolgserlebnis?

Wenn Patienten durch meine Behandlung Lebensqualität gewinnen, wenn sie mit finstrem Gesicht in die Praxis kommen und mit einem Lächeln gehen.

Was nervt dich an deinem Beruf?

Leider wird die Zeit für die Patienten immer knapper. Anfragen von Krankenkassen, Rententrägern und Sozialgerichten sind gierige Zeitfresser. Aber auch Patienten, die meine Tipps nicht umsetzen und stattdessen sinnlose Therapien fordern, von denen sie in Werbeblättchen oder im Internet gelesen haben.

Was wärst du sonst gerne geworden?

Ich habe überwiegend Kontakt mit Menschen, die über Beschwerden klagen. Da muss ich selbst eine sehr positive Grundstimmung mitbringen, um mir nicht die gute Laune verderben zu lassen. Mit dem Wissen von heute würde ich mich vielleicht für einen produktiven Beruf entscheiden, mit dem man die Menschen begeistern kann. Insofern hat Tarik alles richtig gemacht. Die Leute kommen beschwerdefrei und gut gelaunt zu ihm und er kann sie mit seinem Können noch mehr begeistern. Ich wäre vielleicht ein guter Auto- und Motorradverkäufer geworden.

Was würdest du tun, wenn du nicht mehr arbeiten müsstest, um dein Geld zu verdienen?

Ich würde für mich nur eine bessere Work-Life-Balance finden. Da Arbeit mir Spaß macht, kann ich mir nicht vorstellen, nichts zu tun. Ich bin eher der rastlose Typ, der Abwechslung braucht.

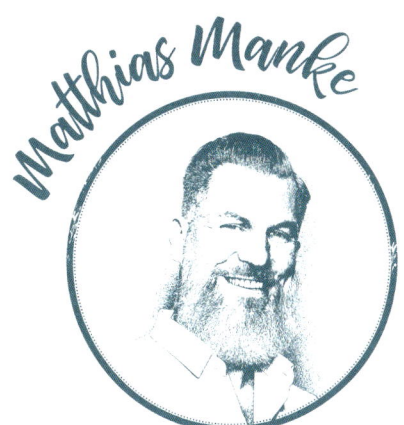

Matthias Manke

SEIN MOTTO: * BEWEGEN HEISST LEBEN. *

Ohne Zwang, aber mit System

Gesund und fit durch den Tag kommen? Das gelingt mir am besten, wenn die Balance zwischen Power-Programm und Kopf-frei-Phasen stimmt. Am liebsten lege ich morgens langsam los und steigere mich dann.

Wenn alles gut läuft, stehe ich morgens um halb acht auf – und zwar immer, also unabhängig davon, was ansteht. Auch dann, wenn ich keine Termine am Vormittag habe. Ich liebe es, langsam und entspannt in den Tag zu starten, bevor das volle Programm losgeht. Diesen Luxus gönne ich mir. Ich mag keine Zwänge und keine starren Regeln, die ich doch nur breche. Trotzdem muss ich auf mich achten, damit ich in Stressphasen nicht unter die Räder komme. Das gelingt mir meist, indem ich mir Bewegungsformen suche, die mir Spaß machen, und koche, was mir schmeckt. Da muss ich mich gar nicht motivieren, um mich aufzuraffen. Es klappt von allein.

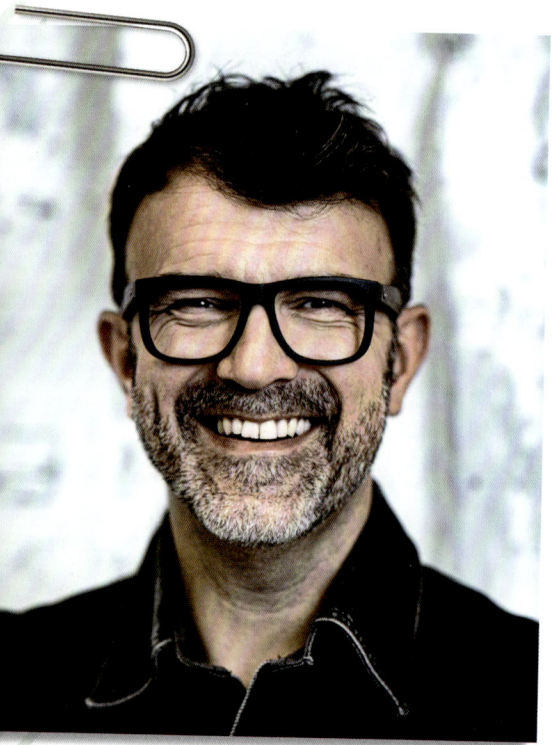

START MIT FILTERKAFFEE

Als Erstes gibt es bei mir morgens einen handgefilterten Kaffee. Die Zubereitung ist Kult für mich. Wenn dann noch die Sonne ins Zimmer scheint, ist das perfekt für den Start in den Tag. An sportlichen Tagen trainiere ich gleich morgens. Einfach weil ich dann noch fitter bin und den Kopf frei habe. Wie es danach weitergeht, hängt von meinem Terminkalender ab. Manchmal kaufe ich noch ein oder muss Wechselgeld besorgen, bevor es ins Restaurant geht. Da bin ich immerhin ein bisschen in Bewegung und an der frischen Luft. Ich bin nämlich sehr gerne draußen. Leider klappt das nicht immer, denn ich schleppe so viel Zeug mit mir herum, dass ich mich doch ins Auto setzen muss. Kameras, Laptop, manchmal meine Messertasche und Einkäufe. Das ist schade, denn sonst könnte ich nebenbei noch mehr für meine Fitness tun, das mich gleichzeitig entspannt.

AUF FESTE SCHLAFENSZEITEN ACHTEN

Falls ich keine anderen Termine habe und nicht auf Reisen gehe, bin ich ab mittags in meinem schwimmenden Restaurant auf der Elbe. Wenn ich mich in den Zug setze, um zu Fernsehsendern zu fahren, müssen Kameras und Laptop mit. Ich brauche das nicht nur zum Fotografieren, ich nutze die Reisezeit gerne zum Bilderbearbeiten. Dabei kann ich gut herunterkommen, denn ich tue etwas anderes als sonst. Gleichgültig, wo ich bin, ab 23 Uhr erinnert mich mein Handy ans Schlafengehen. Bis Mitternacht bin ich dann (hoffentlich) im Bett. Feste Schlafenszeiten gehören für mich zum Programm. Sie sind wichtig, damit ich in einem gesunden Rhythmus bleibe.

Mit Disziplin: kein Tag ohne Bewegung

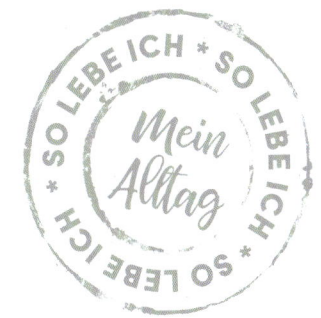

Bewegung muss bei mir auch im Alltag sein. Um zu viel Sitzen zu vermeiden, bin ich durchaus erfinderisch. Ich balanciere beim Zähneputzen, gehe viel zu Fuß, rede mit große Gesten, turne meinen Patienten Übungen vor und arbeite am Stehpult. Nur im Urlaub lasse ich mich mal richtig gehen.

Wenn mein Weck-Handy morgens klingelt, muss ich gleich hin. Denn ich deponiere es in der Küche. Da komme ich gar nicht erst in Versuchung, länger liegen zu bleiben. Aufstehen ist für mich die erste Rückenübung des Tages. Seit meinem Bandscheibenvorfall weiß ich, was schon in der Frühe schiefgehen kann, wenn ich beim Aufstehen nicht vorsichtig bin. Dann geht's zum Kaffeekochen und von dort zur nächsten Trainingseinheit. Ich putze mir auf dem Balancekissen im Bad die Zähne.

KRAFTSPORT GEHÖRT BEI MIR ZUM DIENST

Zur Arbeit gehe ich zu Fuß. In Wattenscheid sind meine Wege kurz. Eine Treppe runter und zwei wieder rauf gehören zu dieser kleinen Sporteinheit. Auf meinem Schrittkonto sind schon einige Schritte verbucht, wenn ich meine Praxis betrete. Das heißt aber nicht, dass ich mich gleich hinsetze. Nur in einem Raum steht ein Schreibtisch mit Stuhl, ansonsten nutze ich Stehpulte und erzähle gerne gestenreich. Außerdem kann ich die Übungen, die ich meinen Patienten empfehle, vormachen. So sitze ich regelmäßig auf meinem Beckenbodentrainingsgerät. Auch Kraftsport ist im Dienst nicht ausgeschlossen. Wenn ich Zwei-Meter-Männer, von denen ich einige unter meinen Stammkunden habe, einrenke, ist ganzer Muskeleinsatz gefragt.

RUDERN ODER RADELN ZUM AUSGLEICH

Ansonsten laufe ich im Praxisbetrieb viel herum, sodass kaum ein Tag ohne 10 000 Schritte vergeht.

Wenn mein Arbeitstag eine Mittagspause zulässt, kommt noch ein Spaziergang oder Gartenarbeit an der frischen Luft dazu. Abends setze ich mich gerne an mein Rudergerät oder aufs Fahrrad, um mich ausgleichend zu bewegen beziehungsweise den ganzen Körper zu fordern. Mit etwas Glück bleibt danach noch Zeit, um mit einem Kissen im Rücken auf der Couch auszuruhen.

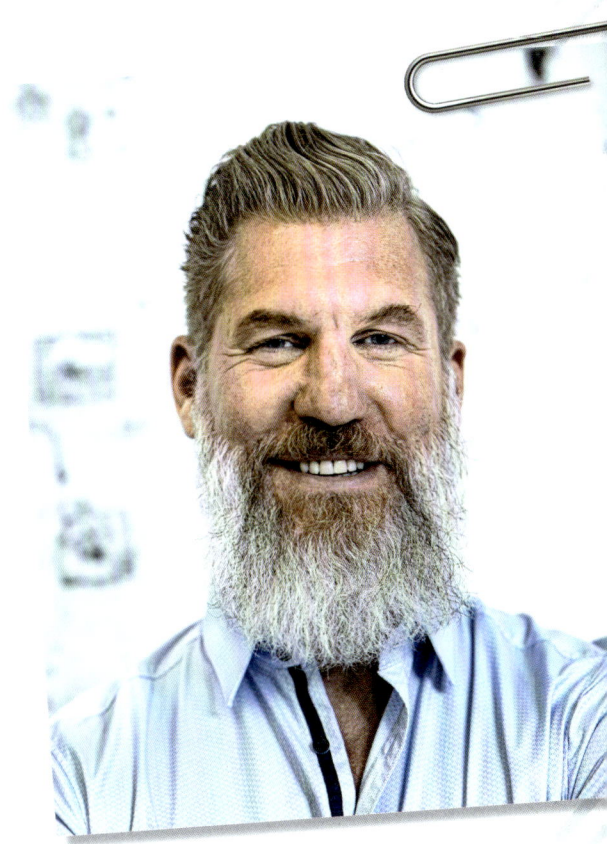

Was du als Gesundesser wissen musst

Um die Ernährung ranken sich viele Mythen – was du dazu wissen solltest, findest du hier im Überblick. Das reicht von einer Warnung vor vermeintlich gesunden Fruchtsäften über die Frage, wie gesund Fleisch eigentlich ist, bis zum Intervallfasten.

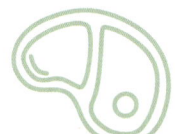

VORSICHT, FRUCHTSAFT!

Sie sehen gesund aus. Wenn Fruchtsäfte uns mit bunten Trauben, Kirschen oder Mangos auf dem Etikett im Supermarkt anlachen, greifen wir gerne zu. Es sind ja schließlich gesunde, vitaminreiche Früchte drin. So sieht es zumindest aus. Leider täuscht der Eindruck. Denn Fruchtsäfte enthalten nicht weniger Zucker und Kalorien als Softdrinks wie Cola oder Limo. Hinzu kommt: Der Fruchtzucker aus den Früchten (Fruktose) wird nur in der Leber und dort lediglich in überschaubaren Mengen verstoffwechselt. Bekommt das Organ mehr Fruchtzucker, wird der Überschuss in Fett umgewandelt, das sich in der Leber, in anderen Organen und im Bauch einlagert und langfristig zu Übergewicht führen kann.

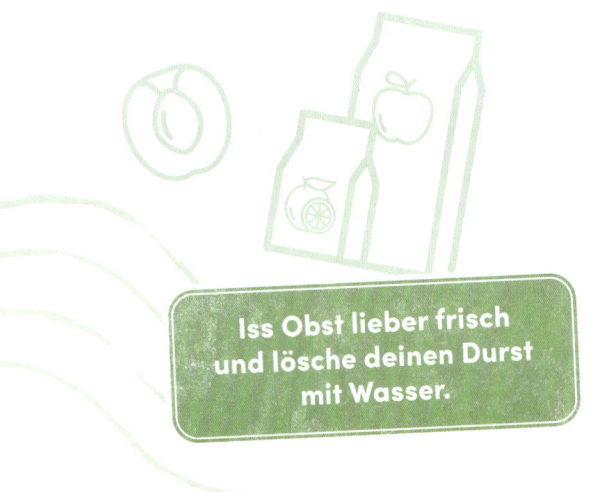

Iss Obst lieber frisch und lösche deinen Durst mit Wasser.

Wenn du nicht vegetarisch essen willst, verzichte auf jede Form von Billigfleisch. Nimm lieber hochwertiges Bio-Fleisch oder kaufe bei einem Erzeuger deines Vertrauens ein. Mehr als 600 Gramm Fleisch pro Woche sollten es nicht sein.

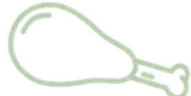

FLEISCH MIT AUGENMASS

Ist Fleisch eigentlich ungesund? Die Antwort auf diese Frage lautet häufig Ja, denn die Studienlage ist recht eindeutig. Wer regelmäßig große Mengen an verarbeitetem Fleisch isst, leidet eher unter Zivilisationskrankheiten und bekommt zum Beispiel häufiger Darmkrebs. Doch beim Thema Fleisch muss man genau hinsehen, um welche Art von Fleisch es sich handelt. Denn die Warnungen betreffen vor allem die verarbeiteten Varianten, also Salami und Co., Würstchen und Fleisch, das mit Salz, durch Fermentieren, Pökeln oder durch die Zugabe chemischer Konservierungsstoffe haltbar und schmackhaft gemacht wird. Unverarbeitetes Fleisch – vor allem fettarmes Geflügelfleisch – liefert dagegen neben hochwertigem Eiweiß auch wertvolle Mineralstoffe und B-Vitamine.

GEWÜRZE STATT ZU VIEL SALZ

Für viele gehört Salz selbstverständlich zum Essen. Gleichgültig, was auf dem Teller liegt, es wird erst einmal gesalzen. Dabei ist Vorsicht geboten. Wir essen über Fertigprodukte auch ohne den Einsatz des Salzstreuers meist mehr als genug – nämlich im Durchschnitt 10 Gramm (Männer) beziehungsweise 8,4 Gramm (Frauen) täglich. Die Deutsche Gesellschaft für Ernährung (DGE) empfiehlt dagegen nur 5 bis 6 Gramm. Zu viel Salz lässt bei manchen Menschen den Blutdruck steigen. Das führt unter anderem zu Herz-Kreislauf-Erkrankungen wie Schlaganfall oder Herzinfarkt.

> Nimm Gewürze statt zu viel Salz. Tariks Favorit ist die Gewürzmischung Harissa, die aus der nordafrikanischen Küche stammt. Sie ist ein Mix aus Chili, Knoblauch, Kreuzkümmel, Koriandersamen und Salz.

> Spare nicht an der Qualität von Lebensmitteln. Deine Gesundheit wird davon profitieren.

INTERVALLFASTEN

Beim Intervallfasten geht es darum, tage- oder stundenweise auf Nahrung zu verzichten. Als besonders alltagstauglich hat sich dabei die sogenannte 16:8-Methode herausgestellt. Das heißt, dass du innerhalb von acht Stunden zwei oder drei ausgewogene gesunde Mahlzeiten zu dir nimmst und dann 16 Stunden über Nacht fastet. Ob du das Frühstück nach hinten verschiebst, das Abendessen nach vorn oder eine Mahlzeit ganz ausfallen lässt, kannst du dir aussuchen. Hauptsache, du isst 16 Stunden nichts. In dieser Zeit können dein Blutzucker- und Insulinspiegel in eine gesunde Balance kommen.

> Probiere das 16:8-Fasten einfach mal ein paar Tage aus. Vielleicht kommst du auf den Geschmack.

BIO, REGIONAL, SAISONAL

Achte beim Einkauf auf die Herkunft der Lebensmittel und darauf, wann Obst und Gemüse Saison haben. Alles, was in der Nähe wächst, kommt umweltschonend ohne lange Transportwege in die Küche und wird auf dem Höhepunkt der Reife geerntet. Also zu einem Zeitpunkt, an dem die Nährstoffdichte am höchsten ist. Übrigens: Je mehr verschiedene Gemüsesorten du isst, umso mehr kannst du vom vielfältigen Mix der gesunden Inhaltsstoffe profitieren. Für Bio-Produkte gibt es natürlich noch mehr gute Argumente. Wer sie anbaut, verzichtet auf synthetische Pflanzenschutzmittel. Das schont den Boden und das Klima und ist außerdem gut für deine Gesundheit – denn Bio-Produkte enthalten weniger Pestizide. Außerdem fördert ihr Anbau die Artenvielfalt.

Küchenwissen to go

Eigentlich ist es gar nicht schwer, sich gesund zu ernähren. Damit du verstehst, warum Tarik seine Rezepte wie zubereitet, verrät er dir hier noch ein paar wichtige Grundlagen rund ums Kochen.

EINE BASENBETONTE ERNÄHRUNG MIT PFLANZLICHEN LEBENSMITTELN

Generell nutze ich vor allem pflanzliche Lebensmittel, denn damit ernähre ich mich automatisch basenbetont. Da heißt: Meine Nahrung enthält mehr basische als säurebildende Zutaten. Basenbildend sind Hafer, Hülsenfrüchte, Nüsse, Datteln, Feigen, Beeren, Auberginen, Sellerie, Kohl, Fenchel, Kartoffeln, Pilze, Wurzelgemüse, Kräuter, viele Gewürze, Knoblauch und Zwiebeln. All dies ist fester Bestandteil meiner Küche und Rezepte. Grundsätzlich ist das, was ich koche, reich an Mineralstoffen, Antioxidanzien und sekundären Pflanzenstoffen, es wirkt entzündungshemmend und stabilisiert die Darmflora. Dabei ist basenbildend nicht gleichbedeutend mit einem niedrigen pH-Wert – und säurebildend heißt nicht, dass die Zutat sauer ist: Die Zitrone ist trotz ihrer Säure zum Beispiel eine basische Frucht. Welcher Gruppe ein Lebensmittel angehört, richtet sich danach, wie es im Körper verstoffwechselt wird. Entstehen dabei vermehrt Säuren und andere schädliche Substanzen, ist die Wirkung dieses Lebensmittels für uns eher ungünstig.

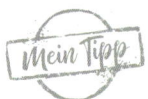

Eine rein basische Ernährung ist nicht als dauerhafte Ernährungsform zu empfehlen, sondern nur zum kurzfristigen Entschlacken, Darmreinigen oder Entgiften.

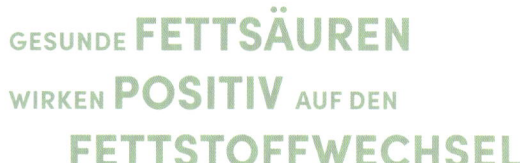

GESUNDE FETTSÄUREN WIRKEN POSITIV AUF DEN FETTSTOFFWECHSEL

FÜR DIE SCHLANKE KÜCHE IMMER NUR FETTARM ESSEN?

Diese alte Regel ist längst überholt. Beim Thema Fett gilt heute: Setze auf hochwertige pflanzliche statt auf tierische Fette. Die haben zwei große Vorteile: Sie nehmen wichtige fettlösliche Vitamine auf und bringen selbst noch wertvolle Inhaltsstoffe mit. Meine geschmacklichen und gesundheitlichen Favoriten sind Olivenöl, Nussöle jeglicher Art, Leinöl und Schwarzkümmelöl. Am besten kaufst du diese Öle nur in kleinen Mengen und brauchst sie zügig auf, denn sie sind nur begrenzt haltbar. Wie gesund ein Öl ist, hängt davon ab, welche Fettsäuren es enthält. Fettsäuren sollten einfach oder mehrfach ungesättigt sein: Beide wirken sich positiv auf das Herz-Kreislauf-System und den Fettstoffwechsel aus. Kalt gepresste Öle sind für den Körper am wertvollsten und oftmals einfach zu schade zum Braten. Daher benutze ich sie am liebsten kalt beziehungsweise als Topping.

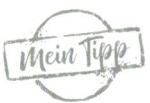

Wer auf den feinen Buttergeschmack nicht verzichten möchte, darf am Ende des Bratens auch weiterhin ohne schlechtes Gewissen ein Stückchen Butter in die Pfanne geben.

BEIM ABKÜHLEN ENTWICKELN GEKOCHTE STÄRKEHALTIGE LEBENSMITTEL RESISTENTE STÄRKE

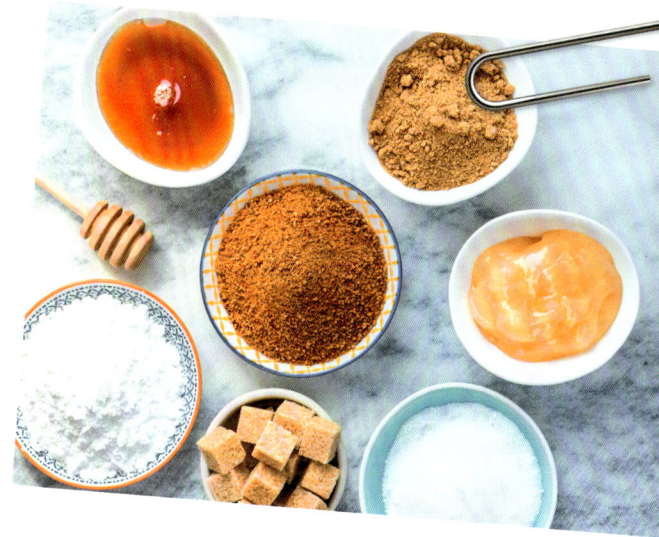

REIS UND KARTOFFELN DÜRFEN GERNE VOM VORTAG SEIN

Ich benutze in den Rezepten dieses Buchs häufig Reis und Kartoffeln vom Vortag. Das hat einen guten Grund: Beim Abkühlen entwickeln gekochte stärkehaltige Lebensmittel resistente Stärke. Die ist gut, weil der Körper sie erst mal nicht wie frisch gegarte Kohlenhydrate im Dünndarm verwerten kann. Die Stärke gelangt unverdaut in den Dickdarm, wo sie den guten Darmbakterien als Nahrung dient. Resistente Stärke enthält auch weniger Kalorien als gewöhnliche – gerade bei Kartoffeln finde ich das super, weil sie zugleich auch tolle Basenbildner sind.

Gegarte Nudeln, Hülsenfrüchte und einige rohe Pflanzen liefern ebenfalls resistente Stärke in großen Mengen. Hülsenfrüchte bringen es zum Beispiel auf ca. 10 Gramm pro 100 Gramm und unreife Bananen auf 4,5 Gramm pro Stück. Zum Vergleich: Eine gegarte und abgekühlte Kartoffel enthält gut 3 Gramm.

ALTERNATIVE SÜSSUNGSMITTEL ERSETZEN RAFFINIERTEN ZUCKER

In meinen Rezepten kann und soll jeder für sich selbst entscheiden, wie viel Süße gewünscht ist. Die Angaben in den Rezepten sind „gesunde" Mengen, die meinem Geschmack entsprechen. Ich verwende statt raffiniertem Zucker hochwertige Zuckeralternativen in guter Qualität. Denn die süßen nicht nur, sondern liefern auch Mineralstoffe, Spurenelemente und sekundäre Pflanzenstoffe. Häufig liegt der glykämische Index dieser Zuckeralternativen unter dem von raffiniertem Haushaltszucker. Das heißt, dass diese Süßungsmittel den Blutzucker nicht so schnell in die Höhe steigen lassen.

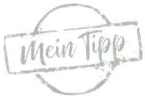

Alternative Süßungsmittel erster Wahl sind für mich Agavendicksaft, Apfelsüße, Honig, Ahornsirup, Kokosblütenzucker, Reissirup und die Süße aus Trockenobst wie zum Beispiel Datteln.

Die wunderbare Heilkraft der Bewegung

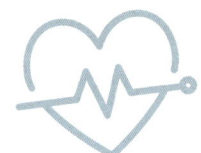

Weißt du eigentlich, was Bewegung alles kann? Richtig dosierter Sport ist ein umfassendes Wundermittel gegen einen Großteil der Zivilisationskrankheiten. Mit relativ wenig Aufwand lässt sich alles erreichen, wofür du sonst ziemlich viele Medikamente inklusive Nebenwirkungen schlucken müsstest. Sport wirkt von Kopf bis Fuß.

BEWEGUNG IST THERAPIE UND PROPHYLAXE

Mehr Bewegung hilft praktischerweise gegen viele gefürchtete Krankheiten gleichzeitig. Hier zur Motivation nur die wichtigsten: Sport senkt den Blutdruck und verhindert Arteriosklerose. Das Risiko für Herz-Kreislauf-Erkrankungen, Herzinfarkt und Schlaganfall wird verringert. Die Blutfettwerte verbessern sich, während die Diabetesgefahr sinkt. Körperliche Aktivitäten schützen die Gelenke vor Verschleiß und die Knochen vor Osteoporose. Wer Sport treibt, kommt nicht so schnell aus der Puste und versorgt seinen ganzen Körper besser mit Sauerstoff. Das Immunsystem wird gestärkt. Statistisch gesehen, verringert sich außerdem die Wahrscheinlichkeit, an bestimmten Krebsformen zu erkranken. Und nicht zu vergessen: Sportliche Menschen bleiben länger jung, sehen besser aus, schlafen besser und haben meist ein ausgeprägteres Selbstbewusstsein.

MIT EINEM SPAZIERGANG TÄGLICH LÄSST SICH DAS RISIKO, VORZEITIG ZU STERBEN, UM BIS ZU 30 PROZENT SENKEN

TROTZ ÜBERGEWICHT LOSLEGEN

Übergewicht gehört zu den größten gesundheitlichen Bedrohungen. Mehr als die Hälfte aller Deutschen ist heute zu dick; bei den älteren Männern über 55 Jahre sind es 70 Prozent. Der Anteil der Extremübergewichtigen hat sich seit der Jahrtausendwende bei Männern um 40 Prozent und bei Frauen um 20 Prozent erhöht. Die Gründe sind vor allem falsche Ernährung und zu wenig Bewegung. Abnehmen ist also dringend angesagt. Doch so dramatisch die Zahlen sind, es gibt auch eine Nachricht, die beweist, dass es sich immer lohnt, mit Sport anzufangen und das Gewicht nicht als Ausrede zu nehmen: Studien haben gezeigt, dass die Zahl der Todesfälle durch Bewegungsmangel doppelt so hoch ist wie die durch Übergewicht. Mit einem Spaziergang täglich lässt sich das Risiko, vorzeitig zu sterben, um bis zu 30 Prozent senken.

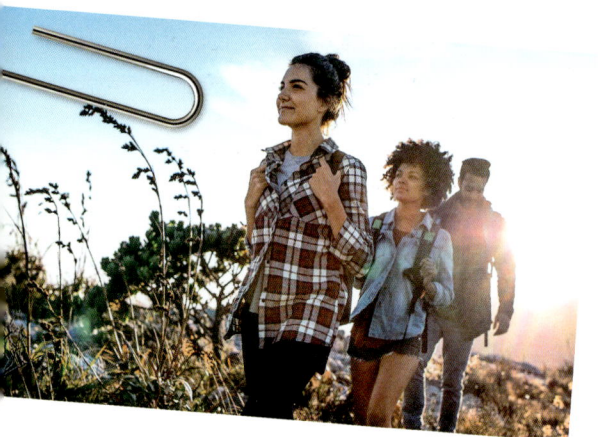

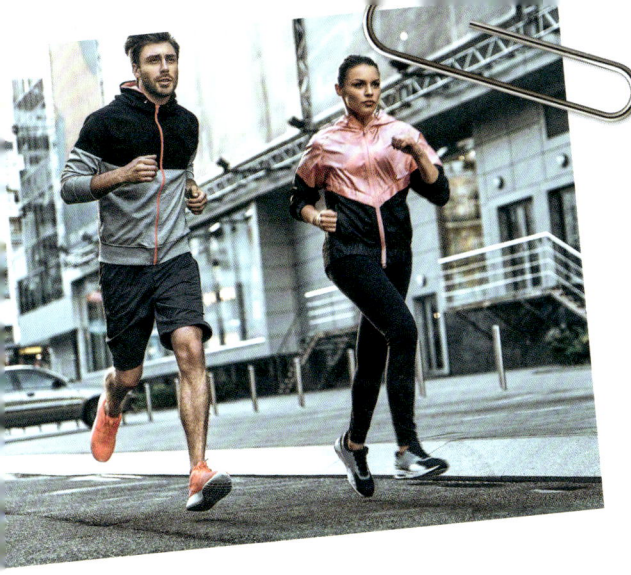

WER TÄGLICH MINDESTENS
6 STUNDEN SITZT,
REDUZIERT SEINE
LEBENSERWARTUNG
UM **20 BIS 25 PROZENT**

SPORT MIT GUTE-LAUNE-GARANTIE

Schneller denken, sich besser konzentrieren, leichter lernen – auch unser Gehirn profitiert von sportlichen Betätigungen. Der Kopf braucht ständig Sauerstoff und Glukose. Er kann beides aber nicht speichern. Deshalb nehmen seine hungrigen Zellen gerne Extraportionen auf, wenn die ihnen durch Bewegung geliefert werden. Kein Wunder, dass wir bereits nach einer halben Stunde moderatem Training besser denken können. Ein kleiner Spurt zwischendurch verbessert die Lernfähigkeit um bis zu 20 Prozent. Das gilt auch für die Stimmung. Wenn die Muskeln gefordert werden, der Puls schneller schlägt und die Atmung beschleunigt wird, empfinden wir Glücksgefühle. Der Körper schüttet stimmungsaufhellende und schmerzlindernde Hormone aus. Die Laune wird besser. Sport kann sogar nachweislich gegen Depressionen helfen. Für all diese Effekte musst du nicht bis zur totalen Erschöpfung sporteln. Die Wirkung zeigt sich auch schon nach kleinen Anstrengungen.

EIN **KLEINER SPURT**
ZWISCHENDURCH
VERBESSERT
DIE **LERNFÄHIGKEIT**
UM BIS ZU
20 PROZENT

HINTERN HOCH, ES LOHNT SICH!

Sitzen ist das neue Rauchen. Diesen Spruch hast du bestimmt schon mal gehört. Worauf basiert die provokante These? Dauersitzen hat tatsächlich ähnlich verheerende Wirkungen auf unsere Gesundheit wie Tabakkonsum. Es schädigt aber auf andere Weise. Statistisch lässt sich beides anhand der Todesfälle vergleichen. Nach Angaben der Weltgesundheitsorganisation WHO sterben jedes Jahr 8 Millionen Menschen weltweit an den Folgen des Tabakkonsums. Das Dasein als Couch-Potatoe kostet mehr als 5 Millionen das Leben. Das Homeoffice in Corona-Zeiten hat die Situation noch erheblich verschlimmert. Laut einem Report der Deutschen Krankenversicherung DKV sitzen die Deutschen mit 8,5 Stunden täglich so viel wie noch nie auf dem Allerwertesten. Junge Erwachsene schaffen werktags sogar 10,5 Stunden. Wer täglich mindestens sechs Stunden sitzt, reduziert seine Lebenserwartung um 20 bis 25 Prozent. Dennoch ist die Lage nicht aussichtslos, denn die Zahlen gelten nur für Dauersitzer. Wer zwischendurch regelmäßig den Hintern hochkriegt und sich so viel bewegt, dass die Sitzzeit unter vier Stunden bleibt, hat gute Chancen, sich nicht vorzeitig zu Tode zu sitzen.

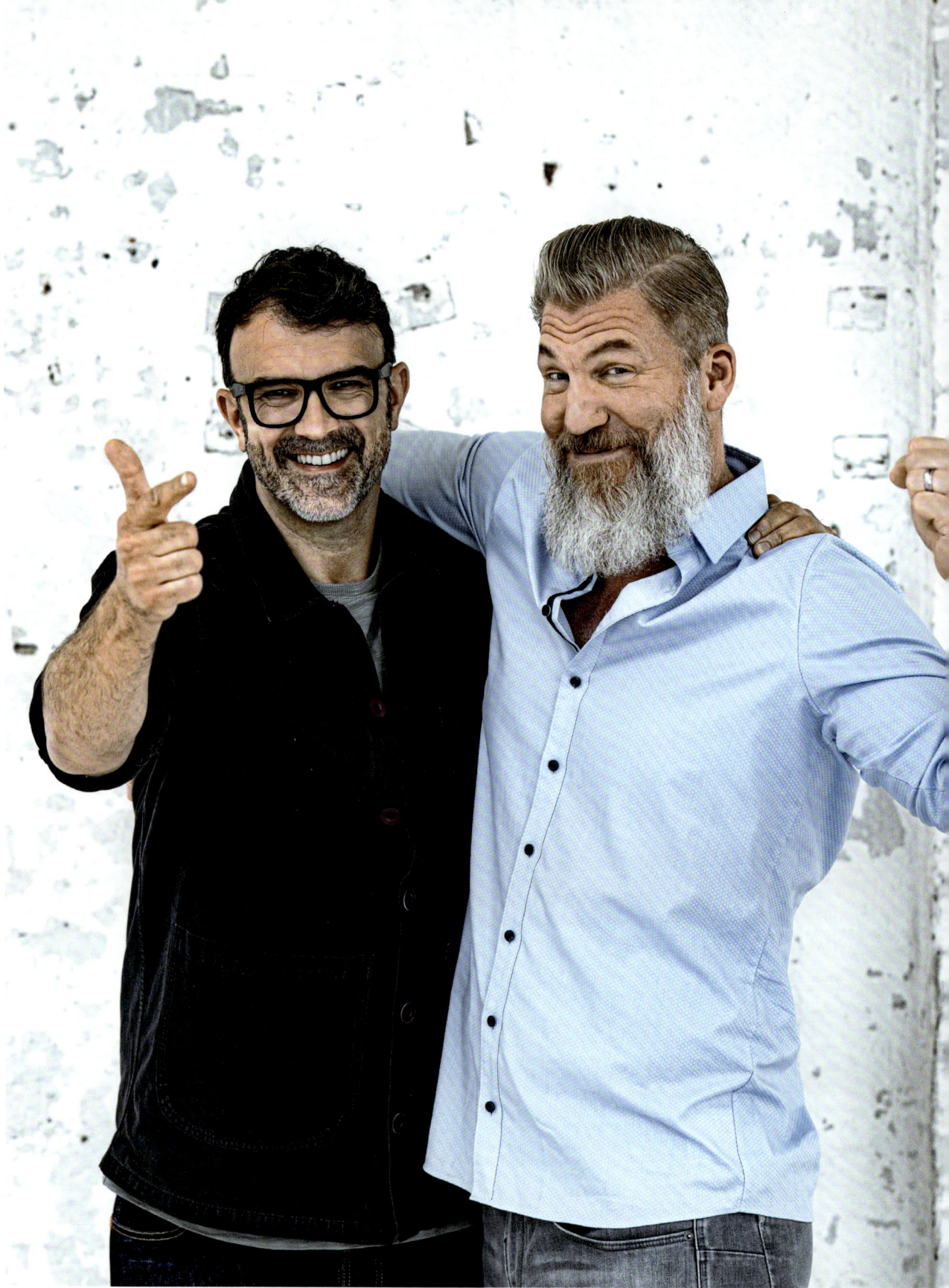

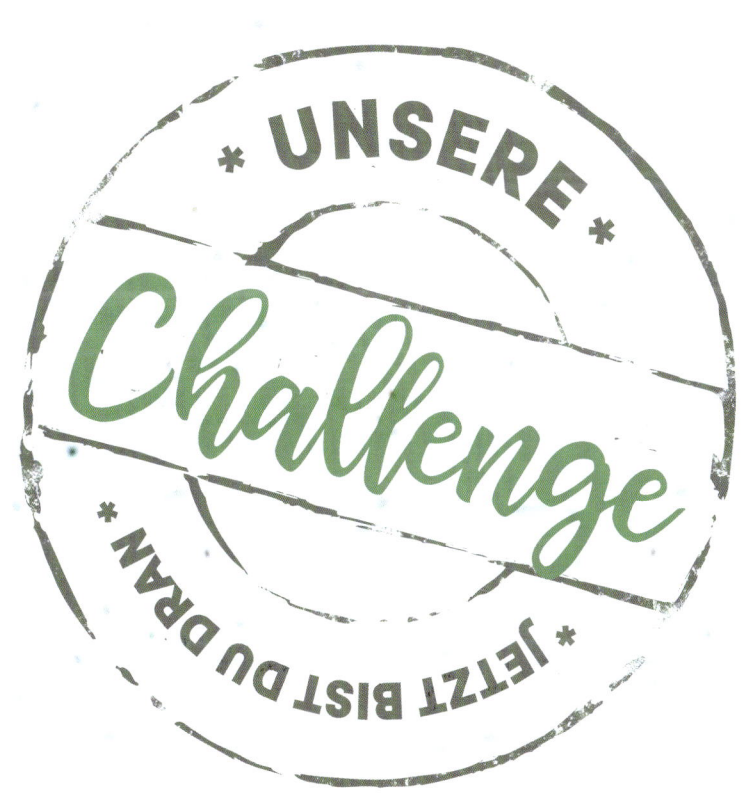

UNSERE *Challenge* **JETZT BIST DU DRAN**

Bis hierhin hast du einiges von uns persönlich erfahren und ein paar nützliche Infos bekommen. Nun sollst du selbst loslegen! Wir haben dir im Folgenden die Top Ten unter den guten Taten für deine Gesundheit zusammengestellt. Wenn du diese 10-Punkte-Challenge dauerhaft durchziehst, sind die wichtigsten Grundlagen für ein genial gesundes Leben gelegt.

Lizenz zum Faulsein

Ja, du hast richtig gelesen. Um fit zu werden, musst du dich zwar anstrengen, aber zum Glück nicht immer. Pausen dürfen und müssen sein. Deshalb: Lerne die Kunst, gepflegt zu relaxen und Stress abzubauen, statt vor dem Fernseher zu sitzen.

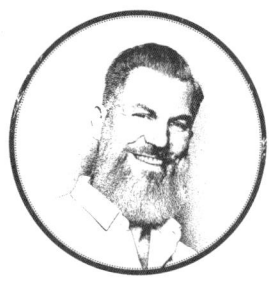

Smartphone, E-Mails, Leistungsdruck, immer erreichbar und auch in der Freizeit ständig auf Achse: Wir tun uns schwer, diesen Kreislauf zu durchbrechen. Dabei hätten wir sehr viel davon. Das Motto „Bloß kein Stress" wirkt auf äußerst vielfältige Weise gesund. Gezielte Entspannung macht unter anderem schlau, schlank, fit und zufrieden. Außerdem stärkt bewusstes Nichtstun das Immunsystem und senkt den Blutdruck. Warum das so ist, hängt mit unserem Hormonsystem zusammen.

EINE NÜTZLICHE REAKTION

Wir sind körperlich gut ausgestattet, um in höchster Not zu überleben. Ursprünglich war Stress eine nützliche Reaktion auf echte Bedrohungen. Gerieten unsere Vorfahren in Gefahr, weil sich zum Beispiel ein hungriges wildes Tier näherte, konnten sie in Sekundenschnelle alles geben. Lebensrettende biochemische Botenstoffe in Form von Hormonen machten sie kampfbereit und gaben ihnen Extrakraft. Diese Stresshormone lassen Blutdruck, Puls, Atemfrequenz und Blutzucker steigen, verbessern die Durchblutung, stärken kurzfristig die Muskeln und die Immunabwehr und senken das Schmerzempfinden. Der Steinzeitmensch war gewappnet für Kampf oder Flucht.

STRESSHORMONE ABBAUEN

Den kurzzeitigen Superstress konnte er durchstehen, weil er vor allem mit Adrenalin geflutet war. Für längere Zeit unter Druck hatte er Cortisol zur Verfügung. Dieser Urinstinkt hat sich bis heute gehalten. Da wir aber – anders als unsere Vorfahren – selten in Lebensgefahr geraten, sondern eher unter Dauerstress leiden, wird Cortisol in erhöhter Dosis dauerhaft ausgeschüttet und damit gefährlich. Unsere gejagten Vorfahren bauten die ungesunden Stresshormone von allein wieder ab, wenn sie rannten oder kämpften. Wir können nicht einfach wegsprinten, wenn es im Büro mal wieder hoch hergeht, sondern müssen andere Wege finden. Zum Beispiel Bewegung, Meditation oder Dinge, bei denen wir uns rundum wohlfühlen.

Achtung: Das bringt nichts

Der Besuch beim Schnellimbiss in der Mittagspause ist zwar oft heiß ersehnt und der duftende Inbegriff von Pause, bringt aber leider keine Erholung. Iss lieber etwas Gesundes aus der Tupperdose und mach dann einen Spaziergang.

Fernsehen, Smartphone, Videospiele als Pausenvergnügen? Eine Studie der Universität Mainz hat gezeigt: Danach fühlen wir uns nicht entspannt, sondern unzufrieden, und haben ein schlechtes Gewissen.

Der Druck ist groß, jetzt muss ganz schnell etwas Süßes her? Das ist ein Trugschluss. Stressessen fühlt sich nur im ersten Moment gut an. Danach melden sich die negativen Gefühle wieder, denn sie lassen sich nicht betäuben.

Finde mindestens eine Entspannungsform, die dich glücklich macht. Hier sind ein paar Vorschläge:

★ MASSAGEN

Du musst nicht warten, bis der Arzt dir eine Massage verschreibt. Wenn du dir etwas Gutes tun willst, gönne es dir auf eigene Kosten. Oder du und deine Partnerin oder dein Partner lernen selbst ein paar Griffe und dann wechselt ihr euch ab. Massagen wirken nicht nur stresslindernd und entspannend. Sie verbessern auch den Schlaf und die Verdauung. Außerdem helfen sie gegen verkrampfte Muskeln und Rückenschmerzen.

★ SAUNA

Vor allem an kalten Wintertagen tut Wärme einfach gut und hilft dir dabei, richtig tiefenentspannt zu werden. Der Wechsel zwischen kalt und warm wirkt ein bisschen wie Sport, aber du musst nichts dafür tun. Während der Entspannungsphase in der heißen Sauna schlägt das Herz ruhig. Kommst du ins Kalte, ziehen sich die Blutgefäße zusammen. Der Wechsel stärkt das Immunsystem und verbessert die Durchblutung im Nasen-Rachen-Raum. Auch der Seele tut's gut. „In der Sauna verraucht der Zorn", lautet ein finnisches Sprichwort.

★ MEDITATION

Auf Knopfdruck herunterkommen und gelassen werden? Wer die Kunst der Meditation beherrscht, hat den Königsweg zum Entspannen gefunden. Studien konnten belegen, dass Meditieren nicht nur gegen Stress hilft, sondern auch gegen Ängste, Schmerzen, Depressionen, Herz-Kreislauf-Erkrankungen und Kopfschmerzen. Allerdings ist es nicht ganz einfach, echte Leere im Kopf zu erzeugen. Am besten besuchst du einen Meditationskurs, holst dir eine gute App oder Hilfe von Profis.

★ POWERNAP

Ein Nickerchen ist eine gute Methode, um neue Kraft zu tanken. Beim Powernap geht es darum, nur kurz einzuschlafen, dabei zu entspannen und neue Energie zu gewinnen. Leg dich ruhig zwischendurch 20 Minuten aufs Ohr, wenn dein Alltag es zulässt und du entsprechend müde bist. Du musst aber darauf achten, dass du nicht länger schlummerst. Denn dann gerätst du in eine Tiefschlafphase, aus der du nicht erfrischt, sondern müde wieder herauskommst.

★ SCHRITTE MACHEN

Nicht jeder kommt beim Nichtstun am besten zur Ruhe. Motorisch veranlagte Menschen profitieren eher von leichten entspannenden Bewegungen. Im Lockdown haben viele den Reiz des Spazierengehens als Methode zum Stressabbauen entdeckt. Das solltest du beibehalten. 20 bis 30 Minuten reichen, um den Cortisolspiegel zu senken.

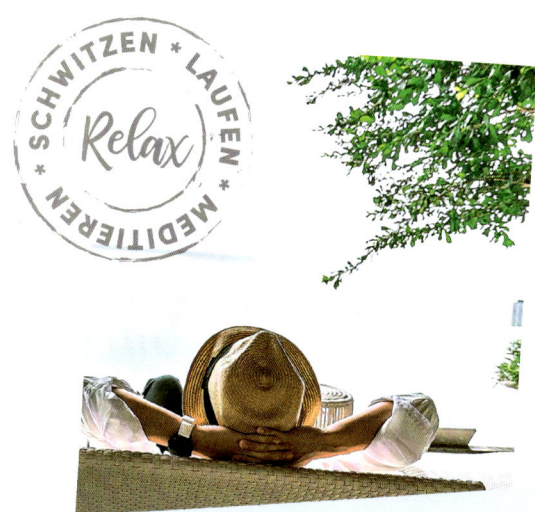

Gut zu wissen

Für die meisten Entspannungsmethoden brauchst du ein bisschen Geduld und etwas Übung. Gib also nicht gleich wieder auf, wenn du dich nicht sofort wie neugeboren fühlst. Bleib dran, bis dein Körper sich daran gewöhnt hat.

Schluss mit Energieräubern

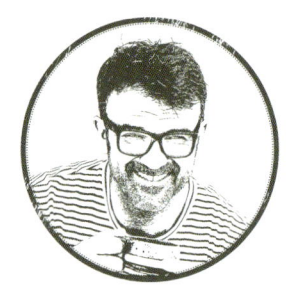

Sie machen das Leben angeblich schöner, sind in Wirklichkeit aber ganz und gar nicht gut für uns: Zucker, Fast Food und Alkohol. Auch wenn du längst weißt, dass diese Dinge ungesund sind, wird es dir schwerfallen, sie aus dem Alltag zu verbannen.

Bestimmt wärst du gerne etwas fitter, wacher und aktiver, wirst aber von heimlichen „Mächten" daran gehindert. Du weißt nicht so recht, was nicht stimmt, wenn du lustlos und müde bist, obwohl du ausreichend geschlafen hast. Dann bist du wahrscheinlich von Energieräubern umzingelt. Sie lauern überall, kommen anfangs verführerisch daher und versprechen, was sie nicht langfristig halten können: dass du dich besser fühlst, glücklich wirst, deine Sorgen mal vergessen kannst und deinen Stress abbaust, wenn du sie konsumierst. Eigentlich sollte Essen ja fit und munter machen. Manches bewirkt aber genau das Gegenteil. Sehen wir uns die üblichen Verdächtigen doch mal genauer an.

ZUCKER MIT FATALEN FOLGEN

Bei der Ernährung dominieren Zucker (und alles, was ihn in großen Mengen enthält), Fast Food und Fertigprodukte. Zucker versüßt dir nicht nur den Kaffee, macht Gummibärchen lecker und Schokolade verführerisch. Er steckt auch in vielen Fertigprodukten und verarbeiteten Lebensmitteln. Deshalb essen wir meist viel zu viel davon, ohne es zu wissen. Während der Körper es einigermaßen verkraften kann, wenn höchstens zehn Prozent der Gesamtkalorienmenge aus Zucker bestehen, vertilgen die Deutschen im Schnitt das Vierfache. Die gesundheitlichen Folgen sind fatal: Übergewicht, Karies, erhöhte Insulin- und Blutzuckerspiegel, Fettleber, Darmprobleme, ein geschwächtes Immunsystem und Herz-Kreislauf-Erkrankungen gehören dazu.

SÜSSE ALTERNATIVEN HELFEN WENIG

Was kannst du tun? Ob Süßstoffe, Honig oder Zuckerersatzstoffe: Es gibt ein paar Alternativen zum Süßen mit Zucker, die helfen allerdings nicht so richtig, weil sie teilweise andere unerwünschte Nebenwirkungen haben und die Lust auf Süßes dir keine Ruhe lässt. So hat sich beispielsweise gezeigt, dass man mit Süßstoffen zwar theoretisch Kalorien und Kohlenhydrate sparen kann, aber trotzdem weder gesünder isst noch abnimmt. Es gibt Studien, die zeigen, dass Hüftumfang, Bauchfett und BMI sogar steigen, wenn Probanden Süßstoff verwenden. Für die Gesundheit sind Süßungsmittel ähnlich schlecht wie zu viel Zucker. Dafür gibt es mehrere Gründe. Künstliche Süße ist oft extrem stark, sodass der Geschmackssinn abstumpft und sich die Gier auf mehr verstärkt. Im Rahmen von Tierstudien verschlechterte sich die Darmflora durch den Konsum von Süßstoffen. Außerdem spielt der Kopf uns gerne einen Streich. Wenn wir das Gefühl haben „Ich spare jetzt mal Kalorien, indem ich den Zucker weglasse", neigen wir zum sogenannten kompensatorischen Essen („Ich habe ja einmal verzichtet, dann darf ich mir jetzt was Besonderes gönnen"). So landen dann doch mehr Kalorien im Körper, als eingespart wurden. Viel besser ist es, wenn du dir den Süßgeschmack langsam, aber sicher abgewöhnst, indem du immer weniger süß und zusätzlich mehr Sport treibst. Muskeln sind Zuckerfresser. Wenn du dich viel bewegst und gut trainiert bist, baut der Körper das süße Gift besser ab.

GEFÄHRLICHES FAST FOOD

Beim Thema Fast Food sieht es nicht viel besser aus. Ob Doppel-Whopper oder Maxi-Menü – die schnellen Imbisse rauben deine Energie. Burger, Pommes, Bratwurst und Co. enthalten meist reichlich schlechtes Fett, Weißmehl, Zucker, Farb- und Konservierungsstoffe, Geschmacksverstärker und kaum Nährstoffe. Danach bist du schnell wieder hungrig. Besonders verhängnisvoll ist die Kombination mit zuckerhaltigen Softdrinks, wie sie im Schnellrestaurant gerne angeboten wird.

ALKOHOL: JE WENIGER, DESTO BESSER

Er regt an, entspannt und macht gesellig. Alkohol ruft Glücksgefühle hervor und gibt Kicks, die wir gerne immer wieder genießen möchten, sodass schnell eine Sucht daraus wird. Wer zu viel trinkt, riskiert Schäden an der Bauchspeicheldrüse, an den Mund-, Magen- und Darmschleimhäuten, eine gefährliche Fettleber und ein erhöhtes Krebsrisiko. Die Weltgesundheitsorganisation WHO hat ausgerechnet, dass weltweit alle zehn Sekunden ein Mensch an den Folgen von Alkohol stirbt; direkt und indirekt führt der Missbrauch zu mehr als 200 Krankheiten. Leider ist Alkohol wirklich giftig und schlägt auch noch kräftig aufs Kalorienkonto. Die Tatsache kannst du dir auch nicht schöntrinken, indem du nach Studien suchst, die einem Glas Wein oder dem berühmten Bierchen zumindest in kleineren Mengen eine gesundheitsfördernde Wirkung zuschreiben. Fakt ist: Je weniger du trinkst, desto besser ist es für deine Gesundheit. Allerdings sind neun von zehn Leuten nicht bereit, abstinent zu leben. Wenn du dazugehörst, solltest du zumindest versuchen, deinen Konsum zu reduzieren. Kleinere Mengen steckt der Körper besser weg. Als Faustregel gilt: Männer sollten nicht mehr als 20 Gramm reinen Alkohol am Tag trinken. Das entspricht einem halben Liter Bier oder einem Viertelliter Wein (für Frauen gilt jeweils die Hälfte). Aber bitte beachten: Das ist keine Empfehlung von uns, sondern ein Wert zur Orientierung.

Ausnahmen zum Abgewöhnen

Süßigkeiten, Pommes-Currywurst, Zigaretten oder Alkohol: Wenn du darüber nachdenkst, wirst du feststellen, dass die Liebe zu Energieräubern in Form von Genussmitteln fast immer auf Gewohnheiten beruht und in vielen Fällen in erster Linie dem Stressabbau dient. Dieses Wissen kann hilfreich sein. Denn alles, was wir uns mal angewöhnt haben, können wir uns auch wieder abgewöhnen. Bei den Ernährungs-Energieräubern musst du nicht von heute auf morgen alles ändern, aber du kannst in kleinen Schritten anfangen, zum Beispiel weniger Süßes und Fettiges zu essen. Eine bewährte Strategie: Gönne dir Genussmittel nur in Ausnahmefällen (zum Beispiel am Wochenende) und ernähre dich von Montag bis Freitag gesund.

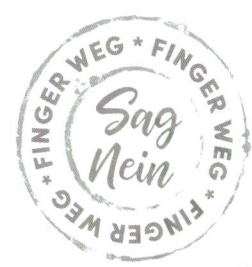

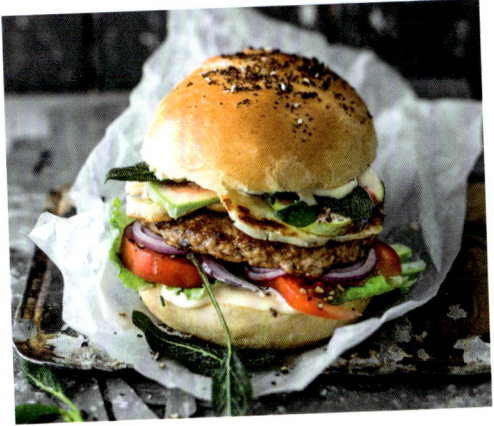

Mehr Power auf dem Teller

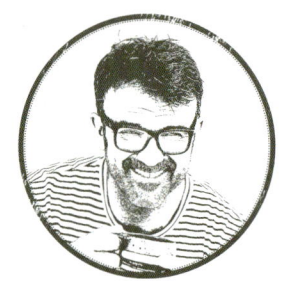

Was gehört auf einen gesunden Teller? Welcher Mix ist optimal, um das Beste für die Gesundheit herauszuholen, und wie bleiben die Schätze der Natur beim Kochen erhalten? Hier erfährst du, wie du das Beste aus der alltäglichen Ernährung herausholst.

Wenn wir essen, geht es um mehr als nur um Energieaufnahme. Wir brauchen Nahrung, die uns hilft, möglichst viele Funktionen des Körpers zu unterstützen. Dabei ist die Auswahl entscheidend. Wenn du zum Beispiel mit zwei Buttercroissants in den Tag startest, deine Mittagspause mit Kuchen beim Bäcker verbringst, dir zwischendurch dreimal aus Instantpulver einen Cappuccino anrührst, Schokokekse gegen Stress futterst und abends ein paar Weißbrote mit Wurst oder Ravioli aus der Dose verdrückst, bist du zwar satt, hast aber nur wenig wertvolle Nährstoffe aufgenommen. Auf Dauer macht dich eine solche Ernährung krank. Etwa 70 Prozent aller Krankheiten gelten heute in den westlichen Industrieländern als Folgen schlechter Ernährung und eines ungesunden Lebensstils. Dazu gehören unter anderem Diabetes, Herz-Kreislauf-Erkrankungen und Krebs.

ÜBERWIEGEND PFLANZLICH

Um das zu verhindern, musst du überwiegend pflanzlich essen. Das heißt vor allem: frisches Gemüse und Hülsenfrüchte. Die dürfen in ihrer ganzen Vielfalt auf den Teller – und zwar nicht als kleine Beilage, sondern ruhig fast flächendeckend. Je bunter, desto besser. Auch Obst gehört zu den Top-Lebensmitteln, allerdings wegen des darin enthaltenen Fruchtzuckers nur in Maßen. Gute Kohlenhydrate liefern Vollkornprodukte. Fett ist gesund, wenn es zum Beispiel aus pflanzlichen Ölen kommt.

VOM „SCHROTT" ENTWÖHNEN

Schon beim Einkaufen solltest du eine wichtige Regel im Kopf haben. Die lautet: Iss echt, also frisch und unverarbeitet. Mach dir einen Einkaufszettel, bevor du losgehst, und halte dich im Supermarkt genau daran. Vorgefertigtes hat meist schlechte Qualität, enthält künstliche Zusatzstoffe oder Geschmacksverstärker, die dich nicht nur krank machen, sondern auch dazu bringen, mehr zu essen, als du eigentlich brauchst. Vielleicht musst du dich von diesem „Schrott" erst entwöhnen, indem du dich langsam umstellst. Wenn du dich bisher nie oder nur selten an den Herd gewagt hast, solltest du das jetzt ändern. Du wirst ein bisschen Zeit brauchen, um herauszufinden, was man mit welchem Gemüse anstellen kann, damit es schmeckt. Das ist zu schaffen – unter anderem natürlich mit den Rezepten aus diesem Buch – und kann richtig Spaß machen.

Sei sanft zum Gemüse

Vitamine und andere wertvolle Nährstoffe sind recht empfindlich. Deshalb solltest du Gemüse immer schonend möglichst sanft zubereiten. Also nicht zu stark erhitzen, nicht in zu viel Wasser verkochen und nicht anbraten, bis es raucht. Auch Frittieren muss nicht regelmäßig sein. Optimal sind Dampfgaren und Dünsten.

Hier gibt's ein paar goldene Regeln. Wenn du möglichst jeden Tag einen Haken dahinter setzen kannst, ist alles im grünen Bereich:

★ TÄGLICH FRISCH

Ob Paprika, Tomaten, Kartoffeln oder Brokkoli – iss jeden Tag frisches Gemüse, das du dir selbst zubereitest. Wenn du (noch) nicht kochen kannst, starte mit Salat oder knabbere Rohkost.

★ ZUCKERARMES OBST

Äpfel, Birnen, Bananen und Co. sind zwar nährstoffreich, sollten aber nicht in großen Mengen verzehrt werden, denn häufig steckt reichlich Fruchtzucker darin. Zuckerarm – und damit gesünder – sind Beeren, säuerliche Äpfel, Aprikosen, Avocados, Wassermelonen und Pflaumen.

★ MIT VOLLEM KORN

Ob Brot, Müsli, Nudeln, Haferflocken oder Reis: Sieh dich beim Einkaufen um, ob es diese Produkte in der Vollkornvariante gibt. Vollkorn enthält mehr Ballaststoffe, die wiederum die Verdauung anregen, gut sättigen, den Blutzuckerspiegel langsamer ansteigen lassen und Darmerkrankungen vorbeugen.

★ GESUNDES FETT

Du musst nicht auf Fett verzichten, auch wenn ihm der Ruf als Dickmacher nachhängt. Gesunde Fettsäuren stecken in pflanzlichen Ölen, wie zum Beispiel Oliven-, Raps- oder Leinöl. Unbedingt meiden solltest du die sogenannten Transfettsäuren, die oft in Fertiggerichten verarbeitet werden.

★ GRÜNES EIWEISS

Ohne Eiweiß wirst du nicht so einfach satt. Da entsteht leicht Heißhunger. Besonders wertvoll ist das sogenannte grüne Eiweiß aus Nüssen, Samen und Hülsenfrüchten. Das kannst du mit tierischem Eiweiß (aus Fleisch, Fisch, Milch und Milchprodukten) in Maßen ergänzen. Mehr als 600 Gramm Fleisch pro Woche solltest du nicht vertilgen.

★ GUTES FÜR DEN DARM

Im Darm wird alles verarbeitet, was du zu dir nimmst. Damit das wie am Schnürchen klappt, kannst du dem sogenannten Mikrobiom (also der Vielfalt deiner Darmbakterien, siehe Seite 34) auf die Sprünge helfen, indem du regelmäßig fermentierte Lebensmittel wie Naturjoghurt, Sauerkraut, Miso, Kimchi oder Kefir zu dir nimmst.

★ MIT VOLUMEN

Das Auge isst mit. Wenn du einen vollen Teller brauchst, um dich wohlzufühlen, darfst du ruhig so viel drauflegen, wie du draufkriegst. Allerdings nur, wenn du dich ganz clever selbst beschummelst und dir ganz viele volumenreiche, aber energiearme Lebensmittel (wie Salat oder Gemüse) zu wenig Fleisch oder Fisch servierst. Das heißt: voller Teller, aber wenig Kalorien.

★ WASSER, BITTE

Ausreichend Wasser muss sein. Klingt langweilig, lässt sich aber nicht vermeiden: Werde also Wassertrinker. Pro Kilogramm Normalgewicht brauchst du 0,03 Liter Flüssigkeit täglich. Bei Hitze und viel Sport auch mehr. Wenn du kein Wasser magst, geht auch ungesüßter Tee. Oder du peppst dein Wasserglas mit Zitronenscheiben, Minze oder Beeren auf.

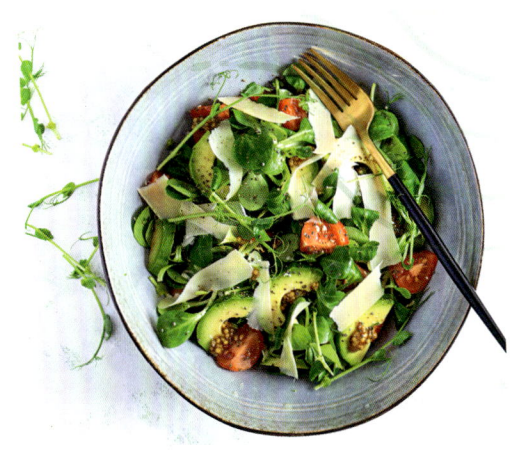

Iss achtsam

Beim Essen geht's nicht nur darum, was du zu dir nimmst, entscheidend ist auch das Wann und Wie. Ob zu oft, zu spät am Abend, zu schnell oder nur so nebenbei – typische Essfehler machen unnötig dick. Mit mehr Achtsamkeit lassen sie sich vermeiden.

Achtsamkeit? Da denkst du vielleicht erst mal an meditierende Mönche oder tiefenentspannte Yoga-Gurus im Schneidersitz und fragst dich: Was hat das mit meinem Essen zu tun? Ziemlich viel, sage ich dir, obwohl ich kein Esoteriker bin. Achtsamkeit in der Ernährung ist seit einigen Jahren ein großes Thema. Denn die Fähigkeit, Momente bewusst und genussvoll zu erleben, hilft nicht nur gegen Stress, sondern auch, um das eigene Essverhalten zu verbessern und langfristig mit weniger schlechtem und mehr gutem Essen auszukommen.

VERHALTENSMUSTER ERKENNEN

Essen hat viel mit Gewohnheiten zu tun und ist mehr als nur Energieaufnahme. Wir essen zu viel oder zu wenig, wenn wir unter Druck stehen, uns langweilen, uns einsam fühlen oder auch zur Belohnung, wenn uns etwas Tolles gelungen ist. Das wäre alles kein Problem, wenn es nicht zu Übergewicht und seinen Folgeerkrankungen führen würde. Achtsames Essen unterstützt dich dabei, deine Verhaltensmuster zu erkennen und zu verbessern.

SCHLINGEN UND SNACKEN ABGEWÖHNEN

Gehörst du zum Beispiel zu denen, die gerne kräftig und sehr zügig reinhauen, auch wenn weit und breit niemand zu sehen ist, der dir deinen Teller streitig macht? Schlingst du öfter im Vorbeigehen herzhafte Döner oder süße Donuts im Rekordtempo herunter, um Zeit zu sparen? Isst du heiß- oder bärenhungrig ohne Plan alles, was sich gerade so ergibt? Dann ist

dir schon viel geholfen, wenn du das änderst. Unbewusste Gewohnheiten übernehmen nämlich sehr schnell und sehr gerne die Regie über dein Essverhalten. Du verlernst zum Beispiel, ein echtes Hungergefühl zu erkennen, wenn du ständig was in dich hineinmümmelst. Eine ganze Reihe von Essfehlern, die du mit mehr Achtsamkeit vermeiden kannst, führen zu Übergewicht. Mit ein paar Regeln kannst du lernen, weniger zu schlingen und besser satt zu werden, ohne zusätzliche Kalorien aufzunehmen. Und das Beste ist: Wenn es dir gelungen ist, ein achtsamer Schmauser zu werden, sind auch ein paar Leckereien ohne schlechtes Gewissen erlaubt.

Erkenntnisse mit Rosine

Der Klassiker unter den Achtsamkeitsübungen mit Aha-Erlebnis ist für Einsteiger das sogenannte Rosinentraining. Dafür tust du so, als würdest du zum ersten Mal einer Rosine begegnen. Du willst also mehr über sie wissen und nimmst dir die schrumpelige Traube mit allen Sinnen vor. Du siehst sie an, fasst sie an, riechst daran, lauschst, ob sie Geräusche macht, wenn du draufdrückst, und erforschst schließlich, wie sie schmeckt. Jeden Schritt nimmst du bewusst wahr und schenkst ihm deine ganze Aufmerksamkeit. Die Übung sollte fünf bis zehn Minuten dauern.

MEHR ACHTSAMKEIT BEIM ESSEN – SO KANN ES GELINGEN:

★ BLEIB IM RHYTHMUS

Zwei oder drei Hauptmahlzeiten täglich reichen aus. Iss möglichst immer zur gleichen Zeit und so ausgewogen, dass du drei- bis vierstündige Esspausen einhalten kannst. Wenn dein Tagesablauf es zulässt, kannst du Intervallfasten probieren. Das heißt, dass du nur innerhalb von acht Stunden isst und danach, am besten über Nacht, mindestens 16 Stunden fastest.

★ SETZ DICH HIN

Gewöhne dir an, nur im Sitzen und am gedeckten Tisch (also nicht am Schreibtisch) ohne Ablenkung (Fernseher, Handy und Co. sind tabu) zu essen. Plane deine Mahlzeiten sorgfältig, sodass du mit der Ausrede „Ist ja nichts Gesundes da, also muss ich die Schokolade nehmen" vor dir selbst nicht durchkommst. Das gelingt natürlich nicht immer, aber versuche es so oft wie möglich.

★ SCHLUSS MIT TO GO

Süßes essen, weil dich beim Bäcker ein Törtchen anlacht? Mach Schluss mit To go und verkneif dir alles, was dir zwischendurch in den Sinn kommt. Zumindest von Montag bis Freitag. Am Wochenende kannst du dann ausnahmsweise auch mal über die Stränge schlagen.

★ SLOW-MOTION-ESSEN

Auch wenn dein Hunger groß ist, solltest du langsam essen. Du brauchst weniger, machst Magen und Darm eine Freude, weil du sie schonst, und dein Körper kann Nährstoffe besser verwerten. Versuche, möglichst lange zu kauen, idealerweise jeden Bissen ungefähr 20-mal. Leg zwischendurch mal dein Besteck weg. Da unser Gehirn die Sättigung erst nach 20 Minuten wahrnimmt, solltest du 30 Minuten am Teller verbringen. Vielleicht kannst du deine Mit-Esser zu einem Wettkampf einladen: Wer als Letzter fertig ist, hat gewonnen.

★ SCHREIB ES AUF

Du hast das Gefühl „Eigentlich esse ich doch kaum etwas" und fragst dich, warum du trotzdem weit von einem gesunden Gewicht weg bist? Da hilft ein Tagebuch, in dem du jeden Happen und alles, was du trinkst, notierst. Oder du fotografierst deine Imbisse und analysierst abends die Bildershow. Das eigene Essverhalten zu dokumentieren, führt automatisch dazu, dass du eventuelle Ernährungsfehler erkennst und vermeiden kannst. Außerdem schult Aufschreiben die Achtsamkeit. Das gilt übrigens auch für andere gute Vorsätze.

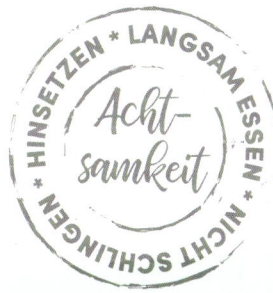

Anti-Schling-Trick

Um großen Hunger auszubremsen, gibt es ein paar Tricks: Du kannst vor der Mahlzeit ein Glas Wasser trinken oder eine heiße Suppe löffeln. Die letzte Stunde vor dem Essen kannst du auch gut mit einem schwarzen Kaffee, einem appetithemmenden Ingwertee oder einem zuckerfreien Pfefferminzkaugummi überbrücken.

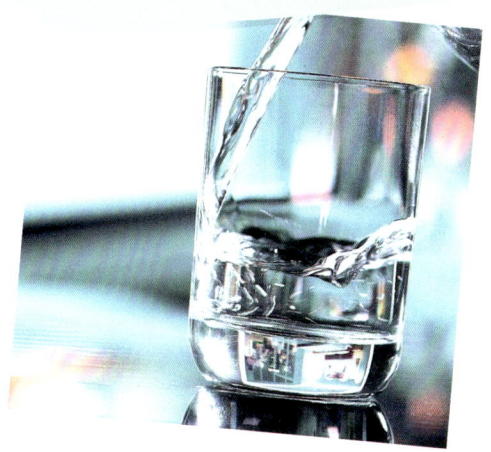

Super-Power für die Abwehr

Um gesund zu bleiben, brauchst du ein starkes Immunsystem. Deine besten Supporter kommen dabei aus der Küche. Dieses Doping ist ganz legal! Vitamine, Mineralstoffe und Spurenelemente schützen vor Viren und Bakterien. Kauf so oft wie möglich Lebensmittel, die viel davon enthalten.

Auch wenn du nichts davon merkst, ist dein Immunsystem immer auf Achse. Ob Schad- und Giftstoffe, Viren, Bakterien oder Parasiten – die Attacken kommen von allen Seiten. Feindliche Moleküle versuchen rund um die Uhr, über die Haut oder über den Magen-Darm-Trakt in den menschlichen Körper einzudringen. Je besser die Abwehr auf Zack ist, desto schwerer haben sie es. Im Idealfall wehren die Immunzellen alle Eindringlinge effektiv ab – und du bleibst gesund. Die Ernährung spielt dabei eine wichtige Rolle. Wenn du deine körpereigene Abwehr gut fütterst, wird sie es dir danken.

SCHUTZSTOFFE ESSEN

Du kannst zum Beispiel Vitamin C an die Front schicken, um Infektionen vorzubeugen und schnell wieder auf die Beine zu kommen, wenn du doch mal flachliegst. Die Vitamine A, B_{12}, B_6 und D sind ebenso gute Unterstützer für unser Immunsystem wie die Spurenelemente Zink, Selen und Eisen. Gegen Erkältungsviren bringst du dich unter anderem mit sogenannten sekundären Pflanzenstoffen in Stellung. Das sind Substanzen, die Pflanzen als Abwehr-, Duft-, Farb- oder Geschmacksstoffe vor Fressfeinden schützen. Sie gelten als regelrechtes Futter für das Immunsystem. Wenn du also pflanzliche Lebensmittel wie frisches Gemüse, Obst, Kräuter, Gewürze, Hülsenfrüchte, Nüsse und Vollkornprodukte isst, vertilgst du diese wertvollen Schutzstoffe praktischerweise gleich mit.

BALLASTSTOFFE BITTE

Dass Vitamine gesund sind, wissen die meisten. Weniger bekannt ist die Tatsache, dass auch Ballaststoffe echte Booster für die körpereigene Abwehr sein können. Sie machen nicht nur satt, sondern bringen auch die Verdauung in Schwung und fördern die Darmgesundheit. Zu den Top-Ballaststofflieferanten gehören Vollkornprodukte (nicht nur beim Brot, sondern auch bei Nudeln und Reis), Hülsenfrüchte, Gemüse, Obst, Nüsse und Samen. Wichtig zu wissen: Mit dem Salzen solltest du es nicht übertreiben, denn das schwächt das Immunsystem gegenüber Bakterien.

Die Abwehr im Darm

In der Wissenschaft wird die Bedeutung des Mikrobioms (die Vielfalt aller Darmbakterien) immer besser erforscht. Sogenannte Prä- und Probiotika stärken das Immunsystem demnach über den Darm, der mehr als 70 Prozent aller Immunzellen beherbergt. Präbiotika (stecken zum Beispiel in Chicorée, Zwiebeln, Lauch, Spargel und Vollkornprodukten) regen günstige Darmbakterien zum Wachsen an. Probiotika (etwa aus Joghurt, Kefir oder Sauerkraut) verdrängen schlechte Bakterien; einige bilden Abwehrstoffe gegen krank machende Keime.

DAS SIND MEINE SUPERHELDEN FÜR EINE STARKE ABWEHR:

★ ÄPFEL

Vitamine, Mineralstoffe, Spurenelemente und Antioxidanzien, die die Zellen schützen: Äpfel haben wenig Kalorien, aber viel Gutes zu bieten. Das Immunsystem profitiert am meisten von alten, eher bitter schmeckenden Sorten, die mehr zellschützende Polyphenole enthalten als neuere süße Sorten, bei denen in den letzten Jahren meist der Bittergeschmack herausgezüchtet wurde.

★ BLAUBEEREN

Das Immunsystem mag kräftige Farben. Das intensive Blaubeerblau beruht auf sogenannten Anthocyanen. Diese dunklen Pflanzenfarbstoffe schützen die Zellen gegen Angriffe und stärken das Immunsystem unter anderem mit den Vitaminen A, E und C. Das gilt übrigens auch für andere Beeren und dunkle Gemüse wie Rotkohl oder Auberginen.

★ CHILISCHOTEN

Das in Chilischoten enthaltene Capsaicin sorgt nicht nur geschmacklich für Power. Es boostet unseren Körper auch mit antioxidativen, antientzündlichen, schmerzlindernden und verdauungsfördernden Eigenschaften, pusht das Immunsystem und gilt als Appetitzügler. Entgegen landläufiger Meinung steckt das Capsaicin beziehungsweise der Scharfmacher jedoch gar nicht in den Kernchen – sie zu entfernen, ist daher eher ein optischer als ein geschmacklicher Aspekt.

★ ZITRONE

Ihr hoher Vitamin-C-Gehalt macht sie zur Wunderwaffe gegen Erkältungen und Grippe. Vitamin C wirkt entzündungshemmend und antioxidativ, es pusht die Abwehrkräfte und beschleunigt Heilprozesse. Am besten verwendest du frische Bio-Zitronen, die du nicht allzu gründlich schälen solltest, denn die wertvollsten Stoffe stecken in der weißen Innenhaut. Auch Orangen, Kiwis, Brokkoli, Rosenkohl, rote Paprikaschoten und Petersilie gehören zu den Top-Vitamin-C-Lieferanten.

★ ROTE ZWIEBELN

Mit roten Zwiebeln lassen sich viele Gerichte nicht nur optisch aufpeppen. Dank ihrer intensiven Farbe enthalten sie deutlich mehr Flavonoide (die gehören zu den sekundären Pflanzenstoffen) als helle Zwiebeln. Außerdem enthalten rote Zwiebeln Schwefelverbindungen (Sulfide), die Viren und Bakterien abtöten beziehungsweise ihr Wachstum hemmen. Achte darauf, dass du nicht zu viel abschälst, denn die äußeren Schichten enthalten die meisten Vitalstoffe. Außerdem solltest du Zwiebeln nicht zu scharf anbraten, um möglichst viele wertvolle Inhaltsstoffe zu erhalten.

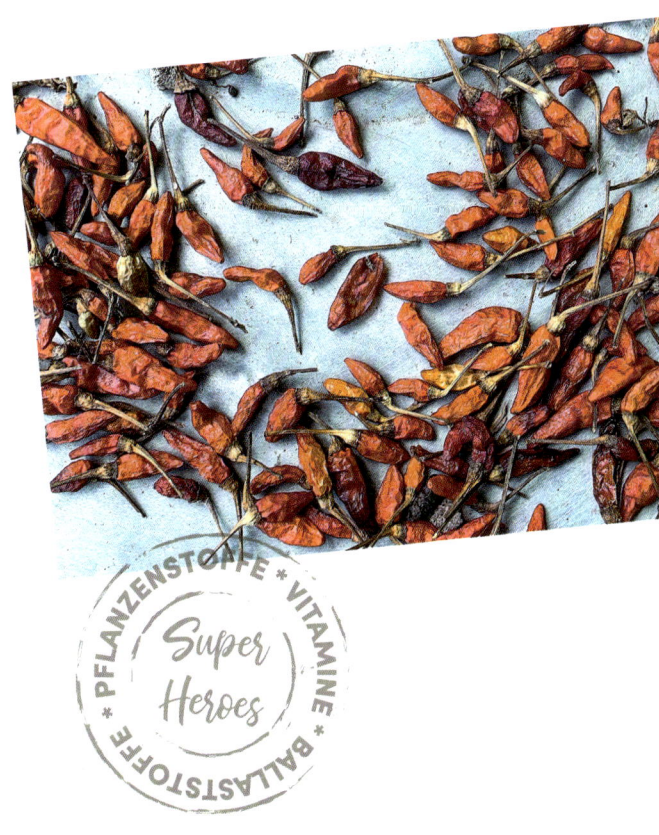

PFLANZENSTOFFE ★ VITAMINE ★ BALLASTSTOFFE
Super Heroes

Beweg dich!

Der Mensch ist nicht zum Sitzen und Rumliegen gemacht. Wenn du gesund und fit werden willst, kommst du um Bewegung nicht herum. Was du tust, ist relativ egal, solange du eine stabile Körpermitte hast. Denn dein Sport darf dich nicht verletzen und muss Spaß machen.

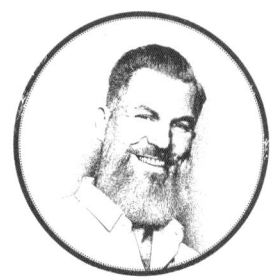

Ein Besuch beim Orthopäden kann ernüchternd sein. Man hat Schmerzen, man fühlt sich müde, der Rücken tut weh. Die Gelenke waren auch mal besser in Schuss. Die Frage, wie es geht, ist schnell beantwortet: „Schlecht." Statt der ersehnten Wunderpille, einer Spritze gegen alle erdenklichen Wehwehchen oder zumindest einer Massage auf Rezept rät der Doc: „Du musst dich mehr bewegen." Seufz! Genau genommen weißt du das auch, und zwar schon länger. Aber vor der Umsetzung steht noch ein großes Problem, an dem bisherige Versuche gescheitert sind: Du weißt nicht, was du machen sollst.

LEG DIR EINE GRUNDFITNESS ZU

Bewegung ist eine großartige Möglichkeiten, um sich besser zu fühlen, gar nicht erst krank oder wieder gesund zu werden. Die Liste möglicher Sportarten ist lang und reicht von A wie Aikido bis Z wie Zumba. Doch nicht jeder Sport ist für jeden geeignet. Bevor du anfängst, verschiedene Sportarten auszuprobieren, brauchst du eine Kernstabilität in der Körpermitte. Du musst Ausdauer besitzen, beweglich sein und Muskeln haben. Faustregel: Ein Erwachsener sollte mindestens 150 Minuten in der Woche moderat Sport treiben. Dabei gehört Ausdauertraining in Form von Radfahren, schnellem Gehen, Laufen oder Schwimmen ebenso zum Programm wie Übungen für Kraft und Beweglichkeit, wie du sie auch in diesem Buch findest (ab Seite 144). Danach kannst du auf die Suche nach deinem Lieblingssport gehen. Im Zweifel fragst du einen guten Orthopäden um Rat.

WAS HAST DU ALS KIND GERNE GEMACHT?

Sobald der Sport dir Spaß macht, wird ein Selbstläufer daraus. Einen Ansatzpunkt findest du vielleicht in deiner Kindheit oder Jugend. Was hast du damals gerne gemacht? Wenn du damit wieder anfängst, bist du schnell drin – vorausgesetzt, die Bewegungen sind im fortgeschrittenen Alter nicht zu gefährlich. Du kannst im Fitnessstudio oder im Verein durchprobieren, was angeboten wird. Oder andere fragen, die etwa auf deinem Level sind. Wenn du ein geselliger Typ bist, ist Sport in der Gruppe optimal. Du wirst schon deshalb gerne hingehen, weil du Leute treffen möchtest. Ob du auf einem Wakeboard durchs Wasser saust, den Hula-Hoop-Reifen wieder aus dem Keller holst, auf dem Mini-Trampolin im Garten hüpfst, dich aufs Rudergerät vor den Fernseher setzt oder beim Klettern glücklich wirst – was Du machst, ist letztendlich egal. Hauptsache, du hast eine stabile Körpermitte.

Und sonst noch?

Du musst nicht warten, bis deine Sportstunde beginnt. Welche Wege könntest du zu Fuß oder mit dem Rad machen? Wo gibt's Treppen als Outdoor-Trainingsgeräte? Was machst du am Wochenende? So mancher Freizeitspaß lässt sich mit Bewegung verbinden. Auch Urlaub muss nicht Nonstop-Faulenzen sein.

Dir fallen immer wieder gute Ausreden ein? Hier gibt es Konter für den Kampf gegen dich selbst:

★ „DAMIT FANGE ICH SPÄTER AN, IM MOMENT HABE ICH KEINE ZEIT"

Wenn dir diese Worte bekannt vorkommen, gib dir eine ehrliche Antwort auf die Frage, was später bedeutet. Morgen, nächste Woche, nächsten Monat, wenn du in Rente gehst? Vergiss am besten alles, was länger als einen Monat dauert. Setz dir eine konkrete Frist und leg in kleinen Schritten los. Wenn es dir wichtig ist, wirst du Zeit finden.

★ „DAFÜR BIN ICH JETZT ZU ALT"

Wer seine sportlichen Ambitionen vor allem als Zuschauer vor dem Fernseher auslebt, glaubt gerne, dass jenseits der 30 nicht mehr an Spitzenleistungen zu denken ist. Dein Schweinehund ist dankbar für jedes Argument und nimmt das auf. Mach dir klar, dass Leistungssport nicht sein muss und Fitnesstraining auch mit hundert noch geht.

★ „ICH HABE SCHMERZEN"

Der Rücken tut weh, die Gelenke machen Probleme, das Übergewicht hat gefährliche Ausmaße angenommen – kein Wunder, dass Aufraffen nicht nur mühsam ist, sondern auch wehtut. Du musst aber wissen: Ein Großteil aller Schmerzen entsteht durch zu wenig Bewegung. Da gilt auch der Umkehrschluss: Bewegung kann heilen. Bei Schmerzen solltest du dich ärztlich durchchecken und beraten lassen, welcher Sport dir am besten hilft.

★ „MIR BRINGT DAS NICHTS"

Du hast eine Probestunde Pilates gemacht, bist ein paar Mal über die Faszienrolle gekullert oder hast der Walkinggruppe einen Besuch abgestattet, um dann festzustellen: „Das hat gar nichts gebracht." Recht hast du. Erwarte nicht sofort Wunder. Du brauchst Durchhaltevermögen, um an den Punkt zu kommen, an dem du Erfolge siehst und Bewegung Glückshormone freisetzt. Bis dahin hilft nur: Disziplin zum Weitermachen.

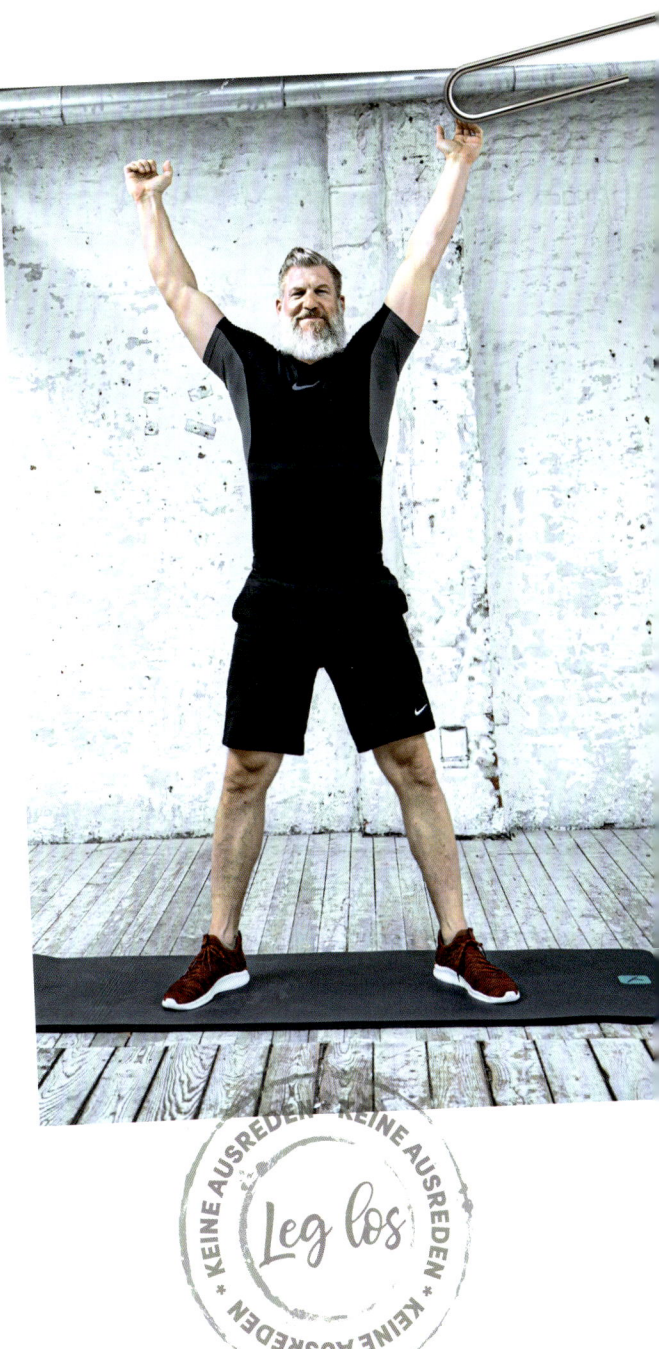

KEINE AUSREDEN · KEINE AUSREDEN · KEINE AUSREDEN · KEINE AUSREDEN

Leg los

Gute Nacht,
schlaf schön

Schlafen ist Regeneration und Neuaufbau. Über Nacht laufen zahlreiche wichtige Prozesse im Körper ab. Allerdings schafft es längst nicht jeder, in einen erholsamen Schlummermodus zu gelangen. Um gut durch die Nacht zu kommen und am Morgen wieder fit aufzustehen, müssen einige Voraussetzungen erfüllt sein.

Guter Schlaf ist selten geworden. Etwa ein Viertel aller Deutschen leidet unter regelmäßigen Schlafstörungen und Schlafmangel. Immer öfter wird die Nacht zum Tag gemacht. Wir können nicht einschlafen oder wachen immer wieder auf. Auch Ausschlafen ist für manche ein Problem. Das ist nicht nur lästig, sondern auch richtig ungesund. Menschen, die nicht in festen Rhythmen leben, weil sie in Schichten arbeiten müssen oder sehr viel auf Reisen sind, gelten als besonders gefährdet. Das wird verständlich, wenn man betrachtet, was guter Schlaf alles bewirkt.

ARBEIT AUF HOCHTOUREN

Ob es um Wachstum, Entgiftung oder Hormonausschüttungen geht – während wir schlafen, arbeitet der Körper auf Hochtouren. Er lässt Muskeln, Knochen, Bandscheiben und Hautzellen wachsen. Der Blutdruck sinkt, die Herzschlagfolge wird vermindert, das Immunsystem gestärkt. Der Stoffwechsel „entsorgt" Abbauprodukte, die Körpertemperatur verändert sich. Wir träumen und lernen sogar im Schlaf. Deshalb fordert auch das Gehirn seine Nachtruhe. Bleibt die aus, wird es auf Dauer geschädigt.

DIE RICHTIGE TEMPERATUR

Damit wir gut schlafen können, müssen die äußeren Bedingungen stimmen. Du solltest in der Nacht weder frieren noch schwitzen. Optimal ist eine Temperatur von 18 °C. Oft ist es nicht dunkel genug. Helles Licht unterdrückt die Produktion des Schlafhormons Melatonin. Verdunkelnde Vorhänge oder eine Schlafbrille können helfen.

HANDY ALS SCHLAFKILLER

Auch Smartphone und Laptop gelten als Schlafkiller. Wer Probleme mit dem Herunterkommen hat, schläft noch schlechter, wenn er weiß, dass er jederzeit erreichbar ist. Zudem hemmt der hohe Blaulichtanteil des Displays die Melatoninproduktion. Wenn du abends wirklich noch arbeiten musst oder den Blick aufs Handy nicht lassen kannst, solltest du zumindest den Bildschirm auf Nachtmodus stellen.

Im Schlaflabor

Wer länger als ein halbes Jahr unter Schlafstörungen leidet, für die es keine erkennbare körperliche oder seelische Ursache gibt, findet vielleicht in einem Schlaflabor Hilfe. Das ist ein Patientenzimmer in einer Klinik, in dem man zwei oder drei Nächte verbringt, in denen der Schlaf mit verschiedenen Messgeräten genau überwacht wird. Ärzte werten danach große Datenmengen aus den nächtlichen Aufzeichnungen aus, um den Ursachen der Schlafstörungen auf die Spur zu kommen.

RITUALE HELFEN

Die Stunden vor dem Schlafengehen kannst du schlaffreundlich gestalten, indem du auf schweres Essen zu später Stunde ebenso wie auf Alkohol und Kaffee verzichtest. Auch anstrengender Sport macht dich eher munter als müde. Geh möglichst immer zur gleichen Zeit ins Bett und schaff dir ein wiederkehrendes Einschlafritual – zum Beispiel in Form einer Entspannungsübung. Auch ein kurzer Spaziergang am Abend hilft beim Runterkommen.

WICHTIG: DIE RICHTIGE MATRATZE

Mit einer guten Schlafunterlage kannst du Rückenschmerzen verhindern und dich über Nacht wieder fit schlafen. Hier sind meine Tipps:

★ AUSPROBIEREN

Bei der Suche nach einer passenden Matratze solltest du immer selbst testen, was zu dir passt. Leider ist auf Herstellerangaben zum Härtegrad einer Matratze kein Verlass, denn die sind nicht genormt. Was bei dem einen Grad vier ist, nennt der andere Grad zwei. Das heißt für dich: Geh zum Probeliegen, bevor du dich entscheidest.

★ LIEGEN OHNE STAUCHEN

Der ideale Allrounder unter den Matratzen passt sich individuell an jede Körperform an. Wenn du dich auf die Seite legst, sollten Wirbel- und Halswirbelsäule eine gerade Linie bilden. Matratzen, die mit dem Wort „Punktelastizität" für sich werben, sind besonders gut geeignet. Sie geben genau da nach, wo der Körper aufliegt, sodass du in der Nacht nicht verspannt liegen musst.

★ MIT LIEGEZONEN

Wenn dein Körper an einige Stellen stärker ausgeprägt ist (weil du zum Beispiel sehr groß mit breiten Schultern bist oder eine runde Körpermitte hast), sollte die Matratze da nachgeben, wo besonders viel Gewicht ist. Matratzen mit verschiedenen Liegezonen (auch Härte-, Komfort- oder Körperzonen genannt) erfüllen diese Funktion.

Beim Kissenkauf mitdenken

Leider sind die meisten Kopfkissen mit den Standardmaßen 80 mal 80 Zentimeter nicht für die menschliche Halswirbelsäule gemacht. Sie wird darauf – ähnlich wie tagsüber am PC – überdehnt, während du die Brustmuskulatur zusammenstauchst. Besser als die weichen Quadrate sind ergonomische schmalere Kissen (40 mal 80 Zentimeter), die die Halswirbelsäule stützen, ohne deinen Kopf darin versinken zu lassen. Für Rückenschläfer eignen sich sogenannte Nackenstützkissen mit leicht erhöhten Rändern. Bei Seitenschläfern muss das Haupt so gestützt werden, dass die Wirbelsäule vom Hals bis zum Becken eine gerade Linie bildet. Bauchschläfer sollten gar kein oder nur ein sehr flaches Kissen nehmen. Das Füllmaterial bleibt idealerweise stabil und passt sich an jede Lage an. Die klassischen Daunen und Federn sind nicht geeignet.

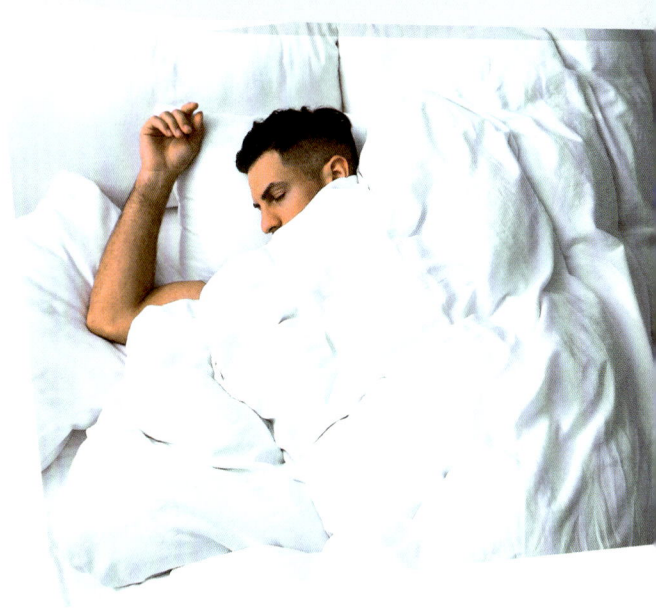

Abnehmen ohne zu hungern

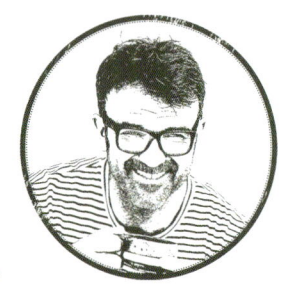

Wer gegen überschüssige Pfunde kämpft, ist oftmals Kummer gewohnt. Meist scheitert ein Abnehmversuch nach dem anderen, weil wir es mit dem Hungern übertreiben, zu wenig oder das Falsche essen. Statt Crashdiäten hilft nur eine Ernährungsumstellung.

Wer zu viel Gewicht mit sich herumschleppt, fühlt sich häufig nicht nur unwohl; überschüssige Pfunde greifen auch die Gesundheit an. Gelenke werden mehr belastet. Das Risiko für Diabetes Typ 2, Herz-Kreislauf-Erkrankungen, Gicht, Depressionen und Krebs steigt. Menschen mit sehr starkem Übergewicht sterben im Durchschnitt zehn Jahre früher als Normalgewichtige. Das sind keine guten Aussichten. Also ist der Vorsatz „Ich will abnehmen" schnell gefasst. Doch wie gelingt das?

KEINE EINSEITIGEN DIÄTEN

Zuerst einmal ganz banal: Du musst weniger Kalorien aufnehmen, als du verbrauchst. Dafür kannst du auch eine Ananas-, Bratkartoffel- oder Kohlsuppendiät machen. Du isst dann nur noch Ananas, Bratkartoffeln oder Kohlsuppe, bis dein selbst gesetztes Kalorienlimit erreicht ist. Du nimmst wahrscheinlich schnell ab, hast aber genauso schnell ein anderes Problem: Du hältst nicht durch. Und das ist gut so. Denn einseitige Crashdiäten sind gefährlich und machen auf Dauer eher dicker als dünner. Dieses Phänomen ist als Jo-Jo-Effekt bekannt und basiert auf einer Strategie der Evolution, die unseren Vorfahren das Überleben sicherte. Wenn du extrem hungerst, versucht der Körper, das Gewicht zu halten, indem er den Energiebedarf einschränkt. Gibt's dann wieder genug zu essen, sind die verlorenen Kilos in Windeseile wieder drauf. Deshalb warte nicht länger auf immer neue angebliche Wunderdiäten, sondern dreh stattdessen an vielen kleinen Stellschrauben.

GENIESSEN STATT BEKÄMPFEN

Wenn du die einfachen Dinge aus diesem Buch wirklich machst und durchhältst, dann wirken sie auch. Bekämpfe dich nicht selbst, sondern genieße das, was du hast. Um schnell Erfolge beim Abnehmen zu sehen, solltest du zuerst das ändern, was dir leichtfällt. Vielleicht reicht schon ein bisschen mehr Achtsamkeit beim Essen (siehe Seite 32), öfter mal frisches Gemüse statt Fertiggerichte, bessere Selbstfürsorge, mehr Bewegung oder die Rezepte als Anregung zum Selberkochen. Mach dir klar, dass niemand, der sich gesund ernähren möchte, verzichten muss. Gute Lebensmittel schmecken und machen fit. Wenn die grobe Linie stimmt, schadet auch ein bisschen Zucker nicht.

Unheil aus dem Bauch

Eine stattliche Kugel in der Körpermitte ist nicht nur ein optisches Problem. Anders als Fett an Armen oder Beinen ist das sogenannte viszerale Fett am Bauch stoffwechselaktiv. Auch Normalgewichtige können davon betroffen sein. Das gefährliche innere Bauchfett schlingt sich um die Organe herum, beeinträchtigt deren Funktion und arbeitet wie eine Hormondrüse, die ungünstige, entzündungsfördernde Botenstoffe in den ganzen Körper aussendet.

Wenn du nur hin und wieder Fleisch isst, musst du nicht gleich Veganer werden. Ein bisschen Butter macht dich nicht fett. Verbote führen nicht weiter, Genuss schon. Der gute Vorsatz, ein paar Pfunde oder mehr loszuwerden, steht schon länger im Raum, aber dir kommt immer wieder was dazwischen? Diese Tricks können dann helfen:

★ KEIN „IST DOCH ALLES SINNLOS"

Der Tag fängt gut an. Du bist mit einem gesunden Frühstück gestartet, hast dir später planmäßig Gemüse gekocht, doch dann kommt ein Kuchen dazwischen – weil's so lecker ist, nicht nur einer. Danach wirfst du deine guten Vorsätze über Bord, verputzt alles, was dir in die Quere kommt, und denkst: „Jetzt ist es auch egal. Ich esse weiter und fange nächste Woche richtig mit dem Abnehmen an." Unterbrich dich bei solchen Gedanken und mach dir klar: Auch nach zwei Stücken Kuchen kannst du wieder gesund essen, als wäre nichts gewesen.

★ NASCH-MANAGEMENT

Du liebst Naschkram über alles und Süßes macht dir immer wieder einen Strich durch die Rechnung? Dann ist der Ratschlag naheliegend: Kauf das Zeug gar nicht erst. Wenn strenger Verzicht aber dazu führt, dass du dich genau nach den Dingen verzehrst, die du dir verbietest, hilft eine Alternative: Lerne, mit Süßigkeiten zu leben, sprich, sie zu besitzen, ohne sie in einem Anfall von Heißhunger zu vertilgen. Du kannst deine Lager vor dir selbst an schwer zugänglichen Stellen verstecken. Oder üben, mit kleinen Portionen Maß zu halten.

★ HEISSHUNGER VERHINDERN

Um Heißhunger gar nicht erst aufkommen zu lassen, hilft vorbeugen. Iss dich bei den Hauptmahlzeiten satt. Zwischendurch kann ein Glas Wasser den Magen füllen. Scharfes (Chili) oder Bitteres (Grapefruit oder Bittertropfen) unterbinden die Lust auf Süßes und dienen als Überbrückungshilfe bis zur nächsten Mahlzeit. Wenn du wirklich unbedingt was essen musst, schau dir meine Snack-Rezepte an (ab Seite 128) – die sind auf jeden Fall nicht ganz so ungesund.

★ PROTEIN ALS HELFERLEIN

Eiweiß macht lange satt, denn es muss im Magen gründlich vorverdaut werden. Wenn du regelmäßig Protein in ausreichenden Mengen auf den Teller bringst, bist du vor Heißhungerattacken, die deine Abnehmpläne zunichtemachen, relativ gut geschützt. Eiweiß unterstützt das Abnehmen und den Muskelaufbau. Proteinhaltige Lebensmittel sind meist arm an Kohlenhydraten und halten so den Blutzuckerspiegel niedrig. Im Rezeptteil findest du übrigens regelrechte Eiweißbomben, die mit einem entsprechenden Icon gekennzeichnet sind.

BMI und Maßband

Wer der Frage „Muss ich abnehmen?" mit Maßband oder mathematischen Formeln nachgehen will, findet eine Antwort beim sogenannten Body-Mass-Index (BMI). Dafür teilst du dein Körpergewicht in Kilo durch deine Körpergröße in Metern zum Quadrat. Wenn du zum Beispiel 80 Kilo wiegst und 1,85 groß bist, rechnest du:

$$80 : (1,85 \times 1,85) = 23,37$$

Damit hast du ein gesundes Gewicht. Bei weniger als 18,5 bist du zu dünn, bei 25 beginnt Übergewicht. Allerdings berücksichtigt diese Formel nicht deine Muskelmasse. Wenn du viel davon hast, darfst du ruhig mehr wiegen. Besser hilft dann ein Maßband – vor allem in Hinblick auf das gefährliche Bauchfett. Der Bauchumfang sollte bei Männern unter 102 Zentimetern, bei Frauen unter 88 liegen.

Muckis für alle

Fett abbauen, Schmerzen loswerden, länger jung bleiben, das Immunsystem stärken und gegen Zivilisationskrankheiten vorbeugen – all das kannst du mit Muskeltraining erreichen. Um rundum gestärkt durchs Leben zu gehen, darfst du nur keine Angst vorm Schwitzen haben.

Beim Thema Muskelaufbau denken viele gleich an Bodybuilding und lehnen das lächelnd ab („Sooo dicke Arme will ich ja gar nicht haben"). Einige schieben auch ihr Alter vor („Dafür ist es jetzt zu spät"). Beide liegen falsch mit ihren Ausreden: Erstens ist der Weg zu überdicken Armen (vor allem für Frauen) sehr weit und sehr anstrengend. Zweitens muss kein Körperteil „sooo dick" sein, damit sein Besitzer vom gesundheitlichen Segen einer ausgeprägten Muskulatur profitiert. Und drittens gehört Muskelaufbau zu den Dingen, die auch mit über neunzig noch erstaunlich gut klappen können. Muckis lohnen sich für alle. Leider gibt's nur einen Weg, um dir diese Wunderwaffe anzuschaffen. Du musst schwitzen.

MUSKELAUFBAU:
HÄLT KOPF UND KÖRPER FIT

Muskeln zu haben, ist nicht nur für die Optik eine tolle Sache. Sie sind auch durchaus praktisch im Alltag – und sie sind wahnsinnig gesund. Genau genommen unterstützen sie dich bei fast allem, was du tust. Sie stabilisieren deine Bewegungen. Knochen und Gelenke produzieren dabei hormonähnliche Botenstoffe, die über den Blutkreislauf zu den Organen gelangen. Diese sogenannten Myokine helfen dir im Kampf gegen Zivilisationskrankheiten wie Bluthochdruck, Herz-Kreislauf-Erkrankungen und Typ-2-Diabetes. Sie dämmen Entzündungen im Körper, stärken Immunsystem und Psyche und halten dich auch geistig fit, weil sie den Teil des Gehirns wachsen lassen, der fürs Lernen zuständig ist.

FÜR EINE BESSERE FIGUR
UND BESSERE NÄCHTE

Außerdem wirken Myokine wie ein Jungbrunnen im Körper. Gegen Gelenk- und Rückenschmerzen und zur Unterstützung deiner Sehnen, Knochen und Bänder kannst du deine Muckis in die Arena schicken. Sie schützen vor Verschleiß und Verletzungen. Kraftsport hilft beim Abnehmen, weil Muskeln auch dann Energie verbrauchen, wenn du auf dem Sofa liegst. Weitere nette Nebeneffekte aus der Wissenschaft: Dein Schlaf wird besser, dein Sex auch – und du lebst länger.

Gut zu wissen, dass du ...

... ein paar Pfunde zu viel in Sachen Gesundheit mit Muskeln kompensieren kannst? Solange dein Muskelanteil prozentual höher ist als dein Körperfettanteil, ist alles im grünen Bereich.

... schon mit 25 Jahren Kraft verlierst und deine Muckis dann nach und nach schwinden, wenn du nichts dagegen unternimmst.

... Muskelaufbau nachweislich zu den besten Anti-Aging-Maßnahmen überhaupt gehört. Du kannst auch mit 50, 60, 70, 80 oder sogar 90 noch damit anfangen und Erfolge erzielen.

★ EIWEISS ESSEN

Protein ist die Wunderwaffe schlechthin, um den Muskelaufbau zu unterstützen. Dafür solltest du allerdings nicht wahllos zu Fisch, Fleisch und Eiern in rauen Mengen greifen. Viel wichtiger ist es, bei eiweißreichen Lebensmitteln auf verschiedene Quellen zurückzugreifen und bevorzugt pflanzliche zu wählen. Also weniger Käse, Fleisch und Eier und mehr Hülsenfrüchte (Erbsen, Bohnen, Linsen), Tofu oder Haferflocken.

★ DAS RICHTIGE MASS: WIE VIEL DARF'S DENN SEIN?

Wer Muskeltraining übertreibt, riskiert Verletzungen. Wer zu wenig macht, kommt nicht weiter. Damit ein Muskel wächst, muss er mehr gefordert werden als üblich. Danach braucht er eine Regenerationszeit, um mehr Substanz aufzubauen und Fasern zu reparieren. Dabei solltest du ihn nicht stören, also einen Tag Pause machen. Ideal sind Übungen für den ganzen Körper, die du drei bis viermal in der Woche durchführst.

★ MAL SCHNELLER, MAL LANGSAMER

„Ich schaffe das nicht. Meine Gene sind schuld." An der Ausrede ist tatsächlich etwas dran, aber zum Glück so wenig, dass du sie getrost vergessen kannst. Das Verhältnis von verschiedenen Muskelfasern ist bei jedem Menschen unterschiedlich. Deshalb bauen manche schneller Muskeln auf und andere langsamer. Das ist aber nur eine kleine Komponente von vielen. Viel wichtiger sind Training, Ernährung und Regeneration. Außerdem spielen Geschlecht, Alter und der Hormonstatus eine Rolle.

★ MUSKELAUFBAU TO GO

Auch wenn du nicht zu Hause auf der Matte oder im Fitnessstudio bist, kannst du zwischendurch immer mal wieder an deinen Muckis arbeiten. Zum Beispiel, indem du …

… Einkaufstaschen und Getränkekisten für dich, deine Liebsten und deine Coremuskeln aufrecht trägst, ohne dich dafür krumm zu machen.

… im Sitzen oder im Stehen die Beckenbodenmuskulatur unauffällig trainierst. Dafür spannst du deinen Beckenboden mehrfach hintereinander an und lässt ihn wieder los.

… beim Zähneputzen und beim Kämmen abwechselnd auf dem rechten und auf dem linken Bein stehst.

… deine Lieblingssendungen auf dem Standrad bzw. auf dem „Spinningrad" oder auf dem Rudergerät anguckst.

… vor jedem Handy-Check fünf Kniebeugen machst.

Gute Übungen zum Muskelaufbau

in verschiedenen Schwierigkeitsstufen findest du auf Seite 152. Die sind relativ einfach auszuführen, bieten aber enorme Verbesserungsmöglichkeiten, indem du die Anzahl der Wiederholungen langsam steigerst und die Intensität erhöhst.

Kleine Schritte wirken Wunder

Wenn es um Veränderungen geht, bist du selbst gefragt. Deine Motivation entscheidet über deinen Erfolg. Um langfristig wirklich in die Hufe zu kommen, startest du am besten bescheiden. Vor allem am Anfang ist weniger oft mehr und Dranbleiben wichtiger als Höchstleistungen.

Wer kennt das nicht? „Ich weiß ja, dass ich dringend etwas tun müsste, aber ich kann mich nicht aufraffen." Diese Ausrede gehört zu den Klassikern, wenn es darum geht, gute Vorsätze aufzuschieben. Wahrscheinlich hast du sie selbst auch schon mehr als einmal als Vorlage für deinen inneren Schweinehund genutzt. Droht zu viel Anstrengung, ist die Entscheidung „Dann mache ich doch lieber weiter wie bisher" im Nu gefallen. Das kann aber leider nicht ewig so gehen. Spätestens wenn du Beschwerden hast, steigt der Druck.

ERKENNE DEINEN NUTZEN

Wenn du bisher nicht über die Anfangshürde gekommen bist, mach dir vor allem eines klar: Du musst nur wenig tun, aber es muss das Richtige und regelmäßig sein. Exotische Kurzdiäten bringen dich ebenso wenig weiter wie Sport, der dich überfordert oder verletzt, den du aber trotzdem nach der Devise „Je mehr, desto besser" durchhalten willst. Vielleicht denkst du immer noch „Wenn es bei mir losgeht mit den Zipperlein, dann lege ich los"? Vergiss nicht, dass es dann schon zu spät sein kann. Gesund zu bleiben, ist leichter, als wieder gesund zu werden.

DU BIST KEIN FAULPELZ

Glaube nicht gleich, dass du ein hoffnungsloser Faulpelz bist, wenn du dir nicht jeden Morgen fröhlich die Laufschuhe schnürst. Niemand verbraucht Energie, wenn er nicht einen Nutzen davon hat. Da du in der modernen Konsumgesellschaft auch ohne Bewegung satt wirst, musst du diesen Nutzen für dich selbst definieren – auch wenn du noch gar nicht krank bist. Du findest ihn am leichtesten, wenn du eine Bewegungsform entdeckst, die dir Spaß macht. Das passiert meist nicht von heute auf morgen und nicht von allein.

ZWING DICH ZUM ERSTEN SCHRITT

Zum ersten Schritt musst du dich zwingen. Wenn du bisher noch nichts gemacht hast, fängst du vielleicht mit einem Spaziergang an. Oder du nimmst dir ein Work-out aus diesem Buch vor. Du kannst auch ein paar Minuten auf der Stelle laufen. Das machst du jeden Tag (auch wenn du keine Lust hast!) – so lange, bis es zu deinem Alltag gehört wie das Zähneputzen. Vielleicht findest du einen Weg, das Nützliche mit dem Praktischen zu verbinden, indem du zum Beispiel zu Fuß zur Arbeit gehst oder dich aufs Fahrrad setzt. Du musst ja zur Arbeit, also wirst du auch starten.

DER LOHN KOMMT VON ALLEIN

Nach einiger Zeit ist es normal für dich, macht dir vielleicht sogar Spaß. Bestenfalls fehlt es dir, wenn du doch wieder ins Auto steigst. Dann hast du ein wichtiges Etappenziel erreicht. Du ziehst lieber los, um dich zu bewegen, als auf dem Sofa sitzen zu bleiben. Spätestens jetzt wagst du dich an mehr als nur einen Spaziergang. Der Lohn kommt von allein: Du wirst fitter, gesünder, schlanker und siehst besser aus. Du merkst, dass dir viele Dinge leichter fallen.

FÜNF TIPPS, DIE DEINER MOTIVATION AUF DIE SPRÜNGE HELFEN:

★ SETZ DIR KONKRETE ZIELE

Ein Ziel zu erreichen, ist ein wunderbares Gefühl. Damit du das möglichst bald genießen kannst, setzt du dir realistische Ziele. Verlange nicht von dir, dass du in zehn Tagen zehn Kilo abnimmst oder über Nacht zum Marathonläufer wirst. Erstelle eine Liste mit konkreten Taten: also nicht „Ich will fitter werden", sondern „Jeden Montag um 18 Uhr 30 Minuten walken".

★ FANG AN

Du trittst bei dem Gedanken an zehn Kniebeugen gar nicht erst an? Dann nimm dir nicht gleich zehn vor, sondern erlaube dir „Heute mache ich nur drei". Wenn du die gemacht hast, darfst du dich entweder selbst loben („Wenig ist mehr als nichts") oder es wird noch besser: Die Lust auf mehr kommt von allein, weil du sowieso schon dabei bist.

★ MIT ZAHLEN AN DEN START

Wenn du ein leistungsorientierter Mensch bist, wirst du Freude daran haben, deine Erfolge schnell sichtbar zu machen. Dafür gibt es Fitness-Apps, die jeden Fortschritt festhalten und dich loben. Ein Schrittzähler bringt dich dazu, noch eine Extrarunde einzulegen, wenn dein Pensum noch nicht erreicht ist.

★ WAS KANNST DU GUT?

Wähle aus deinen guten Vorsätzen das aus, was dir am besten gefällt. Das setzt du weit nach oben auf deine Liste. Für alles, was Spaß macht, ist die Motivation sofort da. Ist doch klasse, wenn du schnell ein erstes Erfolgserlebnis hast, das dich zu mehr beflügelt.

★ BELOHNE DICH

Wir Menschen reagieren in vielen Dingen recht schlicht. In Sachen Motivation kann das praktisch sein. Es ist gut belegt, dass die Aussicht auf Belohnung die Leistungsbereitschaft erhöht. Also überlege dir in schwachen Momenten, worüber du dich freuen würdest. Ist es ein neues Paar Sportschuhe, ein sündiges Essen, eine Stunde Nichtstun? Gönne dir für jede gute Tat eine Belohnung.

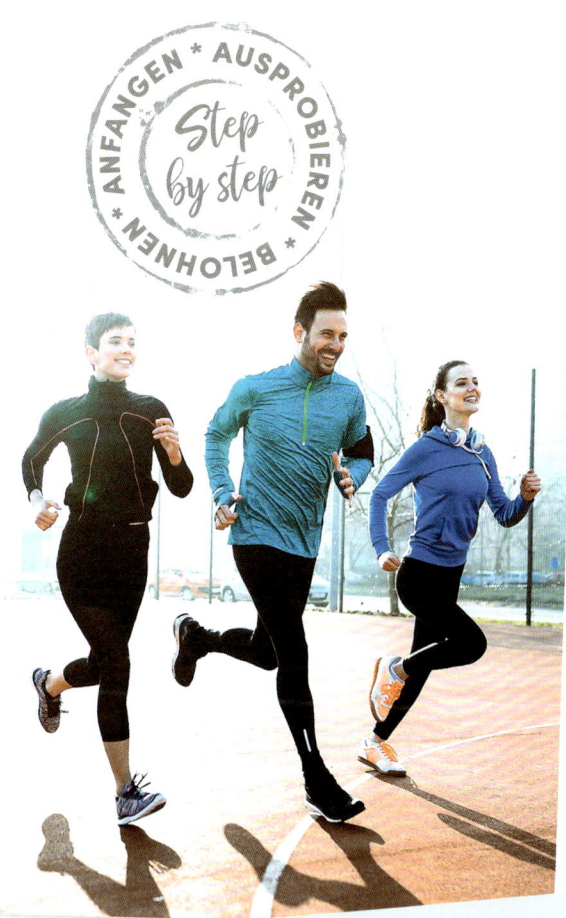

Setz auf Gruppenzwang

Gruppentraining ist sehr effektiv, denn du sagst es nicht so schnell ab. Wer nicht allein trainiert, sondern sich einer Gruppe Gleichgesinnter anschließt, setzt auf den klassischen Gruppenzwang. Du kannst die anderen dann nicht hängen lassen und sie ziehen dich mit. Am Ende freut ihr euch gemeinsam über Erfolge.

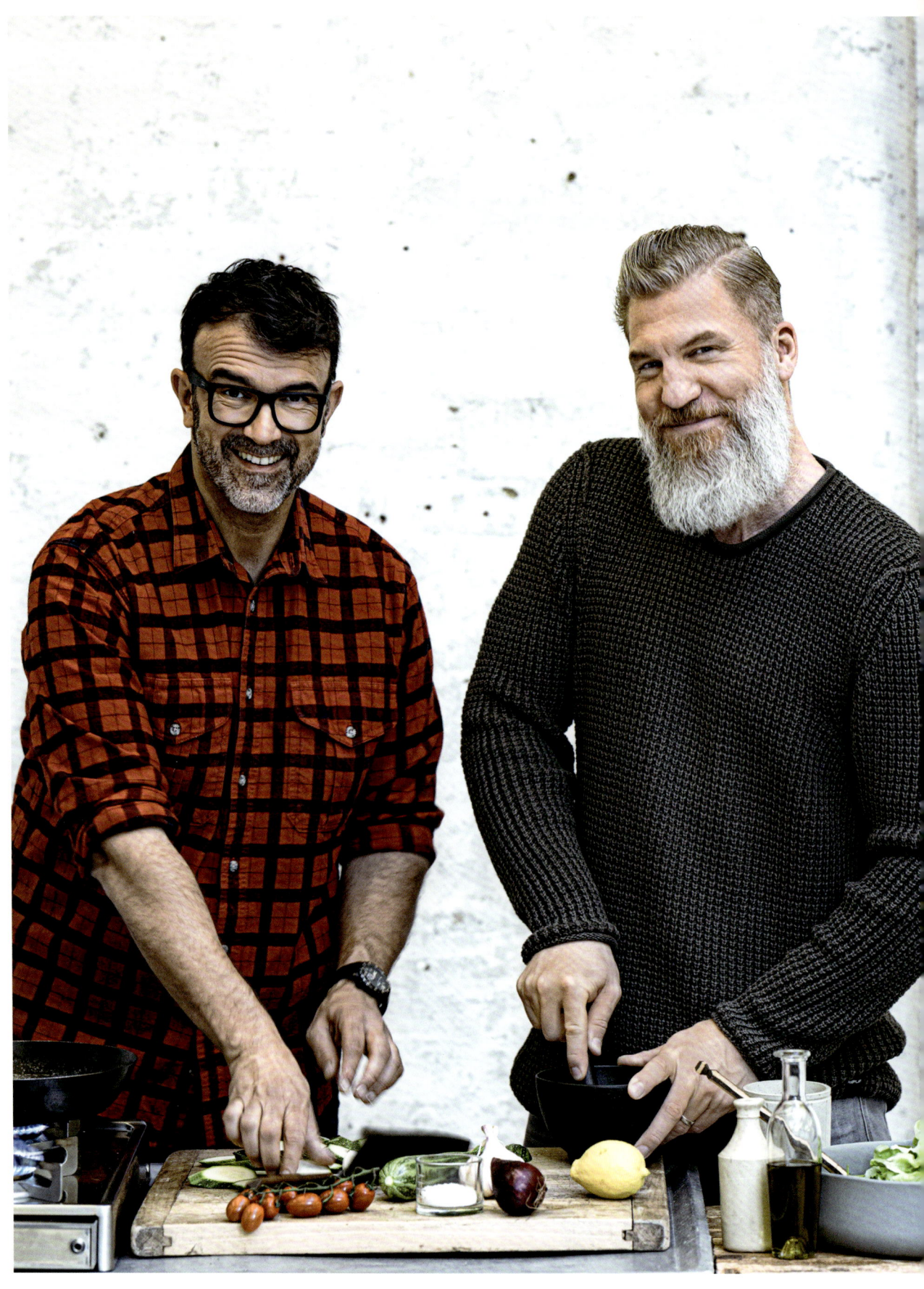

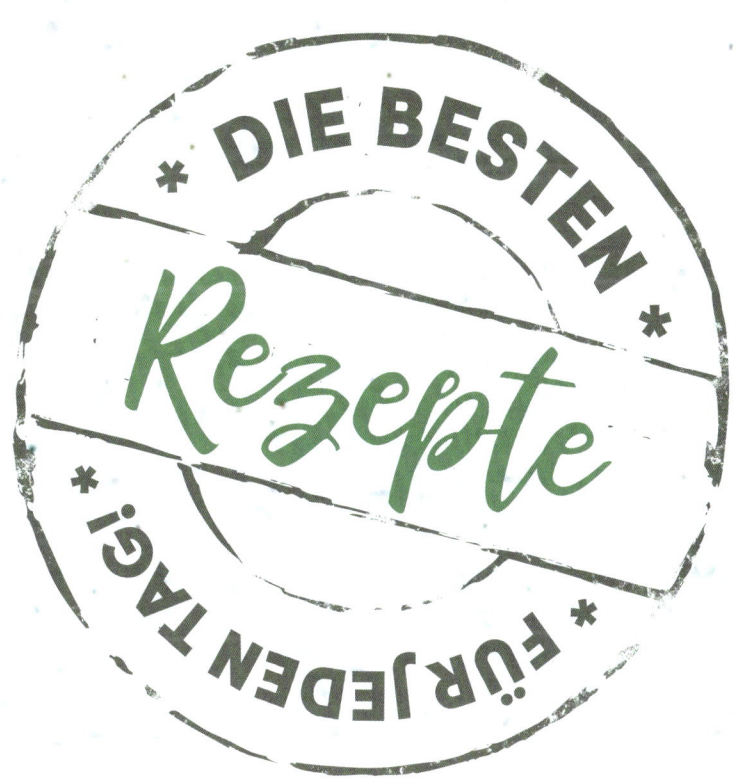

DIE BESTEN * Rezepte * FÜR JEDEN TAG!

Jetzt mal Butter bei die Fische ... Nach all dem Lesestoff gibt es hier endlich was Leckeres zu essen. Tarik verrät dir seine Lieblingsrezepte – vom gesunden Frühstück über herzhafte Sattmacher für mittags und abends bis hin zu raffinierten Salaten und Snacks, die perfekt sind, wenn es mal schnell gehen muss oder du den ganzen Tag auf Tour bist.

Meine gesunde Küche – so einfach geht's

Eine Ernährungsumstellung kann auch Spaß machen. Damit sie möglichst einfach wird und du überwiegend selbst kochst, brauchst du Gerichte, die richtig gut schmecken.

Der erste und wichtigste Schritt besteht darin, dass du selbst kochst. Lass die Finger von industriell verarbeiteten Produkten. Unser Körper braucht keine modifizierten Stärken, keine gehärteten Fette, keine verkürzten Garprozesse und keine Konservierungsmittel. In Wirklichkeit benötigen wir etwas anderes: Wir müssen den Weg zurückfinden zu mehr Natürlichkeit und zu mehr Umweltbewusstsein. Niemand sollte Billigfleisch aus der Massentierhaltung oder Wurstwaren mit zu viel Salz und Zucker essen.

VOM ACKER IN DIE KÜCHE

In den letzten Jahren bin ich ein Fan von Biokisten geworden. Sie enthalten gerade so viel Obst und Gemüse, wie ich innerhalb einer bestimmten Zeit verbrauchen kann. So muss ich grundsätzlich weniger einkaufen und am Ende des Tages auch weniger wegschmeißen. Darüber hinaus ist die Biokiste ein Garant für Abwechslung: Ich bekomme darin Basisprodukte für den täglichen Bedarf und saisonale Zutaten, zu denen ich bei meinem Every-day-Einkauf nicht unbedingt greifen würde.

GESUNDES ESSEN IST MEHR

Die Gerichte in diesem Buch schmecken nicht nur lecker, sie sind echtes Functional Food: also Gerichte, die über die bloße Ernährung hinaus die Gesundheit fördern. Denn neben dem reinen Genuss liegt ihr Hauptaugenmerk auf den Inhaltsstoffen – wie Vitaminen, Mineralstoffen, Spurenelementen, Ballast- und sekundären Pflanzenstoffen. „Gesund" ist in meiner Küche

nicht gleichzusetzen mit Kalorienzählen, wie viele immer noch irrtümlich meinen. Denn unser Körper braucht regelmäßig auch Fette, Eiweiße und Kohlenhydrate, um optimal versorgt zu sein.

FÜR DAS TIERWOHL

Viele Rezepte in diesem Buch sind vegetarisch oder auch vegan angelegt. Damit folge ich dem allgemeinen Trend bewusster und gesunder Ernährung, denn ich halte es für wichtig und sinnvoll, den eigenen Fleischkonsum zu reduzieren: Lasst uns lieber weniger Fleisch essen und dafür beim Kauf auf Qualität und Tierwohl achten. Allerdings propagiere ich keine strikt vegetarische oder vegane Ernährungsform. Essen soll Freude bringen. Und wer hier und da Freude an einem guten Stück Fleisch hat, sollte nicht darauf verzichten müssen.

VERZICHT MACHT ACHTSAM

Wem es wirklich ernst ist mit der Umstellung seiner Ernährung, dem rate ich zu einer kurzen Fastenkur vorweg oder zwischendurch oder auch mal zu ein paar Tagen Intervallfasten. Der zeitweise Verzicht auf einzelne Produktgruppen macht uns sensibler für Geschmacksnuancen. Wir können dann beobachten, wie unser Körper auf einzelne Lebensmittel reagiert. Ich habe beispielsweise gemerkt, dass ich viel besser schlafe, wenn ich abends kein Fleisch esse, weil mein Verdauungsapparat dann in der Nacht wesentlich weniger strapaziert wird. Übrigens: Wenn man nur 20 Prozent seiner Ernährung umstellt, wird man schon erste Erfolge sehen.

Zu den Symbolen

Bei jedem Rezept findest du die Nährwertangaben. BST sagt dir nichts? Das ist der Ballaststoffanteil, der hier auch mitaufgeführt wird. Außerdem stehen bei den Gerichten kleine Symbole, die auf einen Blick zeigen, was das Besondere an ihnen ist:

VEGAN

Rezepte für die rein pflanzliche Ernährung – gut für all jene, die Cholesterinprobleme oder eine Laktoseintoleranz haben.

VITAMINREICH

Rezepte mit besonders vielen Vitaminen – zur Stärkung von Immunsystem und Vitalität, auch gut als Booster für die Haut.

VEGETARISCH

Rezepte für Vegetarier oder auch Flexitarier – also für alle, die sich bewusst für eine fleisch- und fischreduzierte Küche entscheiden.

BALLASTSTOFFREICH

Rezepte mit mindestens 10 Gramm Ballaststoffen pro Portion. Sie regen die Darmtätigkeit an, kurbeln die Entgiftung an und haben eine positive Wirkung auf den Blutzucker.

EIWEISSREICH

Rezepte mit mindestens 20 Gramm Eiweiß pro Portion. Sie unterstützen den Muskelaufbau, helfen dem Körper nach dem Sport bei der Regeneration und unterstützen das Abnehmen, weil sie lange satt machen.

LOW CARB

Rezepte, bei denen die Kohlenhydrate nicht mehr als 30 Prozent der Kalorien ausmachen. Weil sie oft auch eiweißreich sind, halten sie den Blutzucker- und Insulinspiegel stabil. Perfekt für die leichte Küche.

Viermal lecker, vielseitig & gesund

In diesem Kapitel gibt es vier Specials mit kurzen Rezepten für Produkte, die man sehr gut auf Vorrat zubereiten kann und die richtig gelagert länger haltbar sind. Außerdem ist es praktisch, diese selbst gemachten Kleinigkeiten in der Küche immer zur Hand zu haben. Ob Kimchi, Chilisauce, Basilikumöl, Pesto, Currypaste oder selbst gemachte Gemüsebrühe: All das kannst du beim Kochen vielfältig einsetzen. Deshalb kommen diese Zutaten aus dem Vorrat in den „großen" Rezepten auch häufiger mal zum Einsatz.

Granola mit Sauerampferjoghurt

  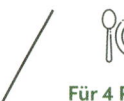

Für 4 Personen

13 g EW, 19 g F,
31 g KH, 7 g BST

Pro Portion ca. 370 kcal

ZUTATEN

Für das Granola (ca. 500 g):
200 g kernige Haferflocken
je 50 g Kürbis-, Sonnenblumen-
und Haselnusskerne
50 g Mandeln
je 25 g Lein- und helle Sesamsamen
2 EL flüssiger Honig
1 EL Olivenöl
1 kleine Prise Salz

Für das Topping:
1 Bund Sauerampfer
(ersatzweise junger Spinat)
1 Bio-Zitrone
500 g Naturjoghurt
1 TL Chiasamen
2 EL flüssiger Honig
1 EL Haselnussöl
200 g Blaubeeren

1 Für das Granola den Backofen auf 140 °C (Umluft) vorheizen. Ein Backblech mit Backpapier belegen. Alle Zutaten in einer Rührschüssel mischen und gleichmäßig auf dem Blech verteilen. Das Granola im Ofen auf der mittleren Schiene etwa 45 Minuten knusprig backen. Herausnehmen und auf dem Blech vollständig abkühlen lassen.

2 Für das Topping den Sauerampfer waschen, trocken schütteln und die Blätter abzupfen. Die Zitrone heiß waschen, abtrocknen und die Schale fein abreiben, die Zitrone halbieren und auspressen. Den Joghurt mit Sauerampfer, Zitronensaft und -schale, Chiasamen, Honig und Haselnussöl in einem leistungsstarken Standmixer auf hoher Stufe 2 bis 3 Minuten sehr cremig pürieren. Den Joghurt-Mix in eine Schüssel füllen und abgedeckt im Kühlschrank etwa 15 Minuten ziehen lassen (siehe Tipp).

3 Inzwischen die Beeren verlesen, waschen und trocken tupfen. Zum Servieren den Joghurt-Mix auf Schalen verteilen, jeweils 1 Portion Granola (ca. 50 g) in die Mitte geben und mit Blaubeeren bestreuen. In einem Schraubglas luftdicht verschlossen hält sich das übrige Granola mehrere Wochen.

 Tipp

Die Chiasamen quellen im Joghurt, der durch das Mixen etwas flüssiger geworden ist, und verleihen ihm so eine etwas festere Konsistenz. Wer möchte, rührt zum Aromatisieren noch 1 Prise Zimtpulver oder etwas gemahlene Vanille unter den Joghurt-Mix.

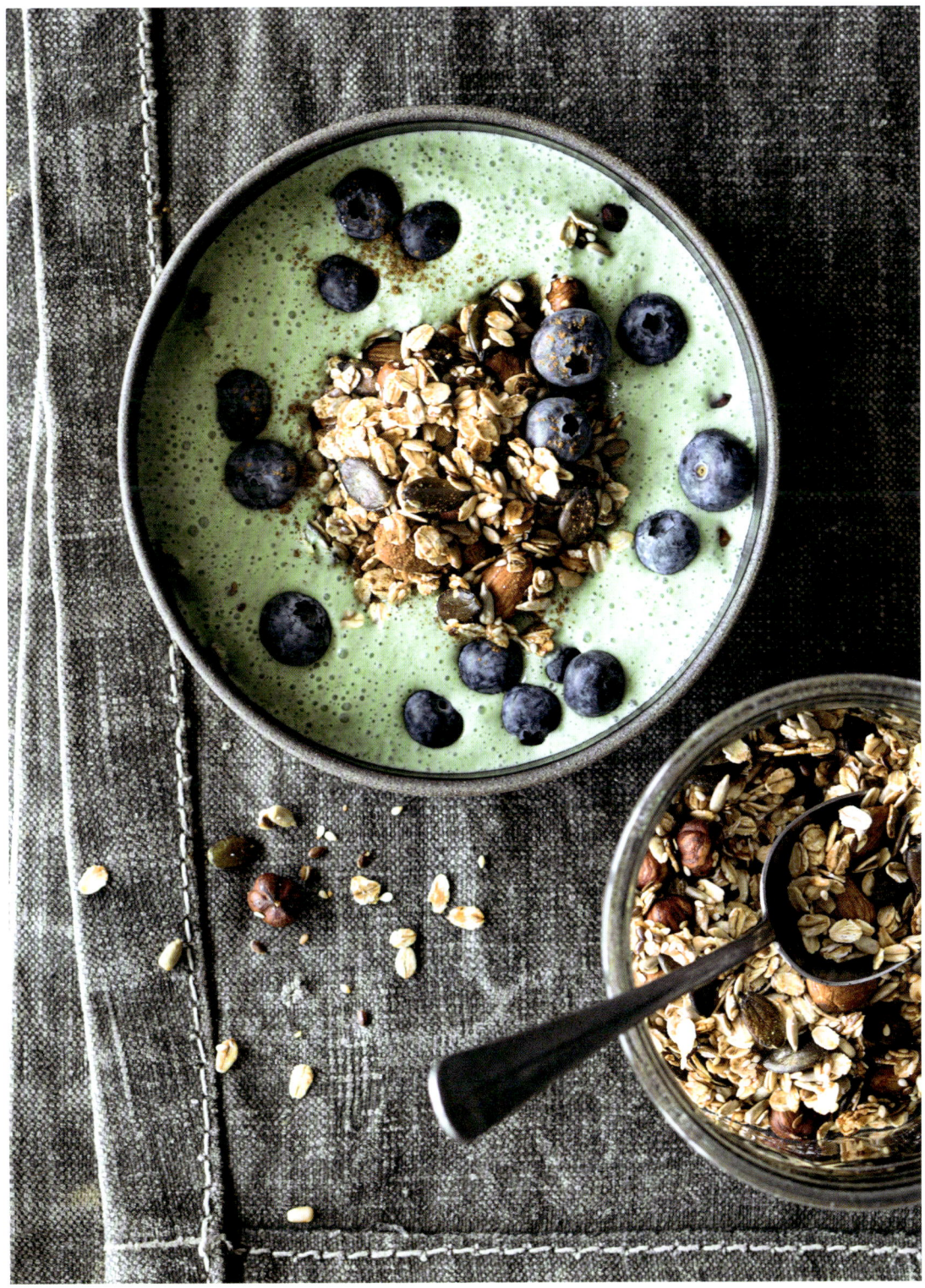

Overnight Oats mit Beeren-Mix

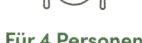

Für 4 Personen

10 g EW, 16 g F,
37 g KH, 9 g BST

Pro Portion ca. 355 kcal

ZUTATEN
1 leicht säuerlicher Apfel
(z. B. Holsteiner Cox)
8 getr. ungeschwefelte Aprikosen
2 EL Haselnusskerne
2 EL Mandeln
¼ l Milch (3,5 % Fett)
50 g Naturjoghurt
2 EL Ahornsirup
2 EL Mandelöl
100 g kernige Haferflocken
2 TL Leinsamen
2 Handvoll gemischte Beeren
(z. B. Blau-, Brom- und Himbeeren)
1 Spritzer Zitronensaft
einige Minzeblätter zum Garnieren

1 Am Vortag den Apfel waschen und auf der Gemüsereibe rundum bis auf das Kerngehäuse fein raspeln. Die Trocken- aprikosen in kleine Würfel schneiden. Die Haselnüsse und Mandeln mittelfein hacken.

2 Die Milch und den Joghurt in einer Schüssel mit Ahornsirup und Mandelöl verrühren. Apfelraspel, Aprikosen, Haselnüsse, Mandeln, Haferflocken und Leinsamen dazugeben und alles sorgfältig mischen. Die Mischung abgedeckt im Kühlschrank etwa 8 Stunden, am besten über Nacht, durchziehen lassen.

3 Am nächsten Morgen die Beeren verlesen, waschen und trocken tupfen. Die Overnight Oats nochmals durchrühren und mit Zitronensaft abschmecken.

4 Die Overnight Oats auf Schalen verteilen, mit den Beeren bestreuen und mit Minzeblättern garnieren.

Tipp

Für eine vegane Variante kannst du die Vollmilch einfach durch die gleiche Menge ungesüßten Man- deldrink ersetzen. Und anstelle von Vollmilchjoghurt eignet sich hier auch prima eine Joghurtalternative auf Kokosbasis.

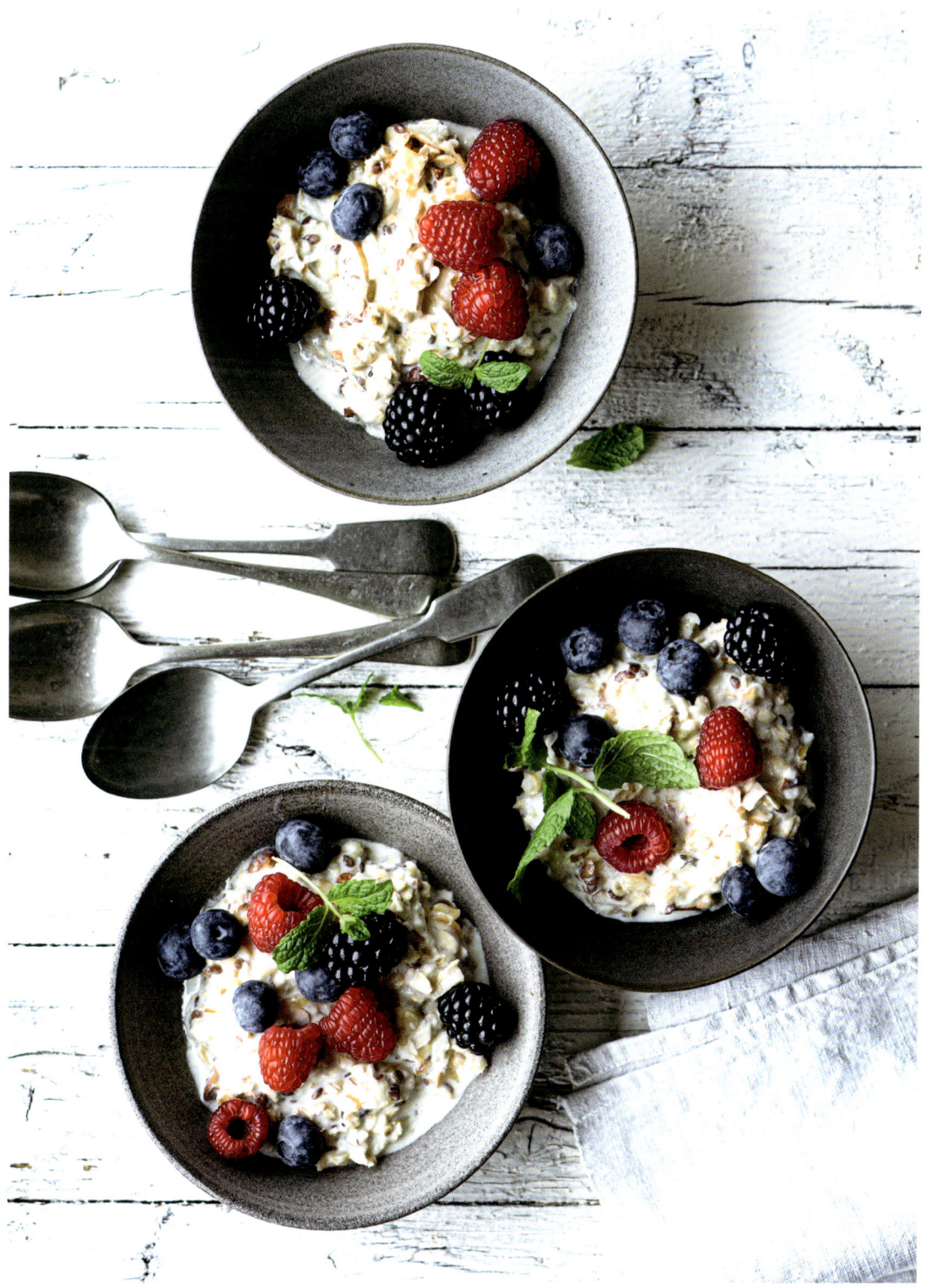

Kokos-Basilikum-Smoothie

  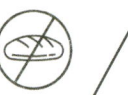

Für 4 Personen

4 g EW, 37 g F,
15 g KH, 3 g BST
Pro Portion ca. 410 kcal

ZUTATEN
2–3 EL Cashewkerne
300 g gemischte Beeren
(z. B. Brom-, Erd- und Himbeeren)
1 Bio-Zitrone
3 Stiele Basilikum
½ l Kokosmilch
1 EL kalt gepresstes Leinöl
1 EL hochwertiges Nussöl
(z. B. Haselnussöl)
2–3 EL Ahornsirup

1 Die Cashewkerne in einer Pfanne ohne Fett hell rösten. Herausnehmen und abkühlen lassen.

2 Beeren verlesen, waschen und trocken tupfen. Die Zitrone heiß waschen, abtrocknen und die Schale fein abreiben, die Zitrone halbieren und auspressen. Das Basilikum waschen, trocken schütteln, die Blätter abzupfen und einige zum Garnieren beiseitelegen.

3 Die Beeren mit Cashewkernen, Zitronenschale und -saft, Basilikumblättern, Kokosmilch, Leinöl, Nussöl und Ahornsirup in einem leistungsstarken Standmixer auf hoher Stufe 2 bis 3 Minuten sehr cremig pürieren.

4 Zum Servieren den Smoothie auf Gläser verteilen und mit dem beiseitegelegten Basilikum garnieren.

Zum Mitnehmen den Smoothie einfach in ein sauberes Fläschchen füllen und bis zum Trinken kühl halten. Super als Frühstück oder Lunch to go, wenn mal keine Zeit zum Essen ist.

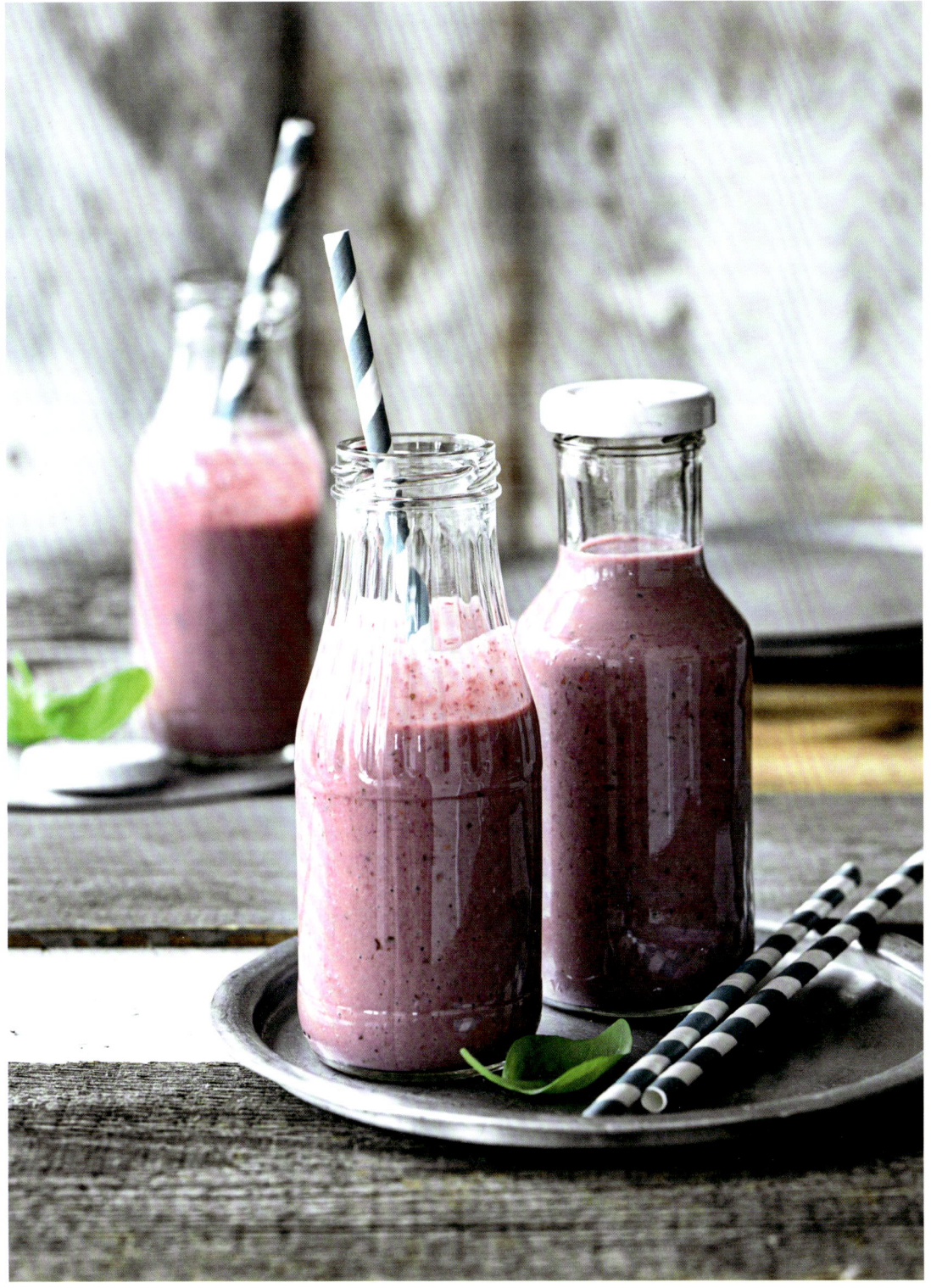

Galettes mit saurer Sahne und Räucherfisch

   /
Für 4 Personen /  21 g EW, 23 g F,
22 g KH, 2 g BST

Pro Portion ca. 385 kcal

ZUTATEN

Für die Galettes:
1 EL Kürbiskerne
100 g Buchweizenmehl
2 Eier (Größe M)
40 ml Milch (3,5 % Fett)
½ TL gemahlene Kurkuma
Salz
Olivenöl zum Ausbacken

Für den Belag:
150 g saure Sahne
1 TL kalt gepresstes Leinöl
1 Spritzer Zitronensaft
Salz, Pfeffer aus der Mühle
½ Bund Schnittlauch
1 Handvoll junger Spinat
12 dünne Scheiben gebeizter Räucherlachs oder selbst gebeizte Lachsforelle (siehe Seite 110)

1 Für die Galettes die Kürbiskerne sehr fein hacken. Dann mit Buchweizenmehl, Eiern, Milch, Kurkuma und 1 Prise Salz in einer Rührschüssel mit 150 ml Wasser zu einem homogenen Teig verrühren. Abgedeckt etwa 15 Minuten ruhen lassen.

2 In der Zwischenzeit für den Belag saure Sahne und Leinöl glatt rühren. Mit Zitronensaft, Salz und Pfeffer abschmecken. Den Schnittlauch waschen, trocken schütteln, in feine Röll-chen schneiden und untermischen. Abgedeckt kühl stellen.

3 Den Teig nochmals gut durchrühren. Eine beschichtete Pfanne mit einigen Tropfen Olivenöl einfetten, erhitzen und den Teig darin in 4 Portionen nacheinander auf jeder Seite etwa 30 Sekunden backen (siehe Tipp). Die Galettes jeweils auf einen Teller gleiten lassen und mit einem minimal ange-feuchteten Küchentuch bedeckt abkühlen lassen.

4 Währenddessen den Spinat verlesen, waschen und tro-cken schleudern, dabei grobe Stiele entfernen. Jede Galette hauchdünn mit Sauerrahm-Mix bestreichen, 3 Scheiben Lachsforelle darauf verteilen, erneut etwas Sauerrahm-Mix Räucherlachs oder Lachsforelle und mit Spinatblättern be-legen. Zum Servieren die Galettes nach Belieben aufrollen und schräg halbieren.

Tipp

Am besten verteilt man den Teig, indem man die Pfanne etwas schräg hält, eine Kelle Teig hinein-gießt und diesen durch leichtes Neigen der Pfanne gleichmäßig verlaufen lässt. Du hast Angst, dass beim Wenden was schiefgeht? Dann brate die Galettes nur auf einer Seite (dafür etwas länger!), zieh die Pfanne vom Herd und lass die Galettes in der Resthitze kurz nachziehen.

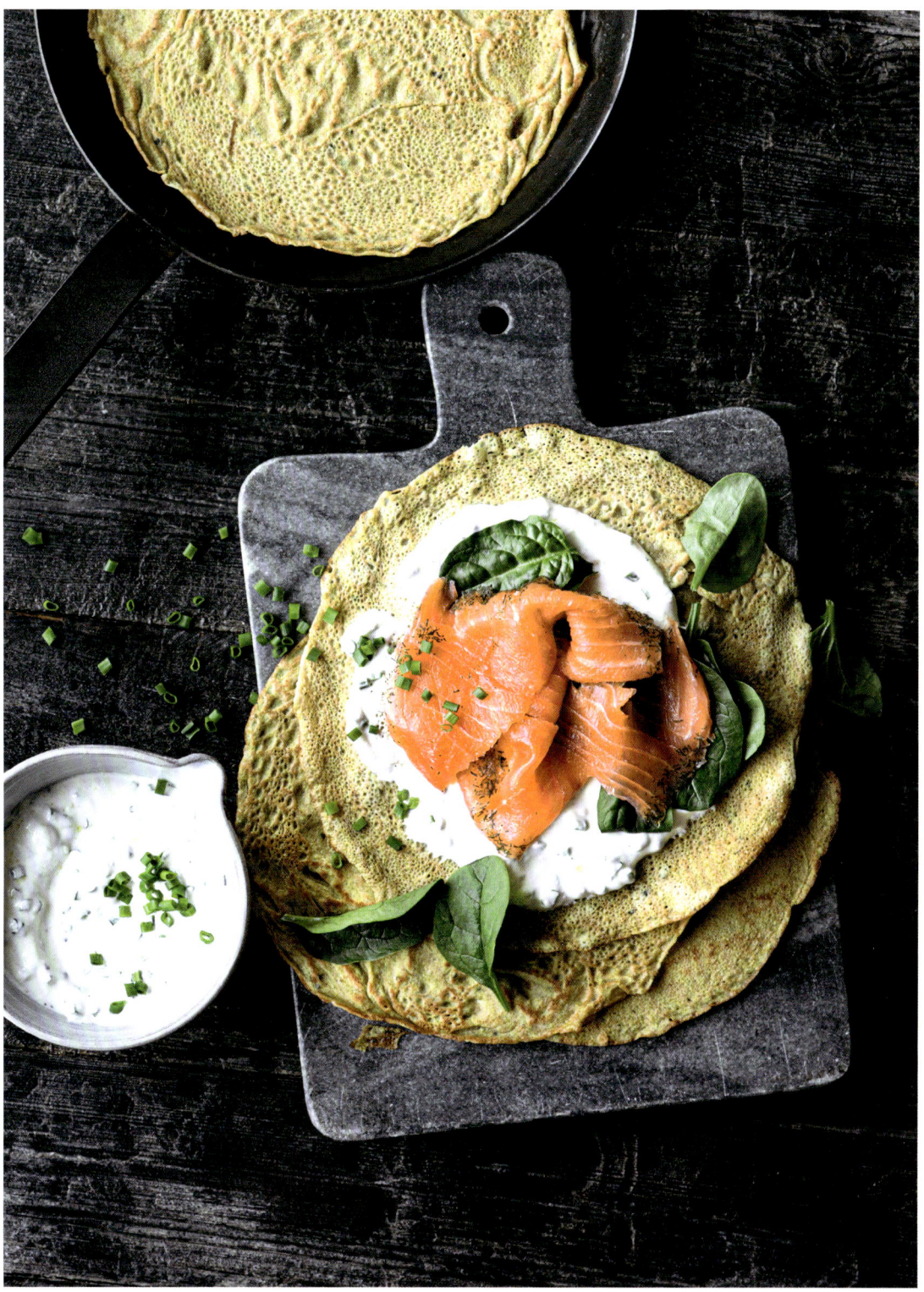

Körner-Quark-Brötchen

Für 10 Stück

**12 g EW, 11 g F,
9 g KH, 3 g BST**

Pro Stück ca. 195 kcal

ZUTATEN

350 g Speisequark (20 % Fett)
75 g Roggenvollkornmehl
1 Päckchen Backpulver
50 g Kürbiskerne
50 g Sonnenblumenkerne
50 g Leinsamen
50 g helle Sesamsamen
3 Eier (Größe M)
Salz

1 Den Backofen auf 180 °C (Umluft) vorheizen. Ein Backblech mit Backpapier belegen.

2 Quark, Mehl, Backpulver, Kürbiskerne, Sonnenblumenkerne, Leinsamen und zwei Drittel der Sesamsamen in einer Rührschüssel mit den Quirlen des Handrührgeräts mischen. 2 Eier und 1 TL Salz hinzufügen und alles gut verrühren. Den Teig etwa 15 Minuten ruhen lassen.

3 Anschließend den Teig in 10 gleich große Portionen teilen. Jede Portion mithilfe von zwei Esslöffeln zu einer Kugel formen. Die Brötchen mit ausreichend Abstand zueinander auf dem Blech verteilen. Das übrige Ei verquirlen, die Teiglinge damit bestreichen und mit dem restlichen Sesam bestreuen.

4 Die Körnerbrötchen im Ofen auf der mittleren Schiene etwa 30 Minuten goldbraun backen. Herausnehmen und noch warm oder abgekühlt servieren. Die Brötchen lassen sich gut einfrieren. Dazu passen die Toppings von der nächsten Seite.

Tipp

Die Brötchen eignen sich auch hervorragend als Partyfood – entweder lecker belegt oder als Alternative zu Baguette. Übrigens: Sorten und Anteile der Körner und Samen kannst du ganz nach Geschmack und Laune variieren.

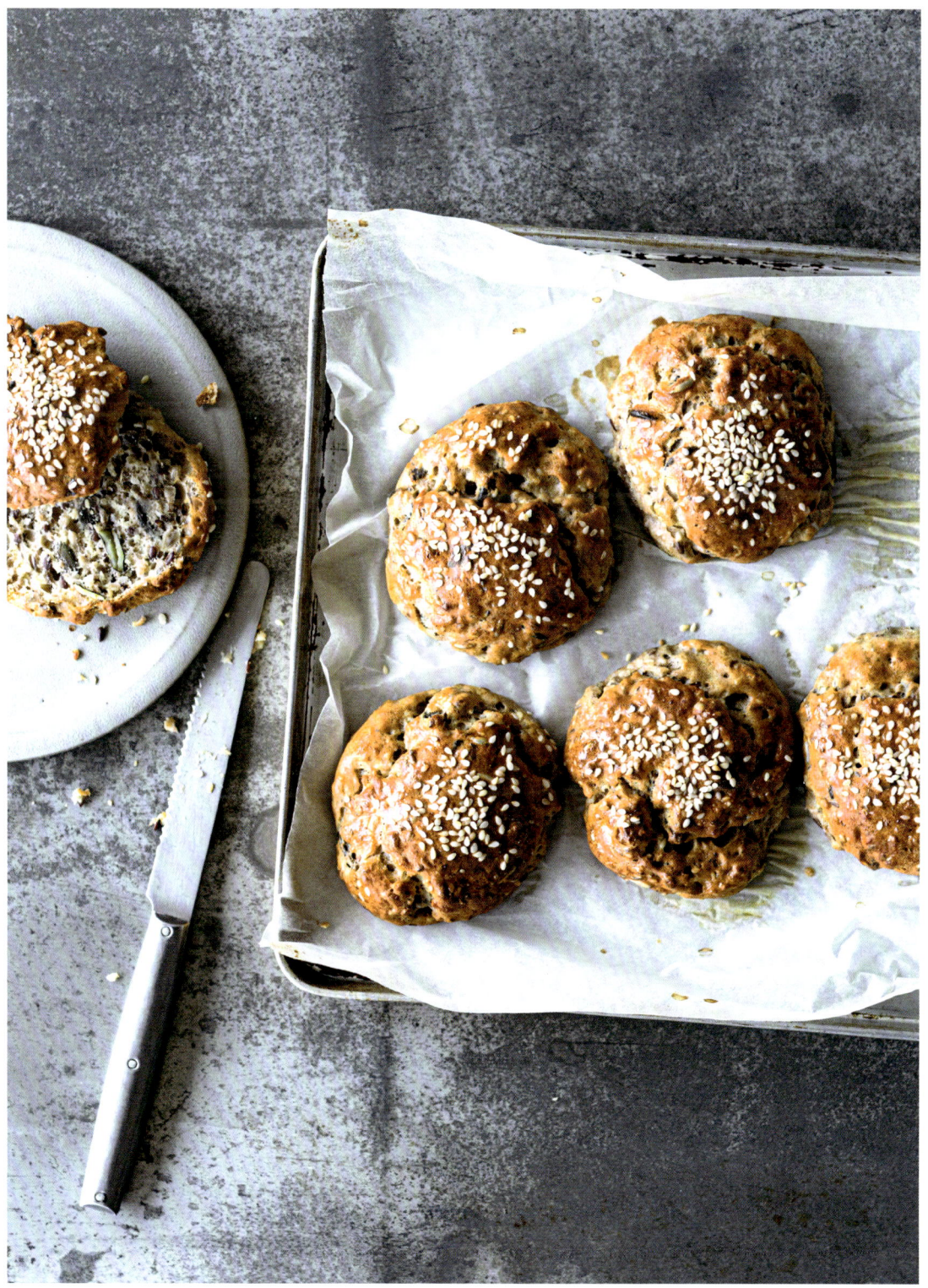

Hüttenkäse-Topping

   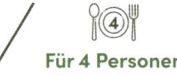
Für 4 Personen

3 g EW, 5 g F, 2 g KH, 1 g BST
Pro Portion ca. 65 kcal

ZUTATEN
6 Schnittlauchstiele
4 EL Hüttenkäse
(körniger Frischkäse)
3 TL Olivenöl
Salz, Pfeffer aus der Mühle
1 Bund Radieschen
1 Spritzer Zitronensaft
1 Beet Gartenkresse

1 Den Schnittlauch waschen, trocken schütteln und in feine Röllchen schneiden. Den Hüttenkäse in einer Schüssel mit 2 TL Olivenöl und den Schnittlauchröllchen mischen, alles mit Salz und Pfeffer abschmecken.

2 Die Radieschen putzen, waschen und in dünne Scheiben hobeln. In einer Schüssel mit Zitronensaft und dem übrigen Öl marinieren und mit Salz und Pfeffer abschmecken. Die Kresse vom Beet abschneiden, waschen und trocken tupfen.

3 Der Aufstrich macht sich super auf einem selbst gebackenen Brötchen (siehe Seite 58). Er reicht für 4 Brötchen, die Radieschen und die Kresse kommen zum Garnieren on top.

Ziegenkäse-Topping

Für 4 Personen

1 g EW, 3 g F, 1 g KH, 0 g BST
Pro Portion ca. 35 kcal

ZUTATEN
2 EL Ziegenfrischkäse
2 EL Paprika-Pastinaken-Aufstrich
(siehe Seite 68; ersatzweise Ajvar)
4 Blätter Romanasalat
1 TL Olivenöl
1 Spritzer Zitronensaft
Salz, Pfeffer aus der Mühle

1 Den Ziegenfrischkäse und den Aufstrich in einer Schüssel glatt verrühren. Die Salatblätter waschen, trocken schleudern und in mundgerechte Stücke zupfen. Dann mit Öl, Zitronensaft und je 1 Prise Salz und Pfeffer marinieren.

2 Das Ziegenkäse-Topping passt zu den selbst gebackenen Brötchen (siehe Seite 58). Es reicht für 4 Brötchen, dabei den Aufstrich mit dem Salat garnieren.

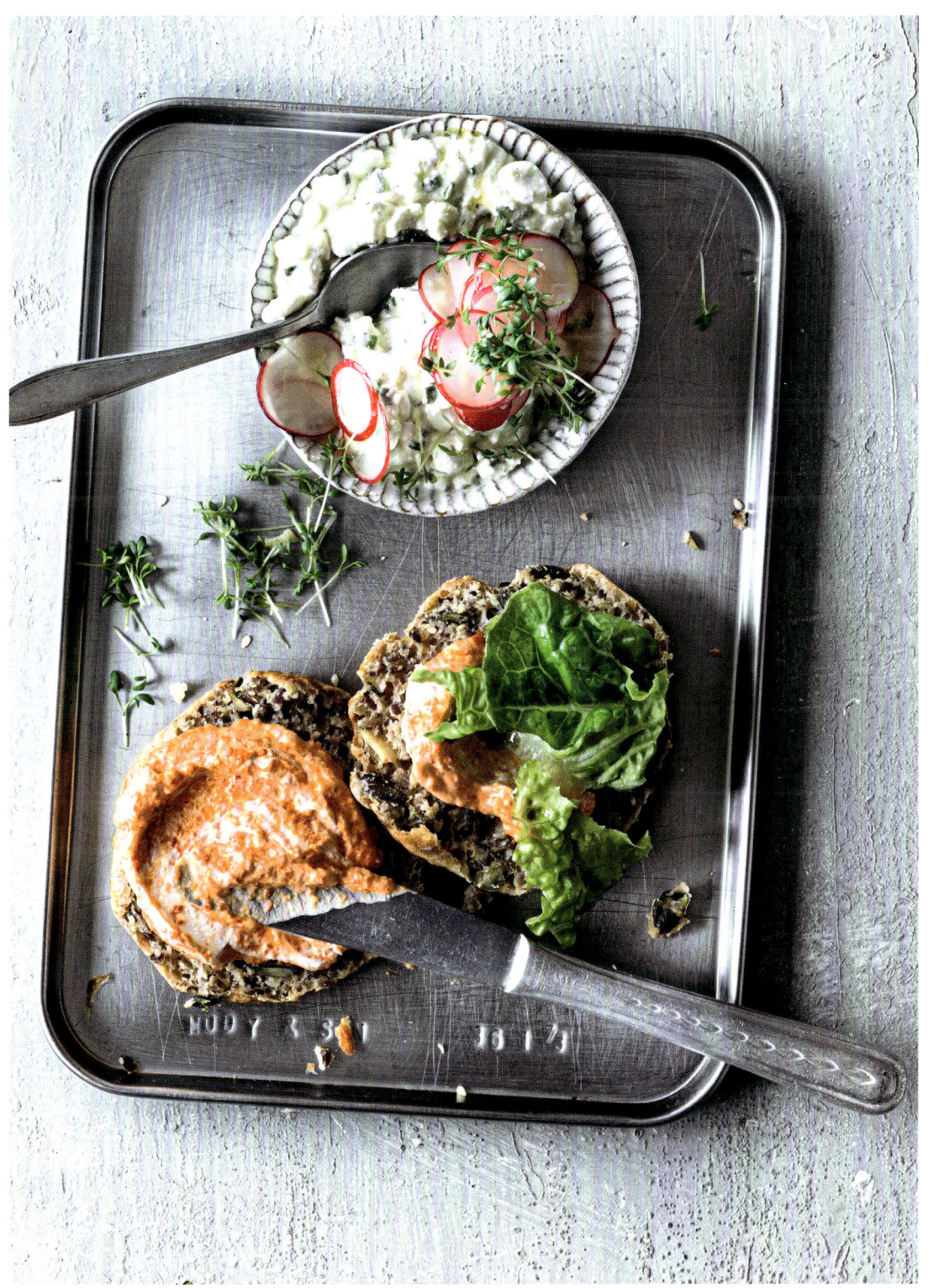

Morning Bowl mit pochiertem Ei

   /

Für 4 Personen

12 g EW, 24 g F,
16 g KH, 8 g BST

Pro Portion ca. 345 kcal

ZUTATEN

Für die Salsa:
1 kleine rote Zwiebel
1 haselnussgroßes Stück Ingwer
4 Strauchtomaten
½ gehackte rote Chilischote
1 EL mild gesalzene Sojasauce
Saft von ½ Zitrone
1 EL Ahornsirup
2 EL Sesamöl
Salz, Pfeffer aus der Mühle
**¼ Bund gehacktes Koriandergrün
oder Petersilie**

Für die Bowl:
2 reife Avocados
1 Spritzer Zitronensaft
Salz, Pfeffer aus der Mühle
2 Romanasalatherzen
2 Mini-Salatgurken
1 Bund Radieschen
¼ Bund Koriandergrün oder Petersilie
**100 g frische Erbsen
(gepalt; ersatzweise tiefgekühlt)**
2–3 EL Weißweinessig
4 Eier (Größe M)
2 TL geröstete helle Sesamsamen

1 Für die Salsa Zwiebel und Ingwer schälen, die Zwiebel fein würfeln, den Ingwer fein reiben. Die Tomaten waschen und in Würfel schneiden, dabei die Stielansätze entfernen. Chili, Zwiebel und Ingwer mit Sojasauce, Zitronensaft, Ahornsirup, Sesamöl sowie je 1 Prise Salz und Pfeffer verquirlen. Tomatenwürfel und Koriandergrün untermischen. (Wer rohe Zwiebeln nicht verträgt, kann sie vorher in einer Pfanne andünsten.)

2 Für die Bowl die Avocados halbieren, entkernen, schälen und in Spalten schneiden. Auf einen Teller setzen und sofort mit Zitronensaft beträufeln, damit sich die Spalten nicht bräunlich verfärben. Leicht salzen und pfeffern.

3 Den Romana waschen, trocken schütteln und in Streifen schneiden. Die Gurken schälen, längs halbieren und in Scheiben schneiden. Die Radieschen putzen, waschen und vierteln. Den Koriander waschen, trocken schütteln und die Blätter abzupfen. Die Erbsen in einem Sieb abbrausen und abtropfen lassen (Tiefkühlware rechtzeitig auftauen lassen).

4 In einem großen flachen Topf reichlich Wasser mit dem Essig aufkochen. Die Temperatur reduzieren, die Eier zügig nacheinander in eine Kelle aufschlagen und in das siedende Wasser gleiten lassen. Die Eier 4 bis 5 Minuten pochieren, dabei gezogene Fäden immer wieder über die Eier legen.

5 Zum Servieren den Salat mittig auf Schalen (Bowls) häufen und Avocados, Gurken, Radieschen, Erbsen und Koriander rundum verteilen. Jeweils etwas Salsa danebensetzen. Die Eier mit einem Schaumlöffel aus dem Wasser heben, kurz abtropfen lassen und jeweils mittig auf eine Bowl legen. Zuletzt mit Sesam bestreuen.

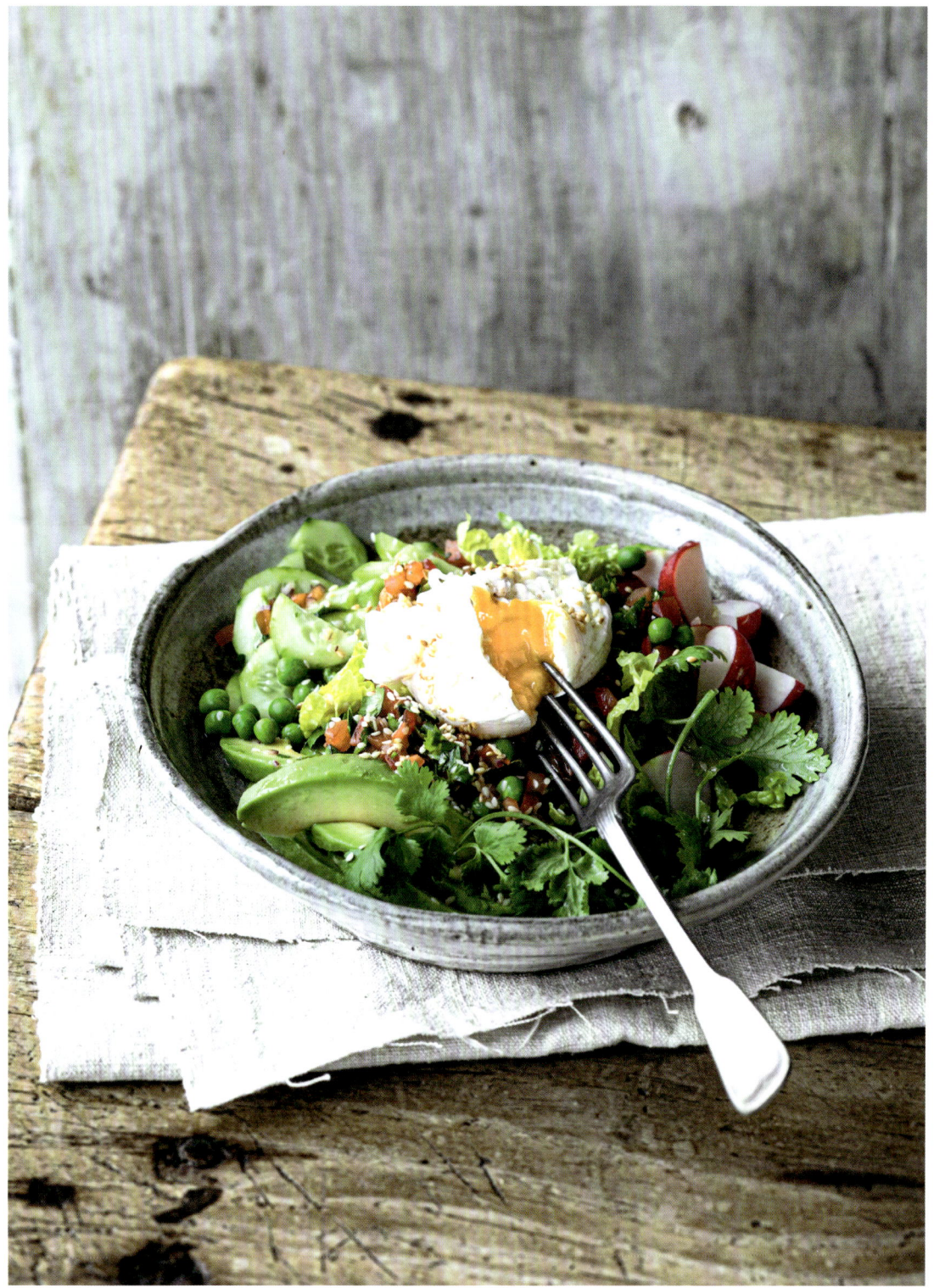

Herzhafte Shakshuka

Für 4 Personen

11 g EW, 22 g F, 20 g KH, 7 g BST

Pro Portion ca. 335 kcal

ZUTATEN

3–4 rote Spitzpaprikaschoten
400 g geschälte Tomaten
(aus der Dose)
2 Gemüsezwiebeln
4 Knoblauchzehen
300 g Tomaten
3 Frühlingszwiebeln
6–7 EL Olivenöl
3 EL Tomatenmark
1 EL flüssiger Honig
½ TL gemahlener Kreuzkümmel
½ TL Harissa-Pulver
¼ TL geräuchertes Paprikapulver
2 Lorbeerblätter
1 gehackte rote Chilischote
Salz
4 Eier (Größe M)
Pfeffer aus der Mühle
½ Bund gehackte Petersilie
2 EL Schnittlauchröllchen

1 Für die Shakshuka die Paprika längs halbieren, putzen, waschen und in grobe Stücke schneiden. Währenddessen die Dosentomaten in einem Sieb abtropfen lassen, dabei den Saft auffangen, anschließend die Tomaten grob würfeln. Zwiebeln und Knoblauch schälen und fein würfeln. Frische Tomaten waschen und grob würfeln, dabei die Stielansätze entfernen. Die Frühlingszwiebeln putzen, waschen und in dünne Ringe schneiden.

2 Zwiebeln und Knoblauch in einem Topf in 2 EL Öl bei mittlerer Hitze andünsten. Das Tomatenmark einrühren und kurz mitrösten. Aufgefangenen Tomatensaft, Dosentomatenwürfel und Paprika dazugeben, alles bei schwacher Hitze etwa 15 Minuten ziehen lassen. Mit Honig, Kreuzkümmel, Harissa, Paprikapulver, Lorbeer, Chili und 2 Prisen Salz würzen. Frische Tomatenwürfel dazugeben und alles nochmals aufkochen. Weiße Frühlingszwiebeln hinzufügen, die grünen Abschnitte zum Garnieren beiseitelegen.

3 Sobald die Tomaten angeschmolzen sind, das übrige Öl hinzufügen und mit einem Löffel vier Mulden in die Tomatenmasse drücken. In die Mulden je 1 Ei setzen und 4 bis 5 Minuten gar ziehen lassen. Mit Pfeffer würzen.

4 Zum Servieren Petersilie, Schnittlauch und Frühlingszwiebelgrün über die Shakshuka streuen. Nach Belieben etwas Parmesan oder reifen Gouda darüberreiben. Dazu passen auch ein Joghurt-Topping (siehe Tipp) und geröstetes Brot.

Tipp

Wer will, gibt noch ein Topping auf die Shakshuka: Dafür 200 g griech. Joghurt (10 % Fett) mit dem Saft von ¼ Zitrone, ½ TL flüssigem Honig, 1 EL Olivenöl sowie ¼ TL Harissa-Pulver und 1 Prise Salz verrühren.

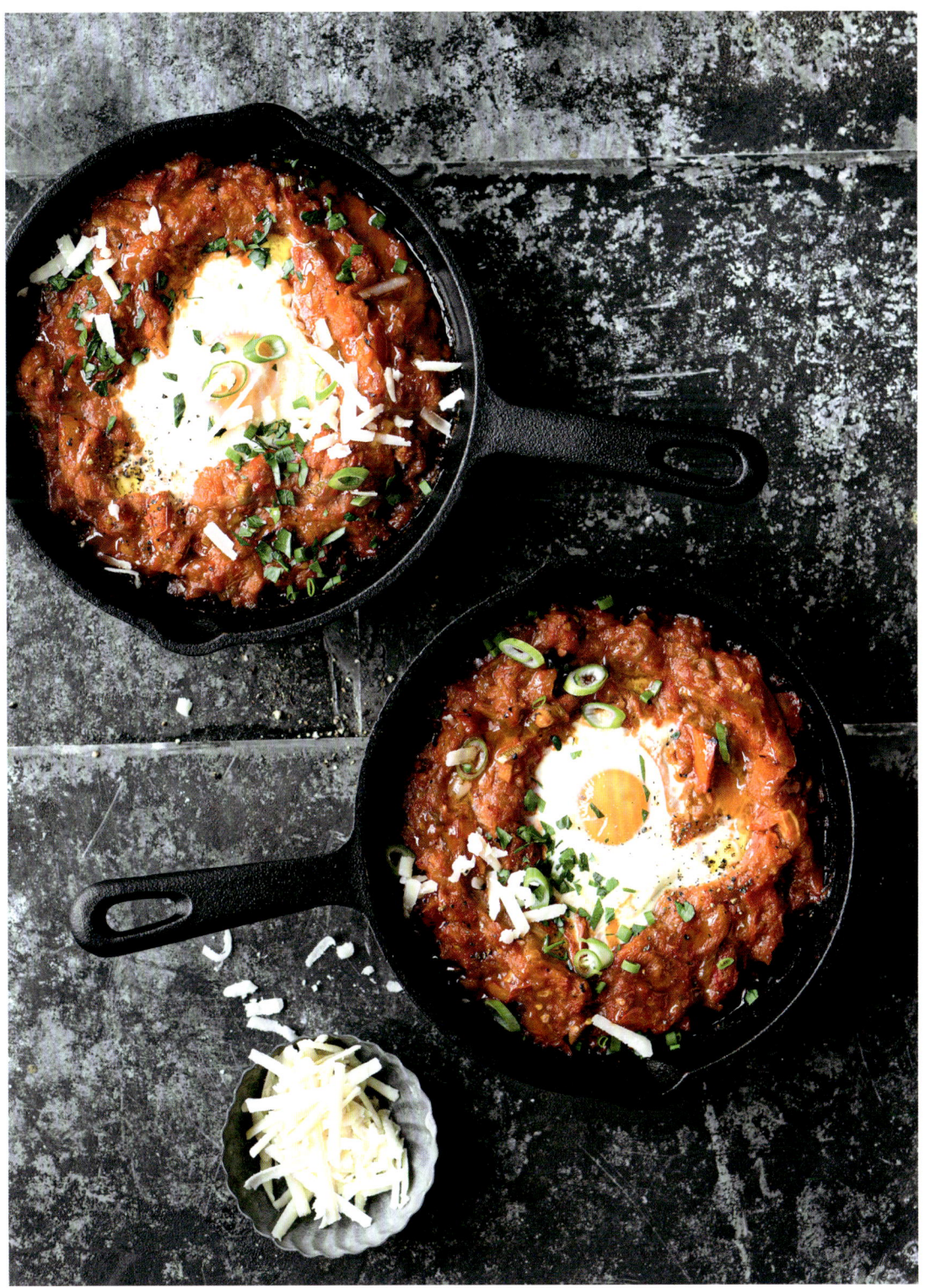

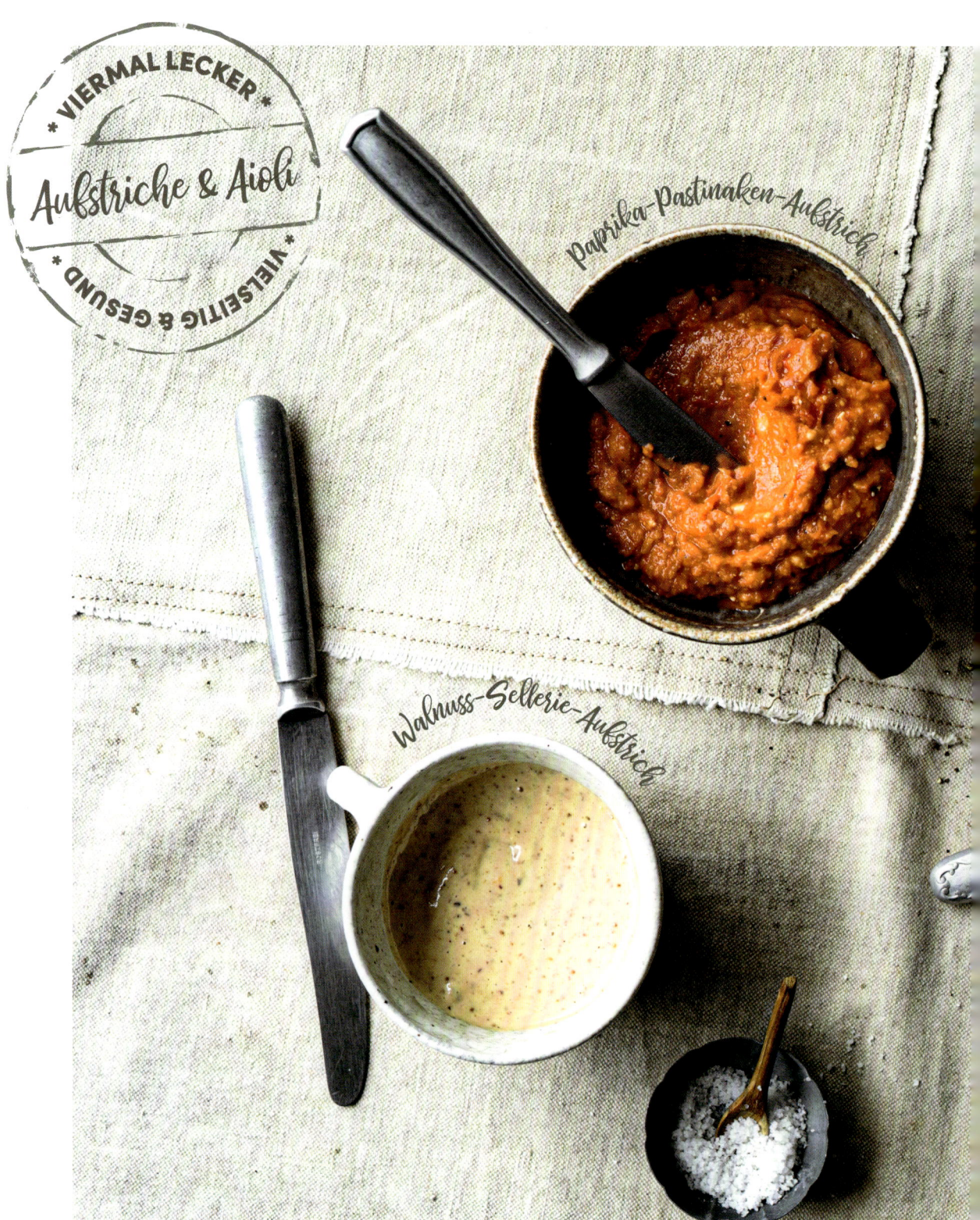

VIERMAL LECKER

Aufstriche & Aioli

VIELSEITIG & GESUND

Paprika-Pastinaken-Aufstrich

Walnuss-Sellerie-Aufstrich

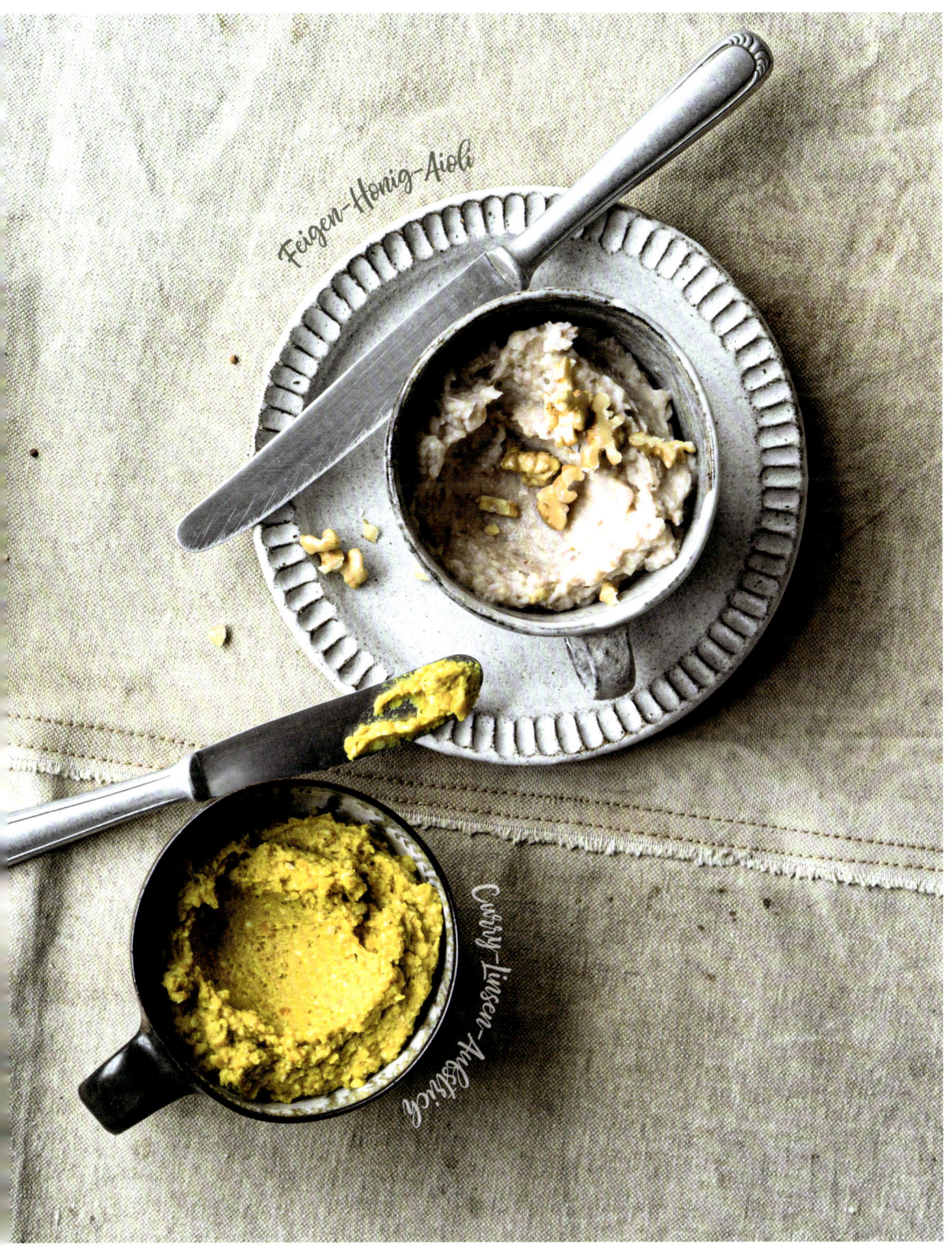

Feigen-Honig-Aioli

Curry-Linsen-Aufstrich

Paprika-Pastinaken-Aufstrich

Für 1 Glas
(ca. 500 g)

1 g EW, 3 g F, 3 g KH, 1 g BST
Pro EL (20 g) ca. 40 kcal

ZUTATEN
2 rote Zwiebeln
2 Knoblauchzehen
250 g rote Paprikaschoten
1 Pastinake
2 EL Olivenöl
1 TL Harissa-Pulver
200 g passierte Tomaten
(aus dem Glas)
Salz
1 Spritzer Zitronensaft
100 g Cashewkerne
1 EL Ahornsirup

Zwiebeln und Knoblauch schälen und grob würfeln. Die Paprika längs halbieren, entkernen und waschen, die Pastinake putzen und schälen, beides in grobe Stücke schneiden. Zwiebeln und Knoblauch in einem Topf im Öl bei mittlerer Hitze andünsten. Paprika, Pastinake und Harissa dazugeben und kurz mitdünsten. Passierte Tomaten dazugeben, alles leicht salzen und bei mittlerer Hitze etwa 15 Minuten dickflüssig garen (siehe Tipp). Den Mix vom Herd ziehen, abkühlen lassen und mit Zitronensaft und Salz abschmecken. Dann alles mit Cashewkernen und Ahornsirup in einem leistungsstarken Standmixer cremig pürieren. Sollte die Konsistenz nicht cremig genug sein, noch etwas Öl untermixen. Der Aufstrich hält sich gekühlt etwa 3 Tage.

Ich koche die Mischung lieber länger, bis sie dickflüssig ist. Sollte der Aufstrich nach dem Mixen noch zu flüssig sein, kann man ihn mit etwas Kartoffelstärke (nach Packungsanweisung) binden.

Walnuss-Sellerie-Aufstrich

Für 2 Gläser
(à ca. 500 g)

0 g EW, 2 g F, 1 g KH, 0 g BST
Pro EL (20 g) ca. 25 kcal

ZUTATEN
2–3 säuerliche Äpfel
(z. B. Holsteiner Cox)
½ Sellerieknolle (ca. 500 g)
2 Schalotten
2 EL Olivenöl
100 ml vegane Gemüsebrühe
100 g Walnusskerne
1 TL gehackter Thymian
Salz, Pfeffer aus der Mühle
50 ml veganer Apfel-Balsamessig

Äpfel, Sellerie und Schalotten schälen. Die Äpfel vierteln, entkernen und mit dem Sellerie in grobe Stücke schneiden. Die Schalotten grob würfeln. Sellerie und Schalotten in einem Topf im Öl bei mittlerer Hitze andünsten. Äpfel und Brühe dazugeben und alles etwa 15 Minuten garen, bis der Sellerie weich ist. Inzwischen die Nüsse fein hacken. Sobald der Sellerie weich ist, Nüsse und Thymian unter das Gemüse mischen. Alles nochmals aufkochen, salzen und pfeffern. Den Mix vom Herd ziehen, abkühlen lassen und nochmals abschmecken. Dann mit dem Essig in einem leistungsstarken Standmixer cremig pürieren.

Feigen-Honig-Aioli

  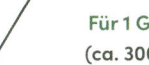

Für 1 Glas
(ca. 300 g)

1 g EW, 8 g F, 2 g KH, 0 g BST
Pro EL (20 g) ca. 80 kcal

ZUTATEN

3 Feigen
1 Knoblauchzehe
2 Eigelb (Größe M)
1 Msp. Dijon-Senf
abgeriebene Schale von ½ Bio-Zitrone
1 TL flüssiger Honig
100 ml Olivenöl
1 Spritzer Zitronensaft
Salz, Pfeffer aus der Mühle

Die Feigen putzen und grob würfeln. Den Knoblauch schälen und in grobe Würfel schneiden. Beides mit Eigelben, Senf, Zitronenschale und Honig in einem hohen Rührbecher mit dem Stabmixer hellcremig pürieren. Anschließend das Öl erst tropfenweise, dann in einem feinen Strahl einfließen lassen. Dabei so lange weitermixen, bis die Mischung eine geschmeidige Konsistenz erhalten hat. Zuletzt die Aioli mit Zitronensaft, Salz und Pfeffer abschmecken. Weil er mit Eigelb zubereitet wird, ist dieser Aufstrich nicht lange haltbar und sollte zügig aufgebraucht werden. Im Kühlschrank hält er sich 2 bis 3 Tage.

Curry-Linsen-Aufstrich

Für 1 Glas
(ca. 300 g)

4 g EW, 4 g F, 7 g KH, 1 g BST
Pro EL (20 g) ca. 75 kcal

ZUTATEN

150 g rote Linsen
1 rote Zwiebel
2 Knoblauchzehen
1 walnussgroßes Stück Ingwer
2 EL Rapsöl
1 TL Currypulver
½ TL gemahlene Kurkuma
30 ml veganer Apfel-Balsamessig
(siehe Tipp)
¼ l heiße ungesalzene vegane
Gemüsebrühe
Salz, Pfeffer aus der Mühle
50 g Cashewkerne
1 Spritzer Sesamöl

Die Linsen in einem Sieb abbrausen und abtropfen lassen. Zwiebel, Knoblauch und Ingwer schälen, grob würfeln und in einem Topf im Rapsöl bei mittlerer Hitze andünsten. Linsen, Currypulver und Kurkuma hinzufügen und kurz mitdünsten. Alles mit Essig ablöschen. Dann kellenweise nach und nach so viel Brühe dazugießen, dass die Linsen wie bei einem Risotto jeweils gerade bedeckt sind. Die Linsen auf diese Weise etwa 10 Minuten weich garen. Vom Herd ziehen, abkühlen lassen und alles mit Salz und Pfeffer abschmecken. Anschließend den Linsen-Mix mit den Cashewkernen in einem leistungsstarken Standmixer cremig pürieren. Zuletzt den Aufstrich mit Sesamöl, Salz und Pfeffer abschmecken.

Tipp

Wer keinen Apfel-Balsamessig hat, kocht 90 ml Apfelessig bei schwacher Hitze auf etwa ein Drittel ein.

Vegane Gemüse-Bolognese

Für 4 Personen

17 g EW, 11 g F,
121 g KH, 12 g BST
Pro Portion ca. 685 kcal

ZUTATEN

2 rote Zwiebeln
2 Knoblauchzehen
400 g braune Champignons
6 Strauchtomaten
3 Möhren
2 Pastinaken
¼ Sellerieknolle (ca. 250 g)
3 EL Olivenöl
1 TL edelsüßes Paprikapulver
1 Msp. gemahlener Kreuzkümmel
Salz, Pfeffer aus der Mühle
50 ml veganer Apfel-Balsamessig
500 g passierte Tomaten
(aus dem Glas)
1 TL gehackter Thymian
500 g vegane Penne
(am besten glutenfreie Nudeln,
z. B. aus Mais oder Reis)
1 Bund Petersilie

1 Zwiebeln und Knoblauch schälen und fein würfeln. Die Pilze putzen, falls nötig, trocken abreiben und fein hacken. Die Tomaten waschen und würfeln, dabei die Stielansätze entfernen. Möhren, Pastinaken und Sellerie putzen, schälen, grob würfeln und durch die grobe Scheibe des Fleischwolfs drehen (alternativ im Standmixer pulsierend zerkleinern).

2 Zwiebeln und Knoblauch in einem Topf in 2 EL Öl bei mittlerer Hitze andünsten. Mit Paprikapulver, Kreuzkümmel sowie je 1 Prise Salz und Pfeffer würzen. Die Pilze dazugeben und kurz mitdünsten. Das zerkleinerte Gemüse hinzufügen und ebenfalls kurz mitdünsten. Dann den Essig und die passierten Tomaten dazugeben und die Bolognese offen bei mittlerer Hitze etwa 30 Minuten garen, dabei nach 10 Minuten Garzeit die frischen Tomaten untermischen. Mit Thymian würzen.

3 Währenddessen die Penne in reichlich kochendem Salzwasser nach Packungsanweisung bissfest garen. Die Petersilie waschen, trocken schütteln, die Blätter abzupfen und fein schneiden. Die Penne in ein Sieb abgießen und abtropfen lassen. Die Bolognese mit Salz und Pfeffer abschmecken.

4 Zum Servieren die Penne auf tiefe Teller verteilen und die Gemüse-Bolognese daraufgeben. Mit dem übrigen Olivenöl beträufeln und mit Petersilie bestreuen.

Tipp

Du willst den Eiweißgehalt noch erhöhen? Dann kannst du etwas Tofu grob zerbröseln und zum Servieren zusätzlich über die Pasta streuen.

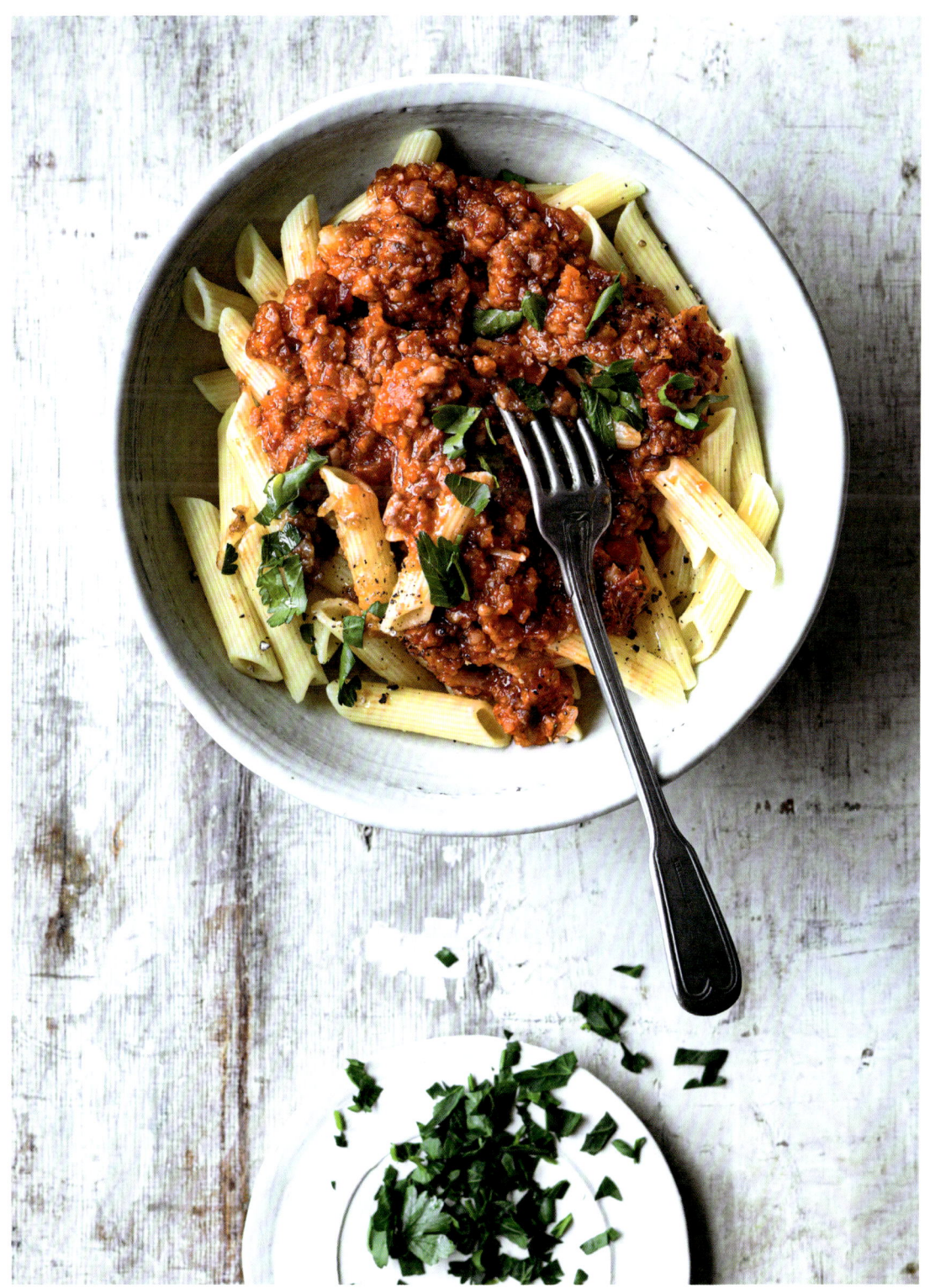

Kürbislasagne mit Feta und Mandeln

     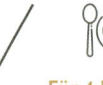 

Für 4 Personen

26 g EW, 53 g F,
25 g KH, 10 g BST

Pro Portion ca. 705 kcal

ZUTATEN

Für den Sugo:
2 rote Zwiebeln
2 Knoblauchzehen
2 EL Olivenöl
50 ml Apfel-Balsamessig
Salz, Pfeffer aus der Mühle
700 g passierte Tomaten
(aus dem Glas)

Für die Lasagne:
1–2 Hokkaidokürbisse
Salz
1 Knoblauchzehe
2 TL gehackter Rosmarin
1–2 TL Ahornsirup
3 EL Olivenöl
abgeriebene Schale von ½ Bio-Zitrone
1 Spritzer Zitronensaft
60 g Mandelblättchen
Meersalzflocken
400 g Feta (Schafskäse)

Außerdem:
3 EL Petersilienpesto (siehe Seite 94)
einige Petersilienblätter zum
Garnieren

1 Für den Sugo Zwiebeln und Knoblauch schälen, fein würfeln und in einem Topf im Öl bei mittlerer Hitze andünsten. Mit Essig ablöschen, salzen und pfeffern. Die passierten Tomaten dazugeben und den Sugo offen bei mittlerer Hitze um mindestens ein Drittel sämig einkochen lassen.

2 Inzwischen den Backofen auf 180 °C vorheizen. Ein Backblech mit Backpapier belegen. Kürbisse waschen, halbieren, entkernen und auf der Gemüsereibe in 2 bis 3 mm dünne Scheiben hobeln, mit etwas Salz bestreuen. Knoblauch schälen und fein würfeln, mit 1 TL Rosmarin, Ahornsirup, 2½ EL Öl, Zitronenschale und -saft unter die Kürbisse mischen.

3 Die Mandelblättchen in einer Schüssel mit dem übrigen Öl, dem restlichen Rosmarin und 1 Prise Meersalzflocken mischen, auf dem Blech verteilen und im Ofen auf der mittleren Schiene etwa 5 Minuten goldbraun rösten. Herausnehmen und abkühlen lassen. Den Ofen nicht ausschalten.

4 Den Feta klein würfeln. In einer Auflaufform erst einige Esslöffel Sugo verstreichen, darauf eine Schicht abgetropfte Kürbisscheiben verteilen. Mit Feta bestreuen, eine weitere Schicht Sugo daraufgeben. Die Komponenten weiter einschichten, bis sie aufgebraucht sind, dabei mit Feta enden.

5 Die Kürbislasagne im Ofen auf der mittleren Schiene etwa 30 Minuten garen. Herausnehmen, mit dem Pesto beträufeln und mit dem Mandel-Mix bestreuen. Auf Teller verteilen und mit Petersilie garnieren.

Tipp

Noch aromatischer schmeckt die Lasagne, wenn man den abgetropften Kürbis vor dem Einschichten in die Form kurz in einer Grillpfanne anröstet.

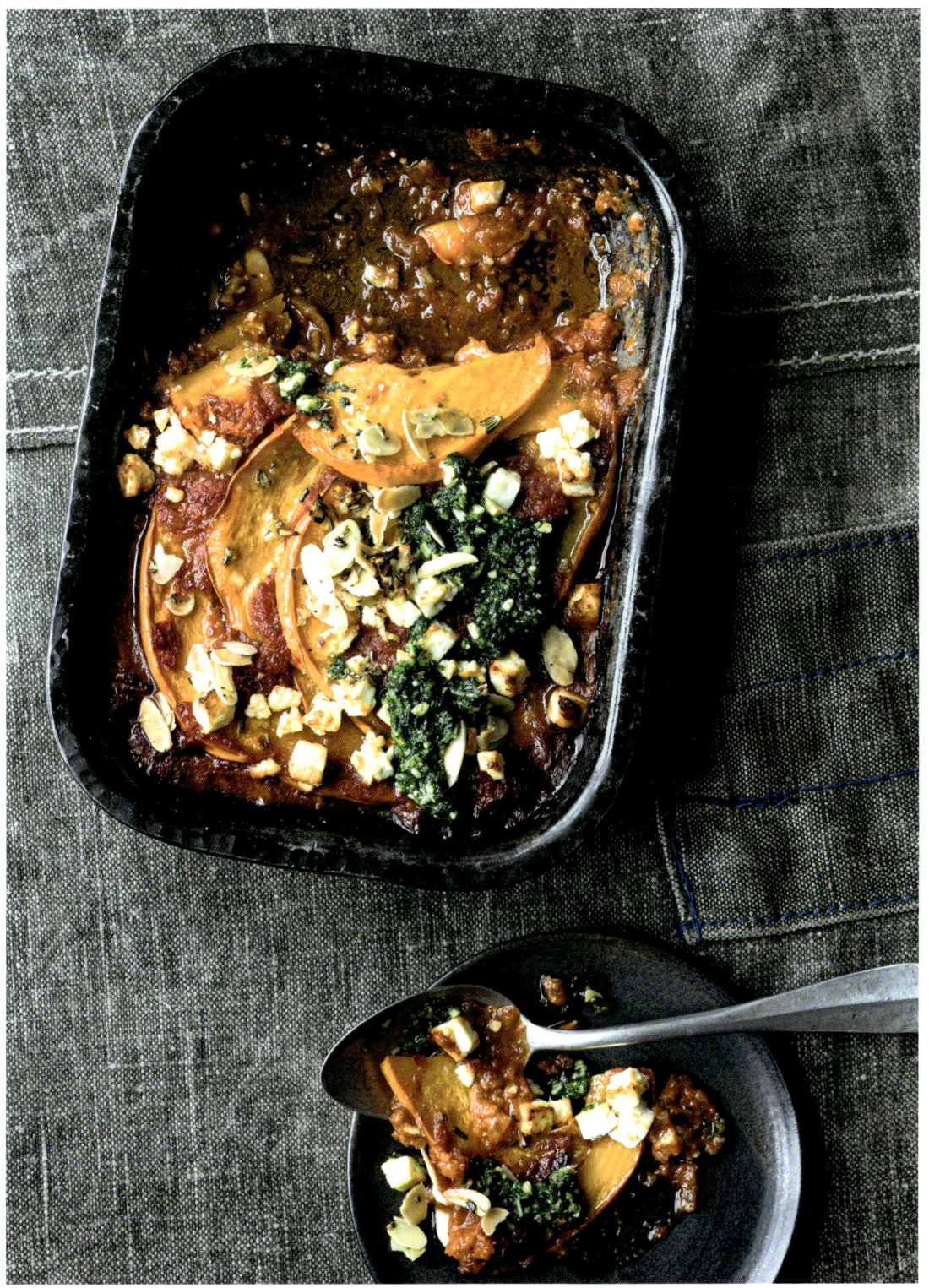

Temaki mit Gemüse und Soja-Pilz-Sud

  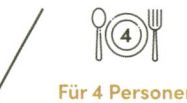

Für 4 Personen

8 g EW, 5 g F,
69 g KH, 8 g BST
Pro Portion ca. 375 kcal

ZUTATEN

Für die Temaki:
200 g Sushi-Reis
Salz
50 ml Reisessig
30 ml Ahornsirup
3 große Möhren
2 große Pastinaken
2 Stangen Staudensellerie
10 Nori-Algenblätter

Für den Sud:
½ rote Zwiebel
1 Knoblauchzehe
1 walnussgroßes Stück Ingwer
1 Handvoll Shiitakepilze
1 gehackte rote Chilischote
1 EL Sesamöl
50 ml mild gesalzene Sojasauce
1–2 TL Ahornsirup
1 Spritzer Zitronensaft
1 Strauchtomate
½ Bund gehacktes Koriandergrün
1 TL geröstete helle Sesamsamen

1 Am Vortag für die Temaki den Reis in einem Sieb abbrausen. In einem Topf mit 350 ml Wasser und ½ TL Salz etwa 10 Minuten quellen lassen. Dann mit geschlossenem Deckel bei schwacher Hitze etwa 20 Minuten weich garen. Essig, Ahornsirup, 100 ml Wasser und 1 Prise Salz auf die Hälfte einkochen lassen, die Reduktion vom Herd ziehen. Den Reis in einer Schüssel mit der Reduktion mischen. Erst abkühlen lassen, dann abgedeckt im Kühlschrank durchziehen lassen.

2 Am nächsten Tag für den Sud Zwiebel, Knoblauch und Ingwer schälen. Shiitake putzen und, falls nötig, trocken abreiben, Stiele entfernen (siehe Tipp Seite 118). Pilze klein würfeln und mit Zwiebel, Knoblauch, Ingwer und Chili in einem Topf im Öl bei mittlerer Hitze andünsten. 50 ml Wasser und Sojasauce dazugießen, alles um ein Drittel einkochen lassen. Vom Herd ziehen, mit Ahornsirup und Zitronensaft abschmecken.

3 Den Backofen auf 160 °C vorheizen. Ein Backblech mit Backpapier belegen. Möhren und Pastinaken putzen und schälen, den Sellerie putzen und waschen, alles etwa 10 cm lange, dünne Streifen schneiden. Mit 1 EL Sud mischen, gleichmäßig auf dem Blech verteilen und im Ofen auf der mittleren Schiene etwa 10 Minuten rösten. Währenddessen die Tomate waschen und klein würfeln, dabei den Stielansatz entfernen. Tomate, Koriandergrün und Sesam unter den restlichen Sud heben.

4 Das Gemüse aus dem Ofen nehmen und abkühlen lassen. Die Nori-Blätter jeweils halbieren und nach Belieben mit wenig Wasabi-Paste bestreichen. Für jede Tüte ½ Noriblatt längs auf die linke Hand legen. 1 TL Sushi-Reis in die Blattmitte geben und einige Gemüsestreifen leicht hineindrücken. Die linke, zum Daumen zeigende Blattspitze über der Füllung nach rechts schlagen und das Ganze zu einer Tüte rollen. Auf diese Weise insgesamt 20 Tüten formen. Die Temaki auf einer Platte anrichten und den Sud dazu reichen.

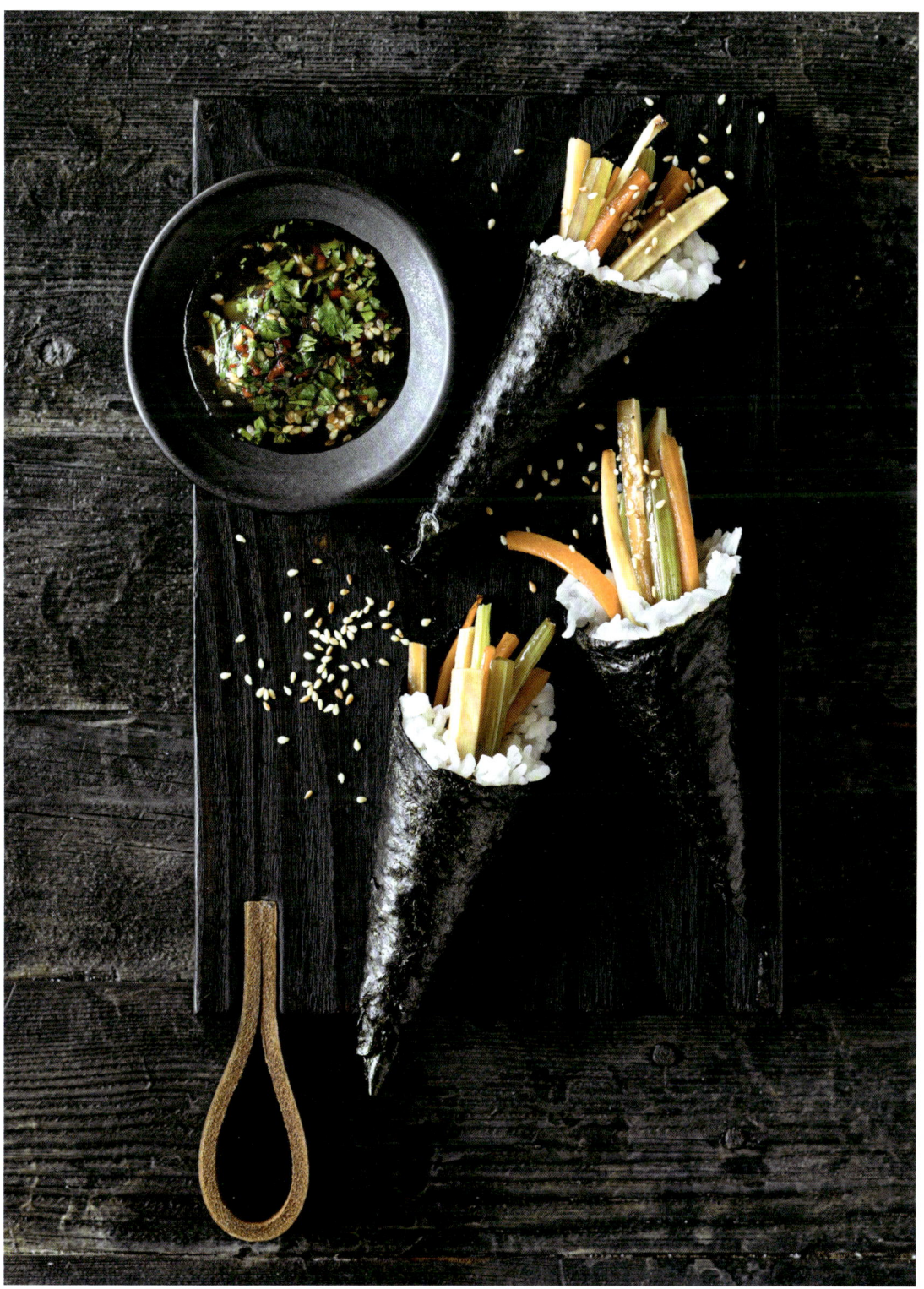

Auberginenschnitzel mit Paprikaragout

Für 4 Personen

7 g EW, 20 g F,
14 g KH, 7 g BST

Pro Portion ca. 280 kcal

ZUTATEN

Für die Schnitzel:
2 Auberginen
Salz, Pfeffer aus der Mühle
2 EL veganer Apfel-Balsamessig
2 EL Olivenöl
4 EL geröstete helle Sesamsamen

Für den Petersiliensalat:
1 Bund Petersilie
2 EL Olivenöl
abgeriebene Schale von ½ Bio-Zitrone
1 Spritzer Zitronensaft
Salz, Pfeffer aus der Mühle

Für das Ragout:
4 rote Paprikaschoten
2 rote Zwiebeln
2 Knoblauchzehen
1½ EL Olivenöl
1 TL Baharat
(arab. Gewürzmischung)
200 g passierte Tomaten
(aus dem Glas)
Saft von 1 Zitrone
1 EL Ahornsirup
Salz, Pfeffer aus der Mühle

1 Für die Schnitzel die Auberginen putzen, schälen und in etwa 1 cm dicke Scheiben schneiden (Abschnitte anderweitig verwenden). Die Scheiben leicht salzen und etwa 15 Minuten ziehen lassen. Inzwischen für den Salat die Petersilie waschen, trocken schütteln, Blätter abzupfen und grob hacken.

2 Für das Ragout die Paprikaschoten längs halbieren, putzen, waschen und in grobe Würfel schneiden. Zwiebeln und Knoblauch schälen, fein würfeln und in einer Pfanne im Öl bei mittlerer Hitze andünsten. Mit Baharat würzen, die Paprikawürfel dazugeben und kurz mitdünsten. Die passierten Tomaten hinzufügen und das Ragout offen etwa 10 Minuten sämig einkochen lassen, bis die Paprikawürfel weich sind.

3 Währenddessen den Backofen auf 160 °C vorheizen. Ein Backblech mit Backpapier belegen. Die Auberginen trocken tupfen und in einer Grillpfanne ohne Fett bei starker Hitze auf jeder Seite anbraten. Anschließend auf dem Blech verteilen, pfeffern, mit Essig und Öl beträufeln und im Ofen auf der mittleren Schiene 5 bis 6 Minuten rösten.

4 Das Ragout vom Herd ziehen, mit Zitronensaft, Ahornsirup, Salz und Pfeffer abschmecken. Die Petersilie mit Öl, Zitronenschale und -saft sowie je 1 Prise Salz und Pfeffer zu einem Salat mischen. Zum Servieren den Sesam auf eine Platte geben. Das Ragout auf Teller verteilen. Die Auberginen aus dem Ofen nehmen, im Sesam wenden und auf das Ragout setzen. Den Petersiliensalat daneben anrichten.

Für alle, die Röstaromen lieben und beim Braten Fett sparen wollen, sind Grillpfannen ideal. Am besten erhitzt man zunächst nur die Pfanne und gibt erst dann das Fett hinein – oder verteilt nur wenig Fett mit einem Pinsel in der Pfanne.

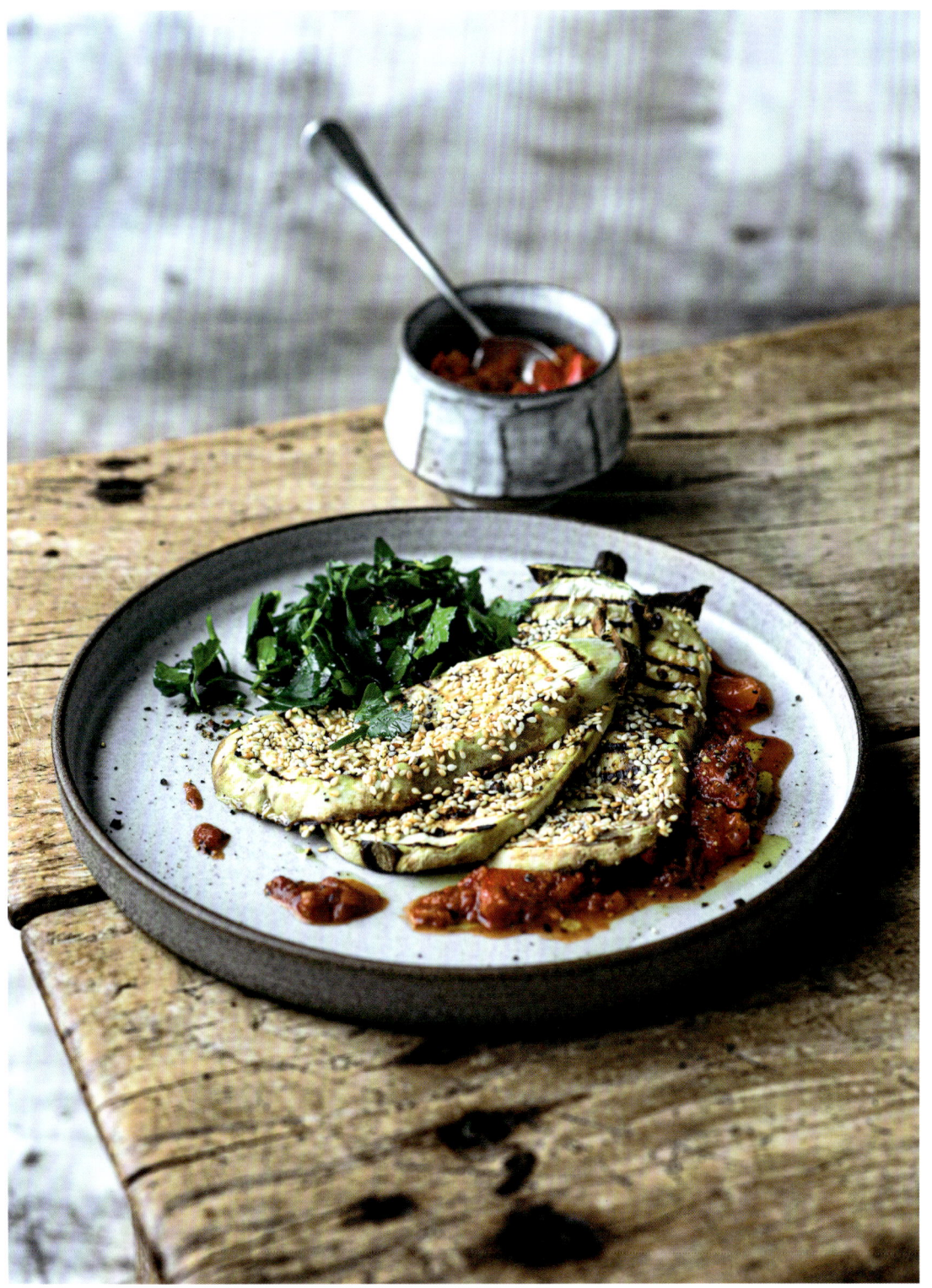

Blumenkohl mit Gremolata

Für 4 Personen

**9 g EW, 16 g F,
12 g KH, 10 g BST**

Pro Portion ca. 255 kcal

ZUTATEN

Für den Blumenkohl:
2 Köpfe Blumenkohl
Salz
3 EL Olivenöl
1 Knoblauchzehe
2 TL Apfelsüße
1–2 TL Zitronensaft
1 TL gemahlene Kurkuma

Für die Gremolata:
2 EL Mandelgrieß
(gemahlene Mandeln)
abgeriebene Schale von ½ Bio-Zitrone
1 Spritzer Zitronensaft
1 TL Apfelsüße
2 EL Olivenöl
Salz, Pfeffer aus der Mühle
1 Bund Petersilie

1 Für den Blumenkohl den Backofen auf 160 °C vorheizen. Ein Ofengitter auf die mittlere Schiene und darunter ein Backblech schieben. Die Blumenkohlköpfe putzen, waschen und trocken tupfen. Mit etwas Salz bestreuen und mit 1 EL Öl leicht einreiben. Die Blumenkohlköpfe auf das Ofengitter legen und im Ofen 20 bis 30 Minuten garen.

2 Inzwischen den Knoblauch schälen und fein würfeln. Mit übrigem Öl, Apfelsüße, Zitronensaft, Kurkuma und 1 Prise Salz in einem hohen Rührbecher mit dem Stabmixer fein pürieren. Nach 20 bis 30 Minuten Garzeit die Blumenkohlköpfe aus dem Ofen nehmen, mit der Würzpaste bestreichen und im Ofen noch etwa 10 Minuten fertig garen.

3 Währenddessen für die Gremolata den Mandelgrieß in einer Pfanne ohne Fett unter Wenden hell rösten. In eine Schüssel füllen und mit Zitronenschale und -saft, Apfelsüße und Öl verrühren, mit etwas Salz und Pfeffer würzen. Die Petersilie waschen, trocken schütteln, die Blätter abzupfen und fein hacken. Dann unter den Mandelgrieß-Mix heben.

4 Zum Servieren die Blumenkohlköpfe aus dem Ofen nehmen, auf einer großen Platte anrichten und mit der Gremolata bestreuen. Aus dem Bratsud kann man noch einen leckeren Dip zubereiten (siehe Tipp).

Tipp

Wenn das Gericht nicht vegan sein muss, kann man den Bratsud aus dem untergeschobenen Backblech mit etwas Joghurt glatt rühren. Mit Salz und Pfeffer würzen – und fertig ist ein feiner Dip!

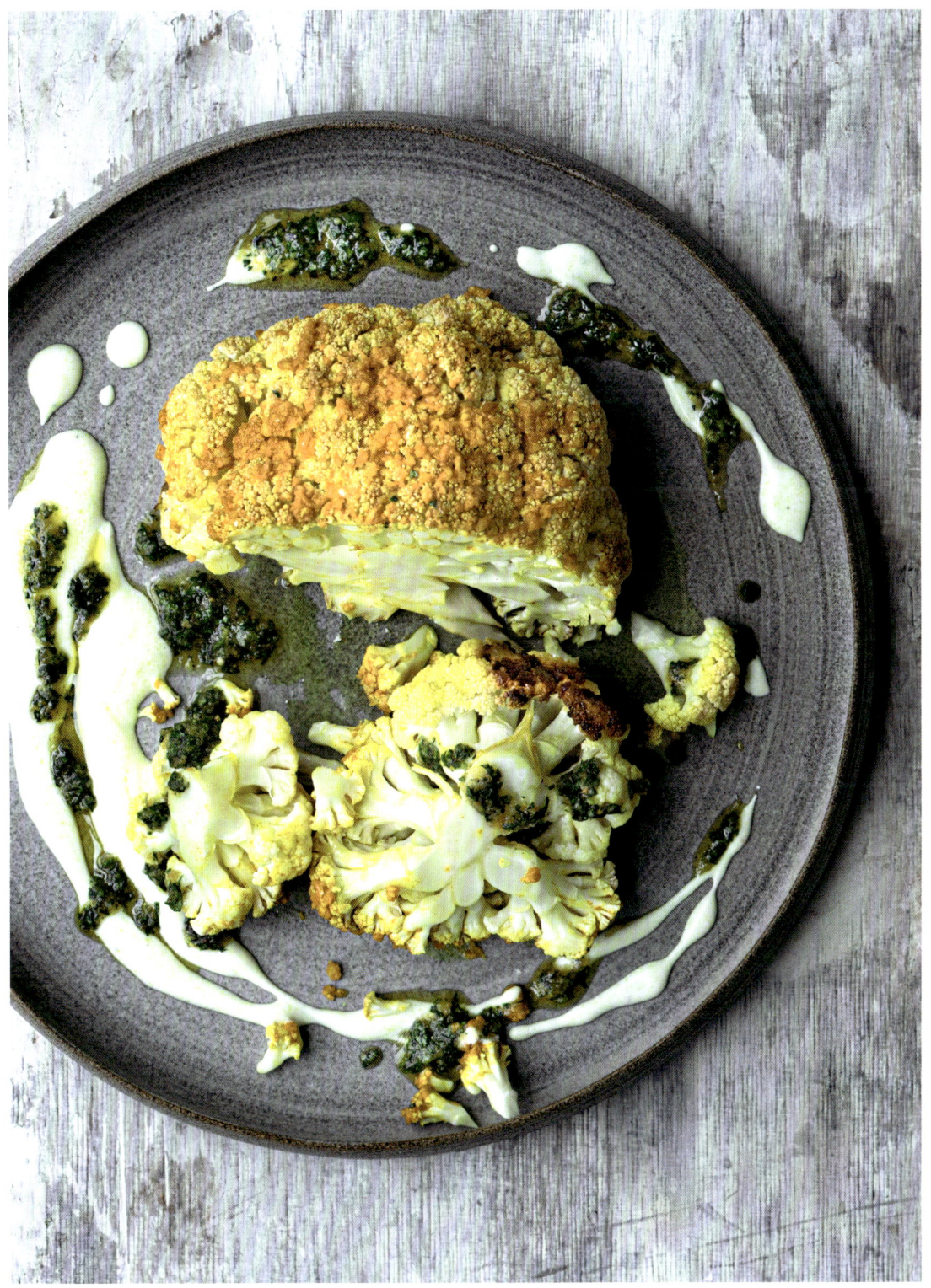

Gemüsebratlinge mit Selleriesauce

Für 4 Personen

9 g EW, 32 g F,
54 g KH, 13 g BST
Pro Portion ca. 575 kcal

ZUTATEN

Für die Bratlinge:
1 kg kleine mehligkochende Kartoffeln
2 Pastinaken
2 Möhren
2 Schalotten
1 Knoblauchzehe
Salz
2 EL Kartoffelstärke
½ Bund gehackte Petersilie
1 TL edelsüßes Paprikapulver
Pfeffer aus der Mühle
2–3 EL Olivenöl

Für die Sauce:
1 Knollensellerie
Salz
½ Bund Petersilie
2–3 Stiele Liebstöckel
2–3 Stiele Kerbel
8 EL Olivenöl
2 EL Ahornsirup
1 Spritzer Zitronensaft
Pfeffer aus der Mühle

Außerdem:
Vorspeisenring
(ca. 8 cm Durchmesser)

1 Am Vortag den Backofen auf 160 °C vorheizen. Ein Backblech mit Backpapier belegen.

2 Für die Bratlinge die Kartoffeln gründlich waschen. Pastinaken, Möhren, Schalotten und Knoblauch schälen und grob zerkleinern. Die Kartoffeln auf dem Blech verteilen, leicht salzen und im Ofen auf der mittleren Schiene etwa 45 Minuten garen. Nach etwa 15 Minuten Garzeit Gemüse, Schalotten und Knoblauch dazugeben, ebenfalls leicht salzen und alles fertig garen. Falls nötig, nach etwa 30 Minuten Garzeit das Gemüse mit einem Blatt Backpapier abdecken. Herausnehmen, abkühlen lassen und abgedeckt kühl stellen.

3 Am nächsten Tag für die Sauce den Sellerie putzen, schälen, grob würfeln und in Salzwasser bei mittlerer Hitze etwa 20 Minuten weich garen. Die Ofenkartoffeln pellen und mit dem Ofengemüse grob stampfen, mit Stärke und Petersilie mischen, mit Paprikapulver, Salz und Pfeffer würzen. Die Gemüsemasse mithilfe des Vorspeisenrings zu Bratlingen formen (dabei gut festdrücken!) und in einer Pfanne im Öl auf jeder Seite etwa 5 Minuten braten. Herausnehmen und auf Küchenpapier abtropfen lassen.

4 Für die Sauce Petersilie, Liebstöckel und Kerbel waschen, trocken schütteln, Blätter abzupfen. Einige Blätter zum Garnieren beiseitelegen, den Rest fein hacken. Gegarten Sellerie abgießen, Garsud auffangen. Sellerie im Topf mit dem Stabmixer fein pürieren, dabei so viel Garsud dazugießen, dass eine cremige Sauce entsteht. Öl und Kräuter untermischen, mit Ahornsirup, Zitronensaft, Salz und Pfeffer abschmecken.

5 Zum Servieren die Bratlinge auf Teller setzen und die Sauce darum herumverteilen. Nach Belieben mit etwas Ahornsirup und Zitronensaft beträufeln und mit den beiseitegelegten Kräutern garnieren.

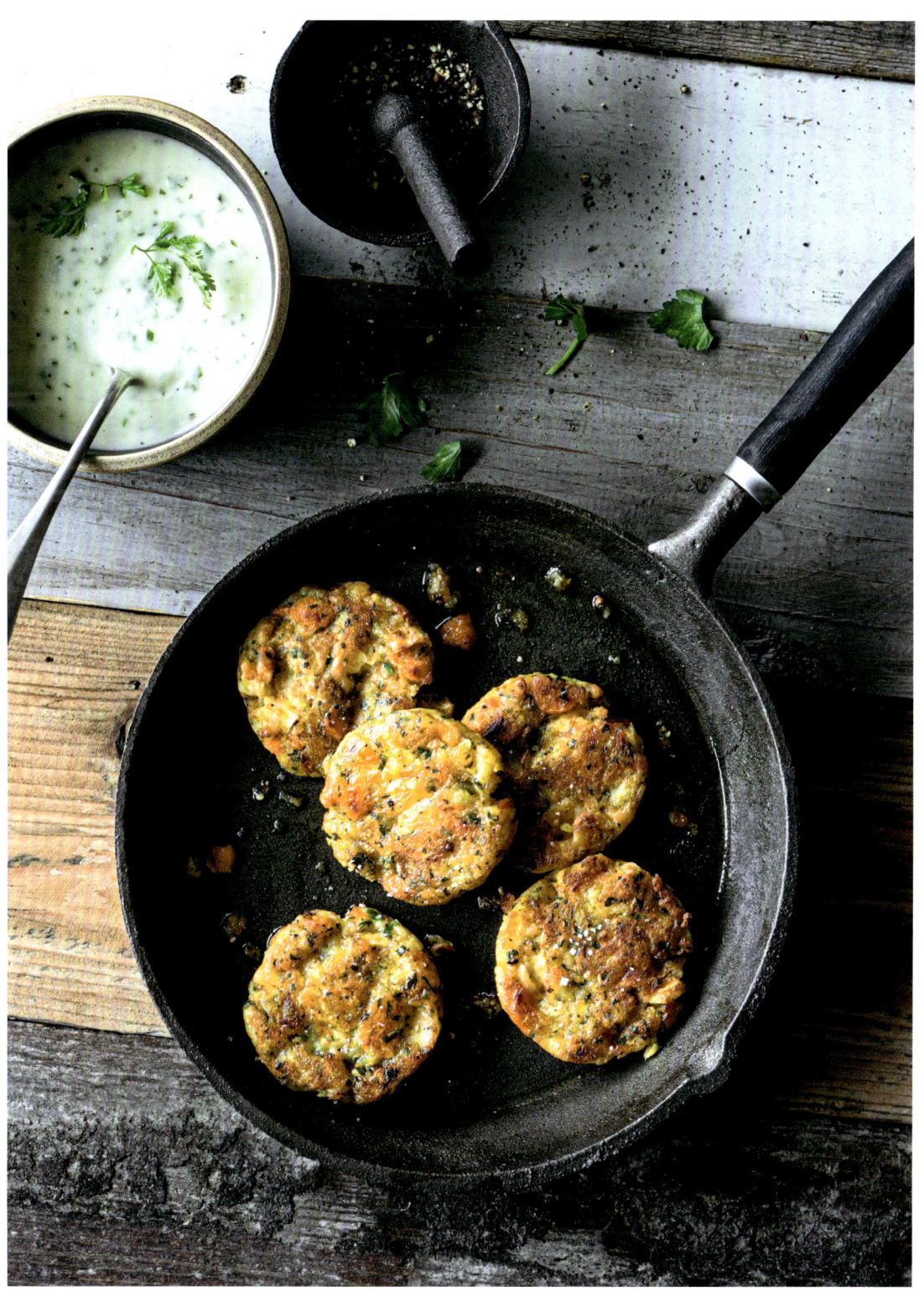

Curry norddeutsch mit Lammbällchen

     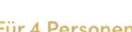

Für 4 Personen

35 g EW, 64 g F, 41 g KH, 12 g BST
Pro Portion ca. 885 kcal

ZUTATEN

Für die Lammbällchen:
2 Schalotten
1–2 Knoblauchzehen
1 EL Olivenöl
2 gegarte mehligkochende
Pellkartoffeln (vom Vortag; 150–180 g)
600 g Lammhackfleisch
1 Ei (Größe M)
1 TL gemahlener Kreuzkümmel
2 EL gehacktes Koriandergrün
abgeriebene Schale von ½ Bio-Zitrone
1 Spritzer Zitronensaft
Salz, Pfeffer aus der Mühle

Für das Curry:
4 Möhren
2 Pastinaken
2 Petersilienwurzeln
200 g Knollensellerie
3 rote Zwiebeln
1 Knoblauchzehe
200 g Shiitakepilze
1 Pak Choi
2 TL natives Kokosöl
2–3 EL rote oder grüne Currypaste
(siehe Seite 94)
300 ml Kokosmilch
300 ml Gemüsebrühe
1–2 TL flüssiger Honig
1 Spritzer Limettensaft
1 Spritzer mild gesalzene Sojasauce
½ Bund gehacktes Koriandergrün

1 Für die Lammbällchen Schalotten und Knoblauch schälen und fein würfeln. In einer Pfanne im Öl bei schwacher Hitze andünsten, vom Herd ziehen. Die Kartoffeln pellen und durch die Kartoffelpresse in eine große Schüssel drücken. Hackfleisch, Ei, Kreuzkümmel, Koriandergrün, Zitronenschale und Schalotten-Mix dazugeben und alles homogen verkneten. Die Masse mit Zitronensaft, Salz und Pfeffer abschmecken. Aus der Masse kleine Portionen abstechen und jede Portion mit den Händen zu einer etwa golfballgroßen Kugel formen.

2 Für das Curry Möhren, Pastinaken, Petersilienwurzeln, Sellerie, Zwiebeln und Knoblauch putzen und schälen. Das Gemüse in mundgerechte Stücke schneiden, Zwiebeln und Knoblauch fein würfeln. Die Pilze putzen, falls nötig, trocken abreiben und die Stiele entfernen (siehe Tipp Seite 118). Pilze je nach Größe halbieren, vierteln oder in Streifen schneiden. Den Pak Choi putzen, waschen und in Streifen schneiden.

3 Das Gemüse – bis auf den Pak Choi – mit Zwiebeln und Knoblauch in einer Pfanne im Öl bei mittlerer Hitze anbraten. Die Currypaste dazugeben und kurz mitbraten. Kokosmilch und Brühe dazugießen, die Lammbällchen vorsichtig hinzufügen und alles offen bei schwacher bis mittlerer Hitze so lange garen, bis das Gemüse weich ist, aber noch Biss hat. Dann den Pak Choi dazugeben und 1 bis 2 Minuten mitgaren.

4 Zum Servieren das Curry mit Honig, Limettensaft und Sojasauce würzen, auf tiefe Teller verteilen und mit Koriander bestreuen. Dazu passt Reis oder Pfannenpizza (siehe Seite 98).

Tipp

Wie auch in anderen Rezepten nehme ich hier gegarte Pellkartoffeln vom Vortag. Das sorgt für Entspannung auf dem Kalorienkonto, weil ihre Stärke resistent ist und vom Körper nicht verwertet wird.

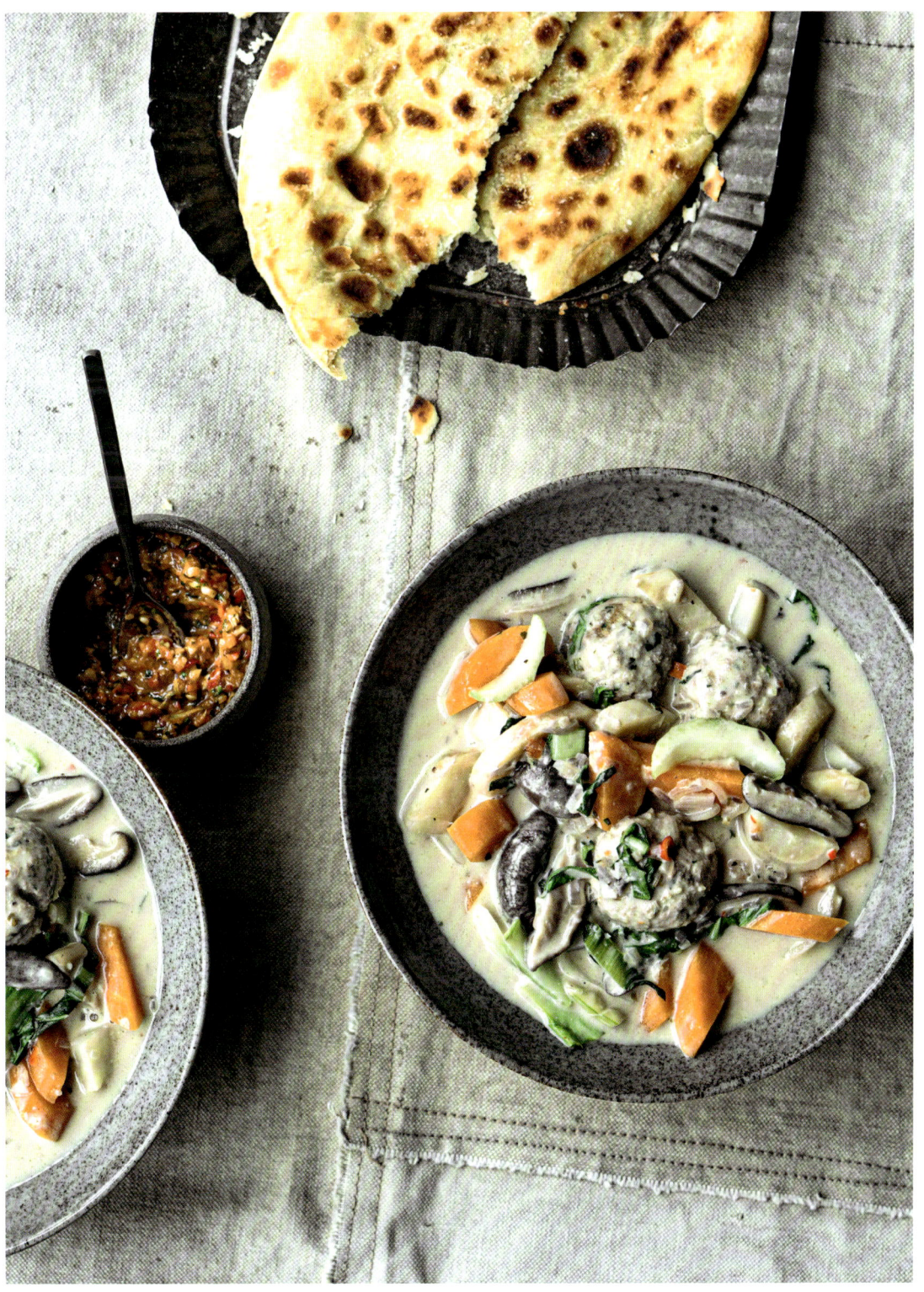

Ofenhähnchen mit Spitzkohl-Pilz-Bouillon

Für 4 Personen

**36 g EW, 21 g F,
30 g KH, 12 g BST**

Pro Portion ca. 460 kcal

ZUTATEN

**1 doppeltes Hähnchenbrustfilet
(am Knochen; ca. 500 g)
Salz
1 Spitzkohl (ca. 1 kg)
500 g Shiitakepilze
1–2 rote Zwiebeln
1–2 Knoblauchzehen
1 EL Sesamöl
1 gehackte rote Chilischote
½ l Gemüsebrühe
100 ml mild gesalzene Sojasauce
1 Bund Koriandergrün
2 EL geröstete Sesamsamen
abgeriebene Schale und Saft
von 1 Bio-Limette
Pfeffer aus der Mühle
1–2 TL flüssiger Honig**

1 Den Backofen auf 160 °C vorheizen. Ein Backblech mit Backpapier belegen. Das Hähnchenfleisch waschen, trocken tupfen und rundum mit Salz würzen. Auf das Blech legen und im Ofen auf der mittleren Schiene 30 bis 40 Minuten goldbraun garen.

2 Inzwischen vom Kohl die äußeren Blätter entfernen, den Kohl halbieren, den harten Strunk entfernen und die Hälften in Streifen schneiden. Die Pilze putzen, falls nötig, trocken abreiben und die Stiele entfernen. Die Pilze in Stücke schneiden. Zwiebeln und Knoblauch schälen und fein würfeln.

3 Zwiebeln und Knoblauch in einem großen Topf im Öl bei mittlerer Hitze andünsten. Den Spitzkohl dazugeben und kurz mitdünsten. Pilze und Chilischote hinzufügen, Brühe und Sojasauce dazugießen. Alles aufkochen und bei mittlerer Hitze 3 bis 5 Minuten köcheln lassen.

4 Inzwischen das Koriandergrün waschen, trocken schütteln und samt Stielen fein hacken. Dann auf einem flachen Teller mit Sesamsamen und Limettenschale mischen. Das Hähnchen aus dem Ofen nehmen und kurz abkühlen lassen. Das Fleisch vom Knochen lösen, leicht mit Pfeffer würzen und im Sesam-Koriander-Mix wälzen, dann in Tranchen schneiden.

5 Zum Servieren die Bouillon mit Limettensaft, Honig, Pfeffer und nach Belieben mehr Sojasauce abschmecken. Auf tiefe Teller verteilen und die Hähnchentranchen daraufsetzen. Mit dem restlichen Sesam-Koriander-Mix bestreuen und nach Belieben mit etwas geröstetem Sesamöl beträufeln.

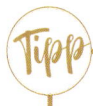

Tipp

Anstelle von Hähnchenbrustfilet kannst du auch für jeden 1 weich gekochtes Ei in die Bouillon geben.

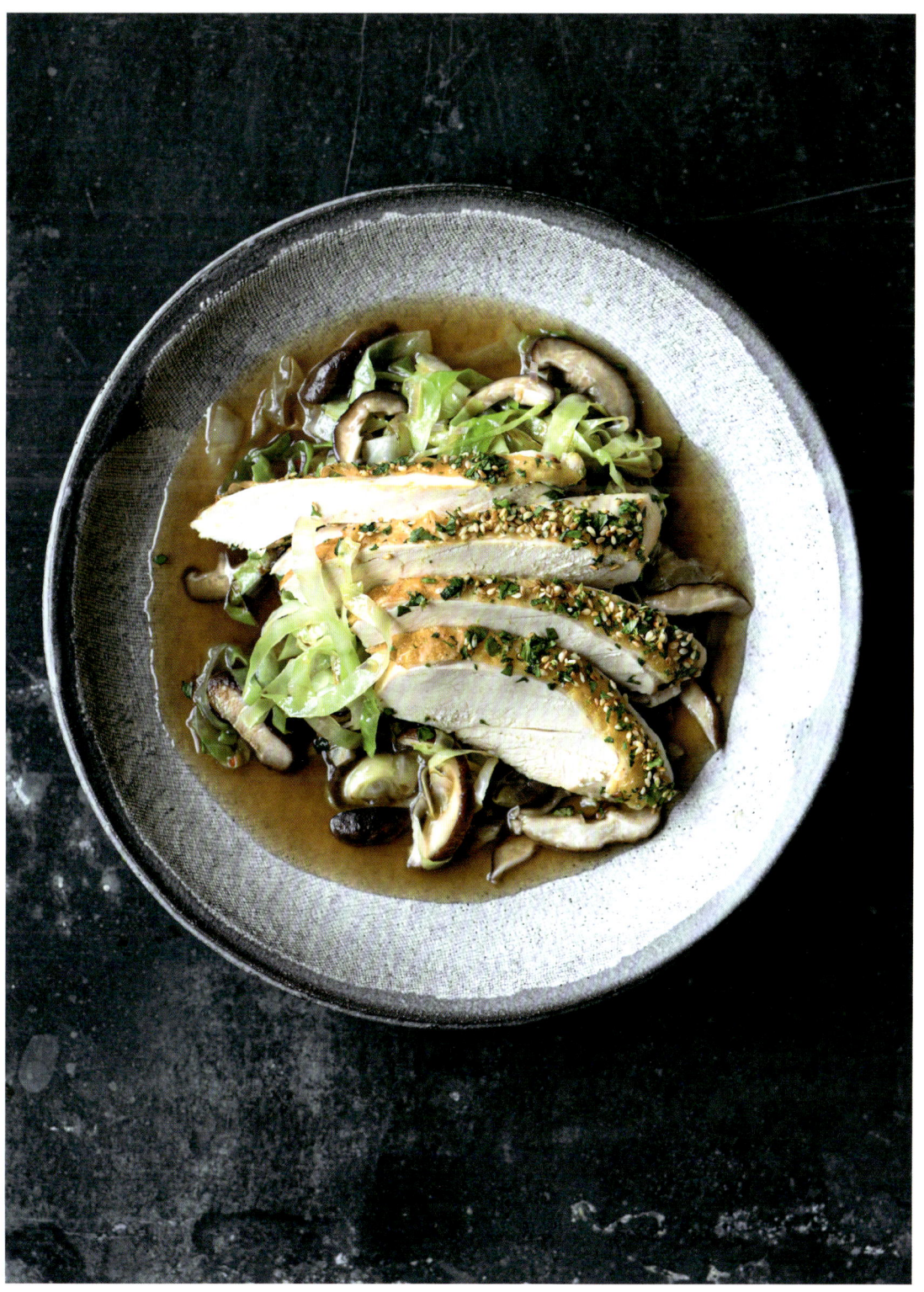

Wildbuletten mit Kohlrabi und Meerrettichöl

   /

Für 4 Personen

36 g EW, 47 g F,
41 g KH, 5 g BST

Pro Portion ca. 775 kcal

ZUTATEN

Für das Meerrettichöl:
2 EL frisch geriebener Meerrettich
4 EL kalt gepresstes Rapsöl
1 EL gehackte Petersilie
Salz, Pfeffer aus der Mühle

Für den Stampf:
800 g festkochende Kartoffeln
(z. B. Linda)
Salz
6 EL Olivenöl
Pfeffer aus der Mühle

Für die Buletten:
2 Schalotten
1–2 Knoblauchzehen
3 EL Olivenöl
2 gegarte mehligkochende
Pellkartoffeln (vom Vortag; 150–180 g)
500 g Wildhackfleisch
(ersatzweise Rinderhackfleisch)
1 Ei (Größe M)
2 EL mittelscharfer Senf
1 TL edelsüßes Paprikapulver
2 EL gehackte Petersilie
Salz, Pfeffer aus der Mühle

Für den Kohlrabi:
3–4 Kohlrabi (mit Grün)
1–2 EL Olivenöl
1–2 TL Ahornsirup
1 Spritzer Zitronensaft
Salz, Pfeffer aus der Mühle

1 Für das Meerrettichöl Meerrettich, Öl und Petersilie in einer kleinen Schüssel mischen, salzen und pfeffern. Abgedeckt beiseitestellen und ziehen lassen. Für den Stampf die Kartoffeln gründlich waschen, in Salzwasser aufkochen und etwa 20 Minuten weich garen.

2 Inzwischen für die Buletten die Schalotten und den Knoblauch schälen, in feine Würfel schneiden und in einer Pfanne in 1 EL Öl bei schwacher Hitze andünsten. Vom Herd ziehen. Die Kartoffeln pellen und durch die Kartoffelpresse drücken. Hackfleisch, Ei, Senf, Paprikapulver, Petersilie und Schalotten-Mix dazugeben und alles verkneten. Mit Salz und Pfeffer würzen. Aus der Hackmasse 8 Portionen abstechen und jede Portion mit den Händen zu einer flachen Bulette formen.

3 Vom Kohlrabi das zarte Blattgrün abtrennen, waschen und fein hacken. Die Kohlrabiknollen mundgerecht würfeln und in einer Pfanne im Öl bei mittlerer Hitze andünsten. Mit Ahornsirup, Zitronensaft, Salz und Pfeffer würzen und das Kohlrabigrün unterheben.

4 Die Buletten in einer Pfanne im restlichen Öl bei mittlerer Hitze auf jeder Seite etwa 5 Minuten braten. Herausnehmen und auf Küchenpapier abtropfen lassen. Die Kartoffeln abgießen und kurz ausdampfen lassen, noch heiß pellen. Im Topf mit einer Gabel grob zerdrücken, dabei das Öl untermischen und den Stampf salzen und pfeffern.

5 Zum Servieren Buletten mit Kartoffelstampf und Kohlrabi auf Tellern anrichten und mit dem Meerrettichöl beträufeln.

Die Buletten kannst du nach dem Anbraten auch noch so lange im Backofen (ca. 80 °C) ziehen lassen, bis der Rest des Gerichts fertig ist.

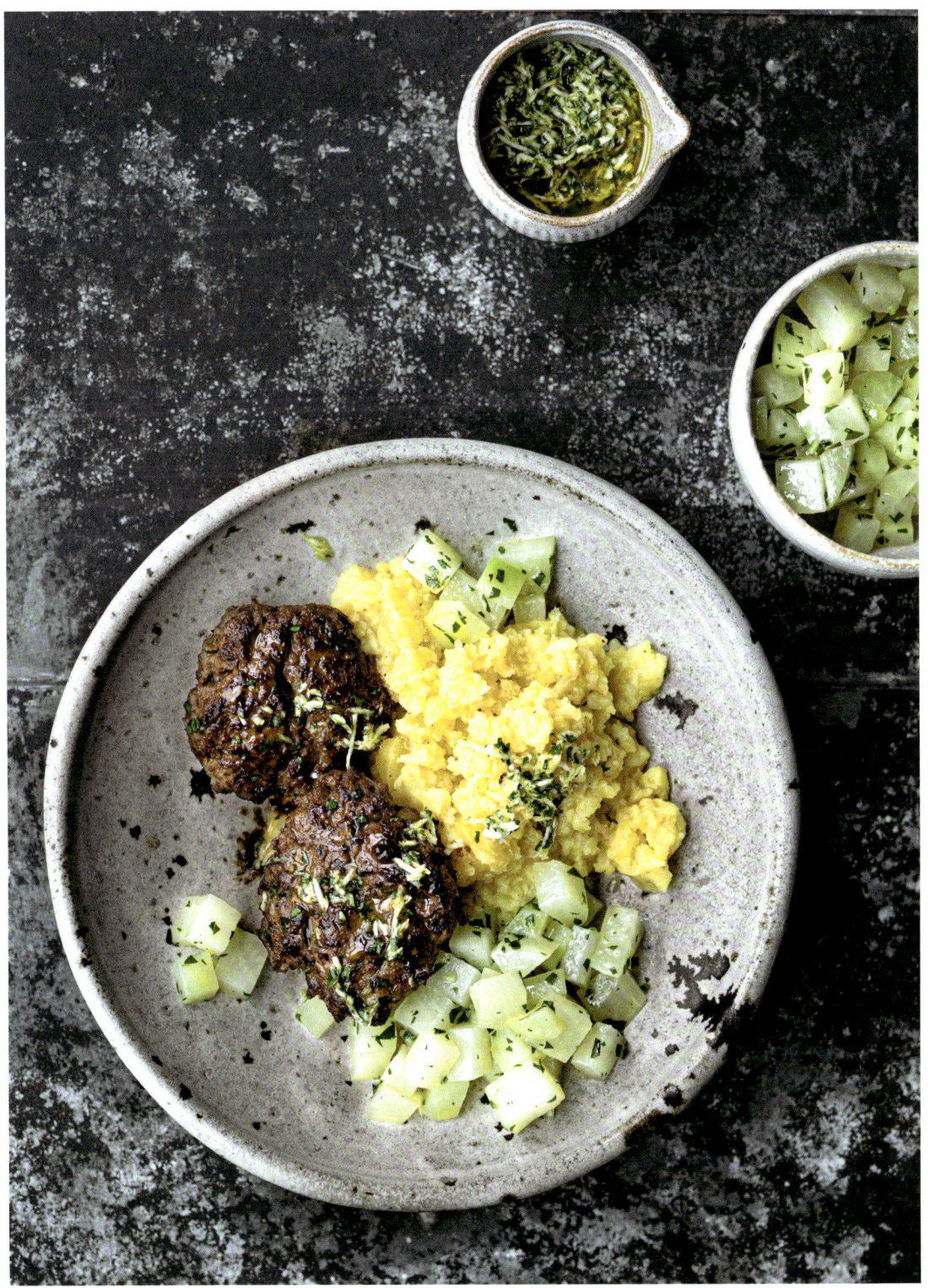

Blumenkohlcurry mit Zander

  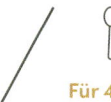

Für 4 Personen

39 g EW, 21 g F,
54 g KH, 8 g BST

Pro Portion ca. 580 kcal

ZUTATEN

**200 g schwarzer oder roter
Camargue-Reis**
2 walnussgroße Stücke Ingwer
1 Sternanis
Salz
600 g Zanderfilet (ohne Gräten)
1 Blumenkohl
2 rote Zwiebeln
1–2 Knoblauchzehen
1 Bund Frühlingszwiebeln
2 TL natives Kokosöl
**2 EL rote Currypaste
(siehe Seite 94)**
200 ml Kokosmilch
200 ml Gemüsebrühe
Saft von 1–2 Limetten
1 EL flüssiger Honig
**je 1 Spritzer mild gesalzene Sojasauce
und geröstetes Sesamöl**
½ Bund gehacktes Koriandergrün
1 EL geröstete helle Sesamsamen

1 Den Reis mit 1 geschälten Ingwerstück und dem Sternanis in einen Topf geben. Die dreifache Menge leicht gesalzenes Wasser dazugießen, den Reis aufkochen und mit geschlossenem Deckel bei schwacher Hitze etwa 35 Minuten weich garen.

2 Inzwischen den Fisch waschen, trocken tupfen und grob würfeln. Den Blumenkohl putzen, waschen und in Röschen teilen. Das holzige Ende des Strunks entfernen, den übrigen Strunk in kleine Würfel schneiden. Zwiebeln, Knoblauch und übrigen Ingwer schälen und fein würfeln. Die Frühlingszwiebeln putzen, waschen und den weißen bis hellgrünen Teil sowie den dunkelgrünen Teil getrennt in dünne Ringe schneiden.

3 Den Blumenkohl in einer Pfanne im Öl bei mittlerer Hitze rundum anrösten, leicht salzen. Herausnehmen und beiseitestellen. Zwiebeln, Knoblauch und Ingwer in der Pfanne andünsten. Die Currypaste und die weißen bis hellgrünen Frühlingszwiebelringe kurz mitgaren. Mit Kokosmilch und Brühe ablöschen. Den Blumenkohl wieder hinzufügen und alles aufkochen, mit zwei Dritteln des Limettensafts, ½ EL Honig und Salz würzen. Zuletzt die Fischwürfel dazugeben und im Curry bei schwacher Hitze 2 bis 3 Minuten gar ziehen lassen.

4 Währenddessen für das Topping Sojasauce, Sesamöl und 1 Spritzer Limettensaft mit dem übrigen Honig verquirlen. Frühlingszwiebel- und Koriandergrün sowie Sesam untermischen. Zum Servieren das Curry mit Salz abschmecken und auf den Schalen verteilen. Mit dem Frühlingszwiebel-Koriander-Mix toppen und den Reis separat dazu reichen.

Beim Garen von rotem oder schwarzem Reis benötigt man mehr Wasser als bei anderen Sorten. Daher immer mal wieder einen Blick in den Topf riskieren und, falls nötig, noch etwas Wasser nachgießen.

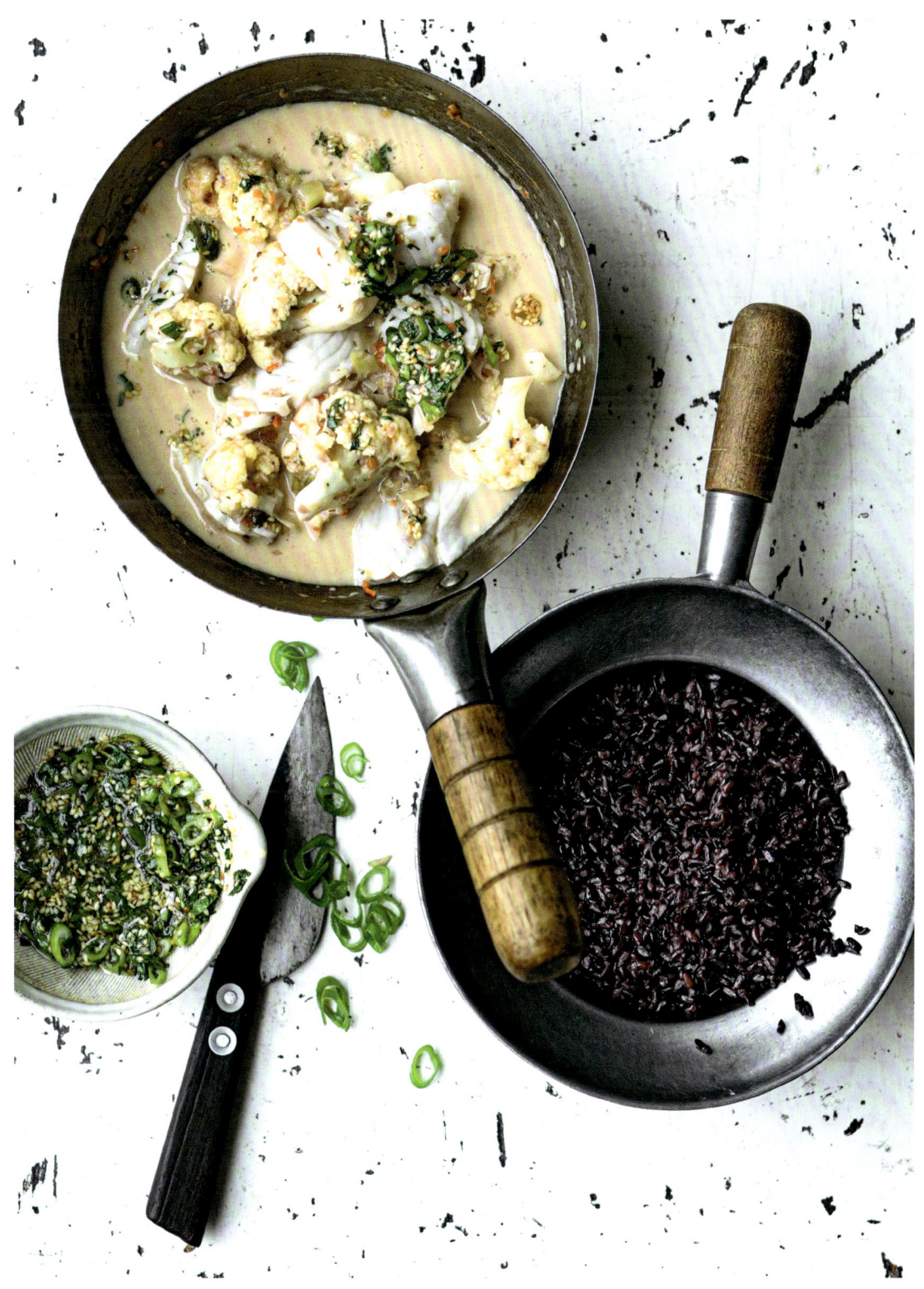

Forelle mit Sellerie-Birnen-Stampf

    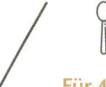

Für 4 Personen

35 g EW, 20 g F,
26 g KH, 15 g BST
Pro Portion ca. 450 kcal

ZUTATEN

Für den Stampf:
2 kleine Knollensellerie (à ca. 750 g)
2 fruchtige, nicht zu süße Birnen
Salz
3–4 EL saure Sahne
(ersatzweise Butter oder Öl)
1–2 TL Ahornsirup
(je nach Süße der Birnen)
1 Spritzer Zitronensaft
Pfeffer aus der Mühle

Für die Forelle:
600 g Forellenfilet (ohne Gräten)
1 Knoblauchzehe
3 EL Olivenöl
abgeriebene Schale und
Saft von 1 Bio-Zitrone
Salz, Pfeffer aus der Mühle

Für die Salsa:
½ Stange Staudensellerie
2–3 Radieschen
1 fruchtige Birne
5 Stiele Basilikum
1–2 EL Olivenöl
1–2 TL Ahornsirup
1 Spritzer Zitronensaft
Salz, Pfeffer aus der Mühle

1 Für den Stampf Sellerie und Birnen putzen bzw. waschen, schälen und separat grob würfeln, dabei die Birnen entkernen. Den Sellerie in Salzwasser bei mittlerer Hitze etwa 20 Minuten weich garen. Dabei nach etwa 10 Minuten Garzeit die Birnen dazugeben und mitgaren. Danach beides in ein Sieb abgießen und abtropfen lassen.

2 Inzwischen für die Forelle den Backofen auf 120 °C vorheizen. Den Fisch waschen und trocken tupfen. Für die Marinade den Knoblauch schälen und fein würfeln, mit Öl, Zitronenschale und -saft, je 1 Prise Salz und Pfeffer verquirlen. Die Filets darin wenden und nebeneinander in eine ofenfeste Form legen. Mit der übrigen Marinade beträufeln und im Ofen auf der mittleren Schiene je nach Dicke der Filets 7 bis 12 Minuten garen.

3 Währenddessen für die Salsa Sellerie und Radieschen putzen und waschen, den Sellerie entfädeln, beides fein würfeln. Die Birne waschen, vierteln, entkernen und fein würfeln. Das Basilikum waschen, trocken schütteln und die Blätter in kleine Stücke zupfen. Öl, Ahornsirup und Zitronensaft verquirlen und Sellerie, Radieschen, Birne und Basilikum untermischen, die Salsa mit Salz und Pfeffer würzen.

4 Für den Stampf gegarten Sellerie und Birnen in einem sauberen Küchentuch gut ausdrücken, zurück in den Topf geben und mit einer Gabel grob zerdrücken. Die saure Sahne untermischen und den Stampf mit Ahornsirup, Zitronensaft, Salz und Pfeffer würzen.

5 Zum Servieren die Forelle aus dem Ofen nehmen und in Stücke zupfen. Auf jeden Teller 1 Klecks Stampf geben, etwas Forelle daraufsetzen und mit der übrigen Marinade aus der Form beträufeln. Nach Belieben mit Basilikumblättern garnieren. Die Salsa dazu reichen.

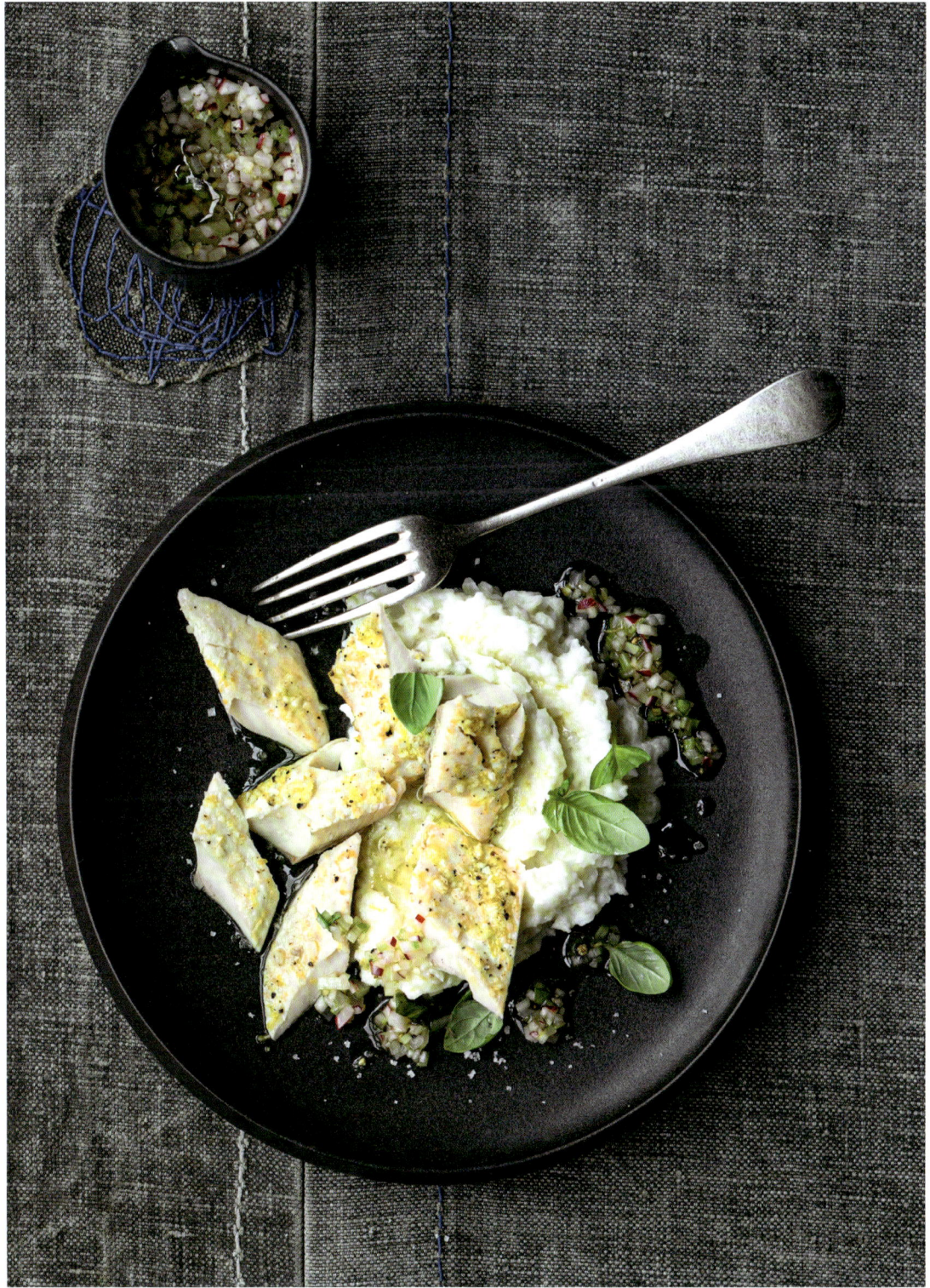

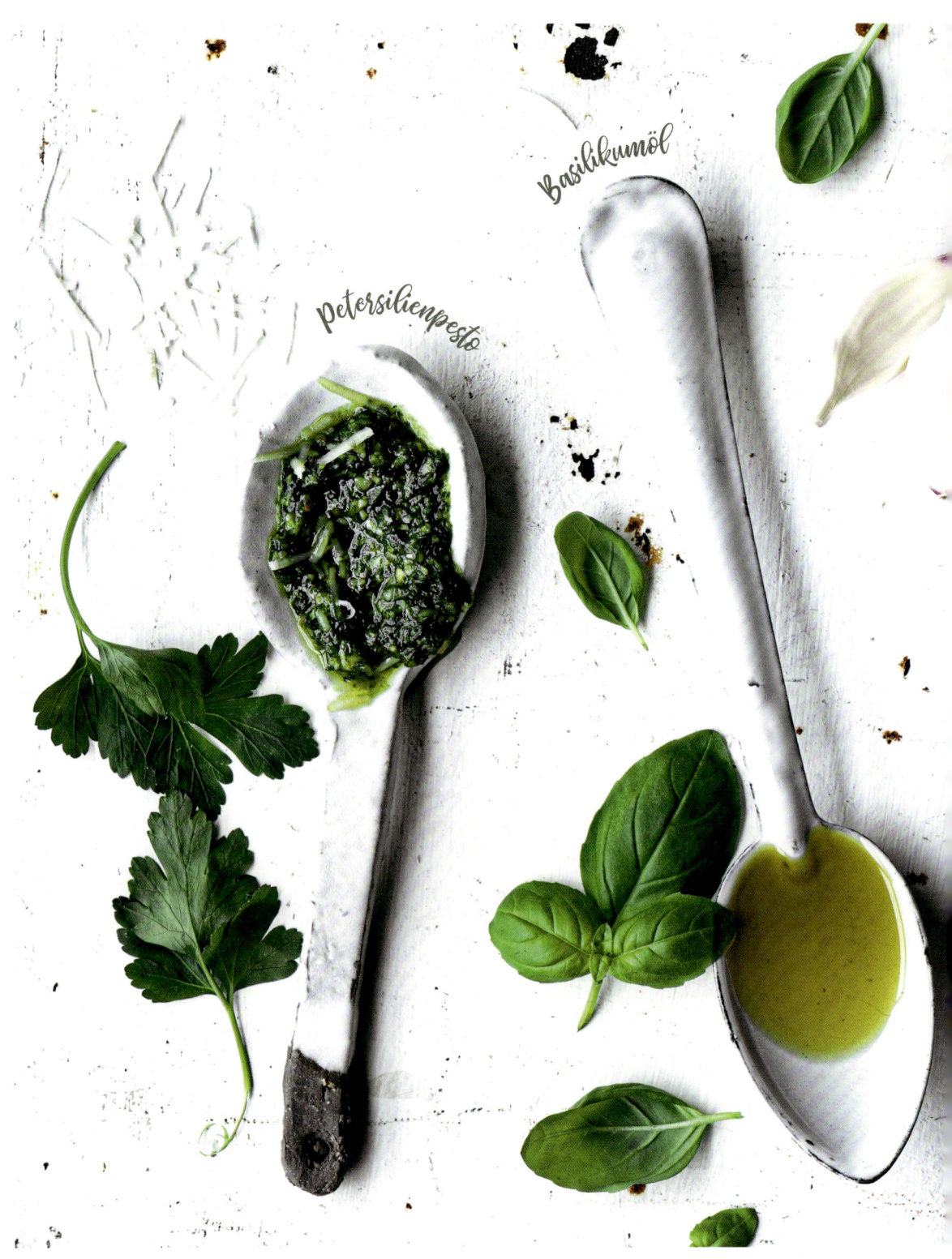

Basilikumöl

Petersilienpesto

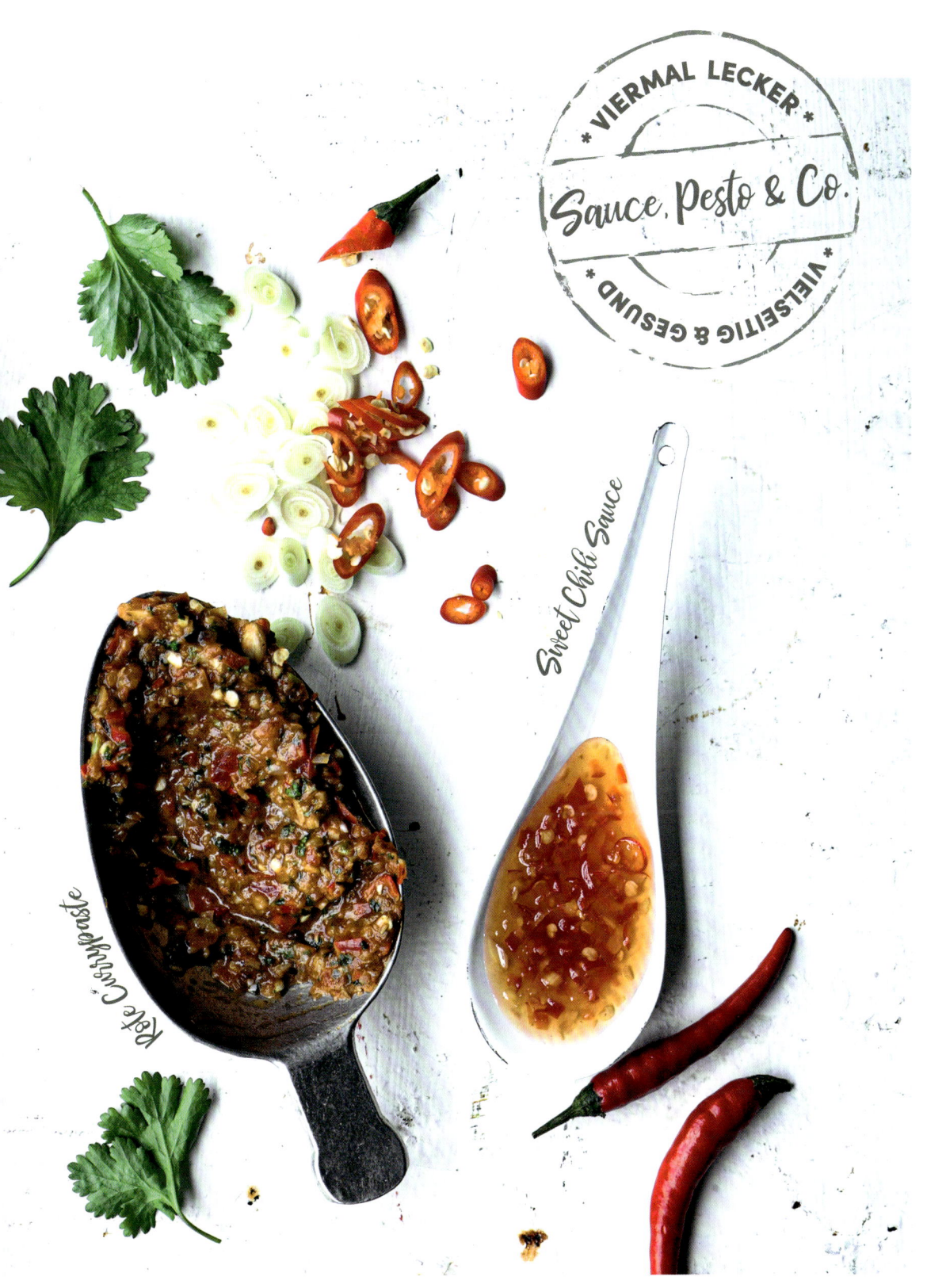

Sweet Chili Sauce

Pâte Cassykhaste

Petersilienpesto

Für 1 Glas
(ca. 400 g)

1 g EW, 10 g F, 1 g KH, 0 g BST
Pro EL (20 g) ca. 100 kcal

ZUTATEN

1 großes oder 2 kleine Bund Petersilie
Salz
150 ml Olivenöl
1–2 Knoblauchzehen
4 EL Cashewkerne
40 g geriebener Pecorino
(ersatzweise Parmesan)
Pfeffer aus der Mühle

Die Petersilie waschen, gründlich trocken tupfen und grob hacken. Die Petersilie mit 1 TL Salz und dem Olivenöl im Standmixer fein pürieren. (Das Salz wird schon zu Beginn des Mixens untergerührt, damit das Pesto schön grün bliebt.) Nicht länger mixen als nötig, damit das Öl nicht bitter wird. Den Knoblauch schälen, Cashewkerne und Pecorino dazugeben und untermixen. Das Petersilienpesto mit Pfeffer und nach Belieben Salz abschmecken. Es ist im Kühlschrank abgedeckt 3 bis 4 Tage haltbar und passt zu Pasta sowie gegrilltem Fleisch.

Rote Currypaste

Für 2 Gläser
(à ca. 250 g)

0 g EW, 2 g F, 2 g KH, 0 g BST
Pro EL (20 g) ca. 30 kcal

ZUTATEN

1 rote Paprikaschote
10 frische rote Chilischoten
2 Schalotten
2 Knoblauchzehen
50 g Ingwer
2 Stiele Zitronengras
1 Bund Koriandergrün
2 TL Kreuzkümmelsamen
2 TL Korianderkörner
6 EL Sesamöl
2–3 TL Ahornsirup
abgeriebene Schale und
Saft von 1 Bio-Zitrone
1 TL edelsüßes Paprikapulver
Salz

Paprika und Chilis längs halbieren, putzen, waschen und in kleine Würfel schneiden. Schalotten, Knoblauch und Ingwer schälen und fein würfeln. Vom Zitronengras die welken Außenblätter und jeweils die obere trockene Hälfte entfernen, die unteren Hälften in Ringe schneiden. Koriandergrün waschen, trocken schütteln und samt Stielen fein hacken. Kreuzkümmel und Korianderkörner in einer Pfanne ohne Fett kurz rösten. Herausnehmen und abkühlen lassen. Das Zitronengras im Mörser zerdrücken, Kreuzkümmel und Korianderkörner dazugeben und zermahlen. Paprika, Chilis, Schalotten, Knoblauch, Ingwer, Koriandergrün, Sesamöl, Sirup, Zitronenschale und -saft, Paprikapulver und 3 TL Salz hinzufügen und alles zu einer groben Paste zermahlen. (Übrigens: Man kann die Paste auch in einem leistungssarten Mixer zubereiten. Dann sollte man aber statt der ganzen Gewürze Kreuzkümmel- und Korianderpulver verwenden.) Die Currypaste in einem Glas gut verschlossen im Kühlschrank aufbewahren. Sie hält sich mehrere Wochen.

Sweet Chili Sauce

Für 1 Glas
(ca. 400 ml)

0 g EW, 0 g F, 5 g KH, 0 g BST
Pro EL (20 g) ca. 25 kcal

ZUTATEN

½ l Reisessig
100 g flüssiger Honig
1 rote Paprikaschote
75 g frische rote Chilischoten
2 Schalotten
6 Knoblauchzehen
30 g Ingwer
etwas Speisestärke zum Binden
(nach Bedarf)
Salz

Essig und Honig in einem kleinen Topf aufkochen und offen bei mittlerer Hitze auf etwa ¼ l einkochen lassen. Inzwischen Paprika längs halbieren, putzen, waschen und klein würfeln. Chilis längs halbieren, putzen, waschen und ebenfalls klein würfeln. Schalotten, Knoblauch und Ingwer schälen und fein würfeln. Paprika, Chilis, Schalotten, Knoblauch und Ingwer zur Essig-Honig-Reduktion geben und etwa 10 Minuten mitgaren. Ist die Sauce zu flüssig, etwas Speisestärke mit wenig kaltem Wasser glatt rühren und die Sauce damit binden. Mit Salz leicht abschmecken. Die Sauce in ein sterilisiertes Schraubglas füllen und kühl aufbewahren.

Tipp

Das in Chilischoten enthaltene Capsaicin wirkt antientzündlich, schmerzlindernd und pusht unser Immunsystem. Auch gut: Es gilt als Appetitzügler.

Basilikumöl

Für 1 Flasche
(ca. 200 ml)

0 g EW, 20 g F, 0 g KH, 0 g BST
Pro EL (20 ml) ca. 180 kcal

ZUTATEN

1 Bund Basilikum
200 ml Olivenöl
Salz

Das Basilikum waschen, sorgfältig trocken schütteln, die Blätter abzupfen und grob hacken. Das Öl in einem kleinen Topf leicht erwärmen. Basilikum und warmes Olivenöl mit ½ TL Salz im Standmixer fein pürieren (wer mag, presst zum Aromatisieren noch 1 geschälte Knoblauchzehe dazu). Nicht zu lange mixen, da das Olivenöl sonst bitter werden kann. Ein feines Sieb mit einem Passiertuch auslegen und das Öl hindurchlaufen lassen. Das Öl in eine sterilisierte Flasche füllen und nach Belieben zum Aromatisieren verwenden. Es passt zum Beispiel wunderbar zum Ofenkürbis auf Seite 100. Unbedingt kühl aufbewahren!

Ofensellerie mit Haselnuss-Crunch

Für 4 Personen

6 g EW, 19 g F,
7 g KH, 12 g BST

Pro Portion ca. 250 kcal

ZUTATEN

Für den Sellerie:
2 kleine Knollensellerie (à ca. 750 g)
1–2 Knoblauchzehen
2–3 EL Olivenöl
2 EL veganer Apfel-Balsamessig
1 TL Harissa-Pulver
Salz

Außerdem:
2–3 EL Haselnusskerne
½ Bund Petersilie
3 Stiele Basilikum
5–6 Stiele Schnittlauch
2 EL Olivenöl
1 EL Haselnussöl
3 EL veganer Apfel-Balsamessig
Salz, Pfeffer aus der Mühle

1 Für den Sellerie die Knollen putzen und schälen oder sehr gründlich waschen. Die Knollen in 2 bis 3 cm dicke Scheiben schneiden. Den Knoblauch schälen, fein würfeln und mit Öl, Essig, Harissa und 1 Prise Salz verrühren. Die Selleriescheiben in einer flachen Form mit der Mischung rundum bestreichen und etwa 30 Minuten marinieren.

2 Den Backofen auf 160 °C vorheizen. Ein Backblech mit Backpapier belegen. Die Selleriescheiben auf dem Blech verteilen, mit der übrigen Marinade bestreichen und im Ofen auf der mittleren Schiene 20 bis 30 Minuten garen.

3 Währenddessen für den Crunch die Haselnusskerne in einer kleinen ofenfesten Form verteilen und 3 bis 5 Minuten im Backofen mitrösten. Dann herausnehmen, kurz abkühlen lassen und grob hacken.

4 Für die Vinaigrette Petersilie, Basilikum und Schnittlauch waschen und trocken schütteln. Petersilien- und Basilikumblätter abzupfen und fein hacken, den Schnittlauch in feine Röllchen schneiden. Olivenöl, Haselnussöl und Essig mit je 1 Prise Salz und Pfeffer verquirlen, die Kräuter unterheben.

5 Zum Servieren den gegarten Sellerie aus dem Ofen nehmen und nach Belieben mit etwas Salz nachwürzen. Die Selleriescheiben auf Tellern anrichten, mit der Vinaigrette beträufeln und mit dem Haselnuss-Crunch bestreuen.

Tipp

Ergänzt durch geschmorten Staudensellerie wird ein schönes Sellerie-Zweierlei aus dem Rezept. Für Flexitarier ist der Sellerie eine tolle Beilage zu Wild.

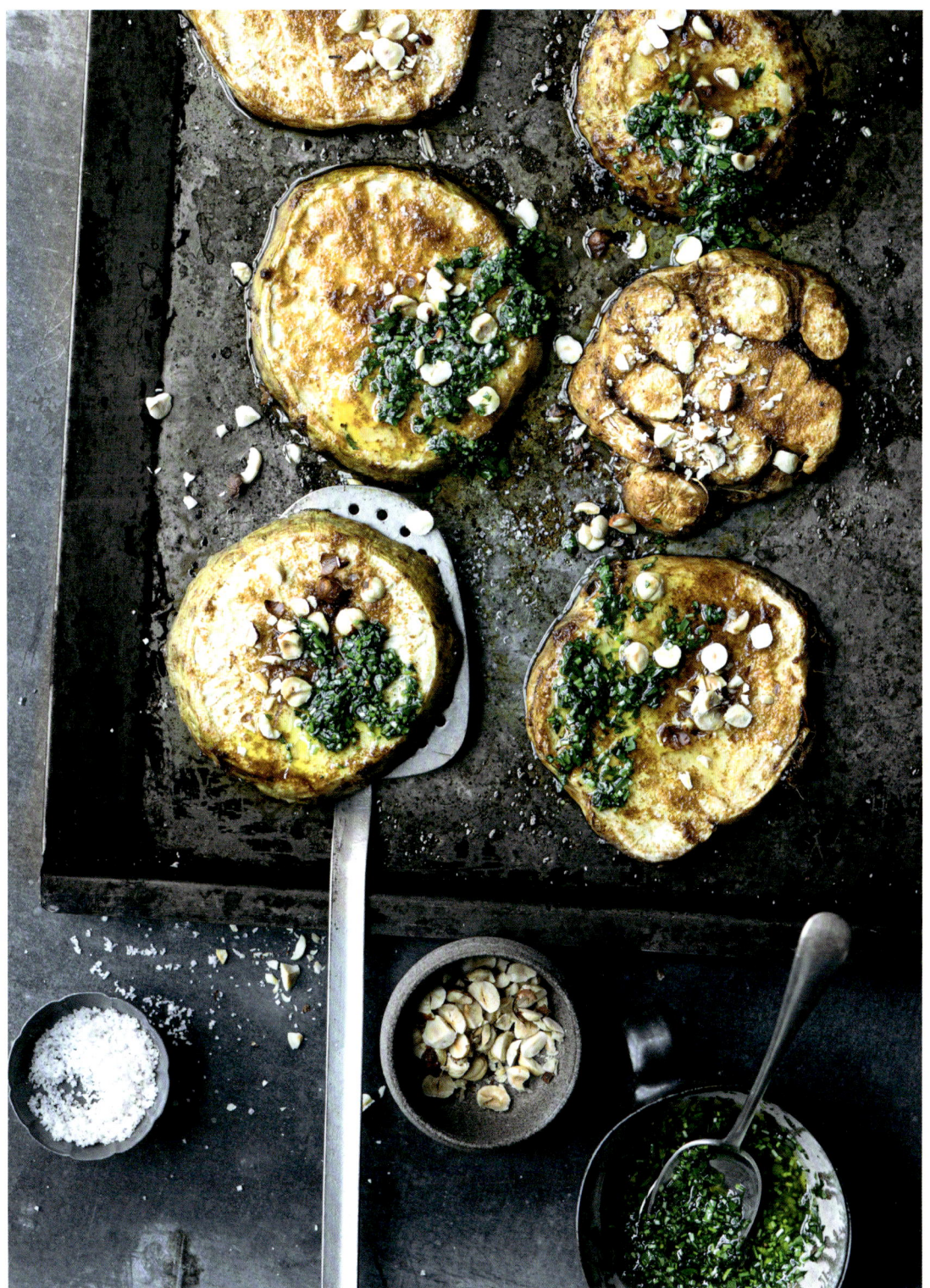

Pfannenpizza mit Spargel und Ziegenkäse

Für 6 Personen

22 g EW, 28 g F,
83 g KH, 8 g BST

Pro Portion ca. 690 kcal

ZUTATEN

Für die Pfannenpizza:
500 g Dinkelmehl (Type 630)
1½–2 TL Weinsteinbackpulver
450 g Naturjoghurt
3 EL Olivenöl
Salz
Mehl für die Arbeitsfläche
Olivenöl zum Ausbacken

Für den Sugo:
6 Strauchtomaten
75 g getr. Tomaten (in Öl)
1 Knoblauchzehe
75 ml passierte Tomaten
(aus dem Glas)
2–3 TL flüssiger Honig
2–3 EL Olivenöl
Salz, Pfeffer aus der Mühle

Für den Belag:
1 Bund grüner Spargel (500 g)
1 Bund weißer Spargel (500 g)
1–2 EL Olivenöl
Salz
1 Knoblauchzehe
3 TL flüssiger Honig
2 Spritzer Zitronensaft
Pfeffer aus der Mühle
200 g Cocktailtomaten
200 g Ziegenfrischkäse
6 Stiele Basilikum
1–2 EL Basilikumöl (siehe Seite 95)

1 Für den Teig Mehl, Backpulver, Joghurt, Öl und 1½ TL Salz mischen und alles zu einem leicht zähen Teig verkneten. Abgedeckt etwa 15 Minuten ruhen lassen.

2 Inzwischen für den Sugo Tomaten waschen und würfeln, dabei die Stielansätze entfernen. Trockentomaten abtropfen lassen, Knoblauch schälen, beides fein würfeln. Alles mit passierten Tomaten, Honig und Öl mischen, salzen und pfeffern.

3 Den Teig je nach Pfannengröße in 6 Portionen teilen und jede Portion auf der leicht bemehlten Arbeitsfläche zu einem Fladen in Pfannengröße ausrollen. Die Fladen in der Pfanne in je 1 TL Öl nacheinander bei mittlerer Hitze auf jeder Seite goldbraun backen. Herausnehmen und auf einem Kuchengitter abkühlen lassen. Den Backofen auf 200 °C vorheizen.

4 Für den Belag den Spargel waschen, den weißen komplett, den grünen nur im unteren Drittel schälen. Holzige Enden abschneiden. Den Spargel mit Öl und Salz mischen und mit dem angedrückten Knoblauch in einer Grillpfanne rundum kurz anbraten. Mit 1 TL Honig, 1 Spritzer Zitronensaft, Salz und Pfeffer würzen, Knoblauch wieder entfernen. Cocktailtomaten waschen und halbieren.

5 Zwei Backbleche mit Backpapier belegen und die Pfannenpizzen daraufsetzen. Mit Sugo bestreichen, den Spargel und die Cocktailtomaten darauf verteilen und den Ziegenkäse grob darüberbröseln. Die Pizzen im Ofen auf den mittleren Schienen etwa 2 Minuten überbacken.

6 Zum Servieren das Basilikum waschen, trocken schütteln und die Blätter klein zupfen. Basilikumöl mit übrigem Honig, restlichem Zitronensaft sowie je 1 Prise Salz und Pfeffer verquirlen. Die Pizzen aus dem Ofen nehmen und mit Basilikum und Zitronen-Basilikum-Öl garnieren.

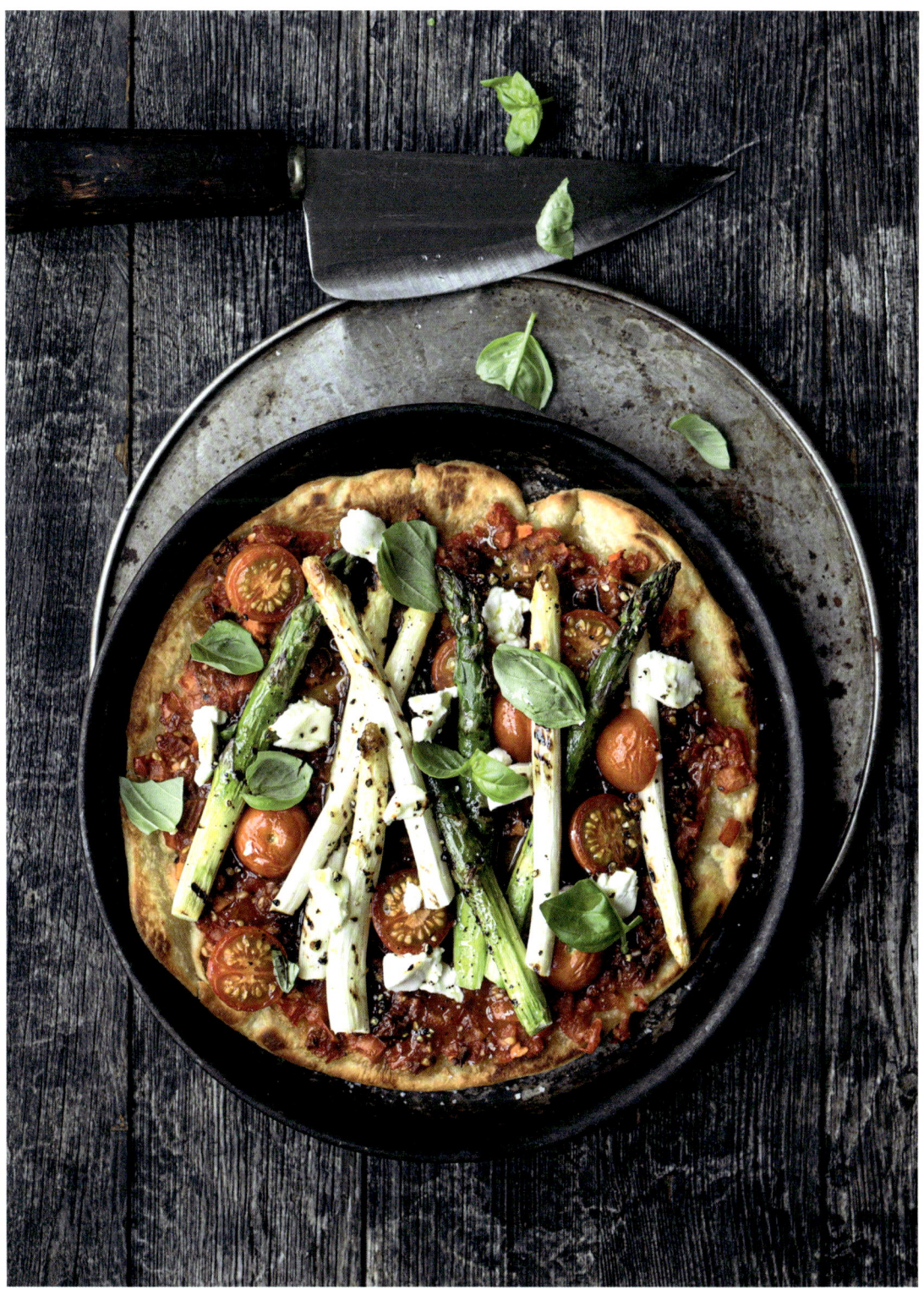

Ofenkürbis mit Maronen und Feta

Für 4 Personen

16 g EW, 32 g F,
41 g KH, 15 g BST

Pro Portion ca. 555 kcal

ZUTATEN

2 Hokkaidokürbisse (à ca. 1 kg)
1–2 Knoblauchzehen
4–6 EL Olivenöl
abgeriebene Schale und Saft von
je ½ Bio-Orange und -Zitrone
2 EL Ahornsirup
½ TL edelsüßes Paprikapulver
½ TL gemahlener Kreuzkümmel
Salz
100 g Maronen
(vorgegart und vakuumiert)
4 Strauchtomaten
Pfeffer aus der Mühle
200 g Feta (Schafskäse)
2 EL gerösteter Mandelgrieß
(gemahlene Mandeln)
2 EL Basilikumöl (siehe Seite 95)
einige Basilikumblätter zum
Garnieren

1 Den Backofen auf 160 °C vorheizen. Ein Backblech mit Backpapier belegen.

2 Die Kürbisse waschen, halbieren, entkernen und in dünne Spalten schneiden. Den Knoblauch schälen und in fein Würfel schneiden. Mit 2 EL Olivenöl, je 1 TL Orangen- und Zitronenschale, je 2 TL Orangen- und Zitronensaft, 1 EL Ahornsirup, Paprikapulver, Kreuzkümmel und 1 Prise Salz verquirlen und die Kürbisscheiben damit marinieren. Den Kürbis auf dem Blech verteilen und im Ofen auf der mittleren Schiene etwa 20 Minuten garen.

3 Inzwischen die Maronen vorsichtig in grobe Stücke schneiden. Die Tomaten waschen und vierteln, dabei die Stielansätze entfernen. Die Tomatenviertel salzen und pfeffern und nach etwa 10 Minuten Garzeit zwischen den Kürbisspalten auf dem Blech verteilen. Nach weiteren 5 Minuten den Feta über die Tomaten bröseln, die Maronen darüberstreuen und alles im Ofen noch 5 Minuten fertig garen.

4 Inzwischen restlichen Orangen- und Zitronensaft abmessen und mit derselben Menge Olivenöl, übrigem Ahornsirup sowie je 1 Prise Salz und Pfeffer verquirlen, den Mandelgrieß unterheben. Den Kürbis aus dem Ofen nehmen und leicht mit Pfeffer würzen.

5 Zum Servieren Kürbis, Tomaten und Maronen auf Tellern anrichten, mit dem Mandeldressing und dem Basilikumöl beträufeln und mit Basilikumblättern garnieren.

Tipp

Mir persönlich schmeckt zu Kürbis Ente sehr gut, zum Beispiel kleine Hackfleischbällchen aus Entenbrustfilets. Auch Garnelen passen toll zu diesem Gericht.

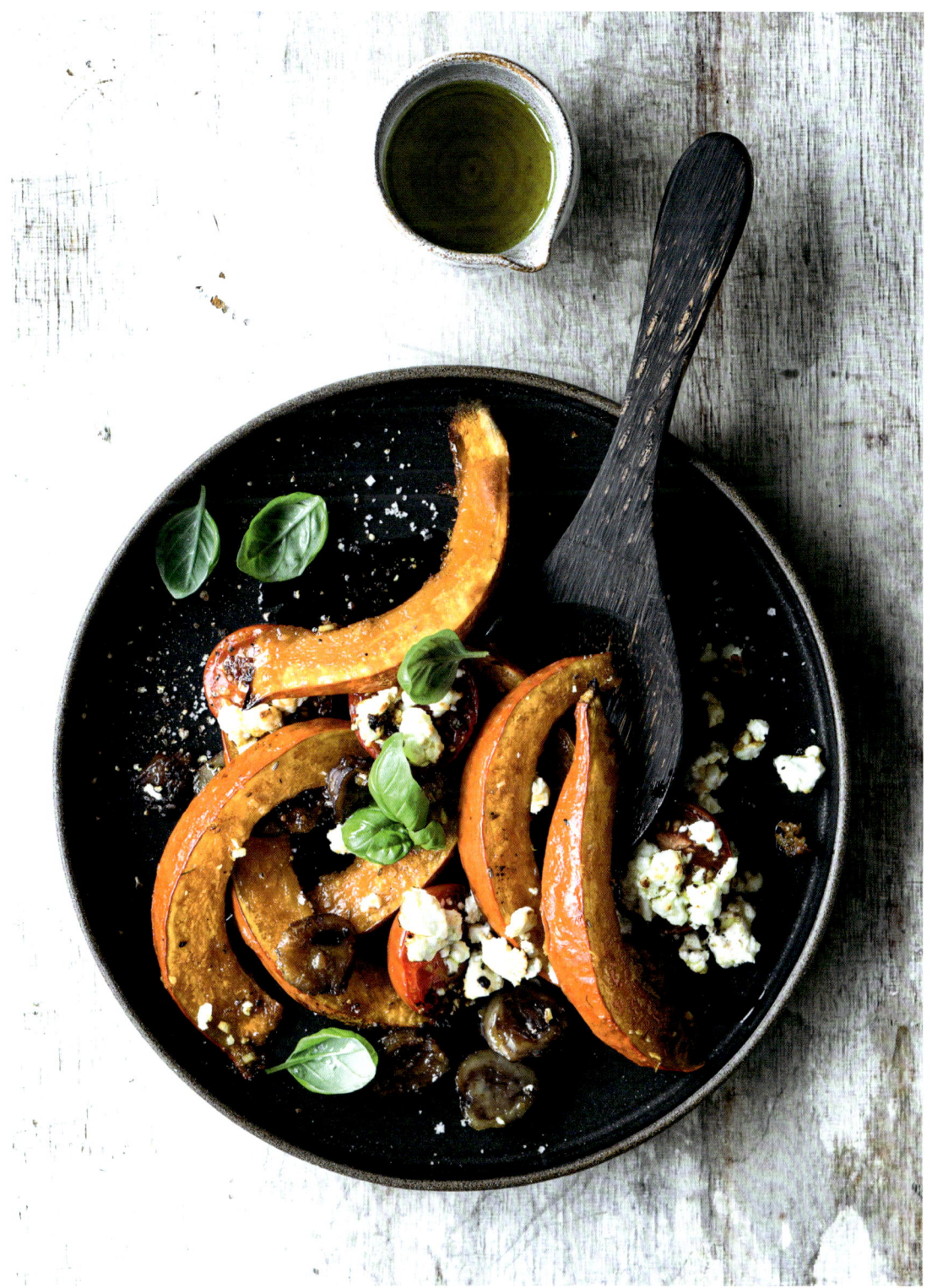

Asia-Brokkoli mit Tomaten vom Blech

Für 4 Personen

15 g EW, 22 g F,
20 g KH, 11 g BST
Pro Portion ca. 370 kcal

ZUTATEN

6 Strauchtomaten
2 Knoblauchzehen
abgeriebene Schale und
Saft von 1 Bio-Zitrone
Salz, Pfeffer aus der Mühle
3 EL Olivenöl
4 rote Zwiebeln
3 Brokkoli (à ca. 500 g)
1 walnussgroßes Stück Ingwer
4 EL Cashewkerne
1 rote Chilischote (in Ringen)
1 EL flüssiger Honig
4 EL mild gesalzene Sojasauce
4 EL Petersilienpesto (siehe Seite 94)
einige Koriandergrünblätter zum
Garnieren

1 Den Backofen auf 120 °C vorheizen. Ein Backblech mit Backpapier belegen. Die Tomaten waschen, horizontal halbieren und mit der Schnittfläche nach oben nebeneinander auf das Blech setzen. Den Knoblauch schälen und sehr fein würfeln, die Hälfte mit 1 Prise Zitronenschale, Salz und Pfeffer über die Tomaten streuen. Jede Tomatenhälfte mit 1 Tropfen Olivenöl beträufeln und im Ofen auf der mittleren Schiene 20 bis 30 Minuten garen. Dabei die Backofentür einen Spalt breit geöffnet lassen (dafür einen Holzlöffel in die Öffnung schieben), damit die Feuchtigkeit entweichen kann.

2 Währenddessen die Zwiebeln schälen, ohne den Wurzelansatz zu entfernen, und längs vierteln oder sechsteln. Brokkoli putzen, waschen und in Röschen teilen, dabei die Röschen samt längerem Stielansatz vom Strunk schneiden. Jeweils das holzige Ende des Strunks abschneiden, den Rest mundgerecht würfeln. Den Ingwer schälen und in sehr dünne Scheiben schneiden.

3 Die Cashewkerne in einer Pfanne ohne Fett hell rösten. Herausnehmen und abkühlen lassen. Die Zwiebeln in der Pfanne im übrigen Öl bei schwacher Hitze 3 bis 4 Minuten andünsten, sie sollen nicht zerfallen. Brokkoli dazugeben und bei mittlerer Hitze 2 bis 3 Minuten mitbraten. Übrigen Knoblauch und Ingwer etwa 1 Minute mitbraten. Chili, restliche Zitronenschale und Honig dazugeben, alles mit Sojasauce und Zitronensaft ablöschen.

4 Zum Servieren die Tomaten aus dem Ofen nehmen und mit dem Brokkoli auf Tellern anrichten, mit dem Pfannensud übergießen. Zuletzt alles mit Petersilienpesto beträufeln und mit Cashewkernen und Koriandergrün garnieren.

Tipp

Wer Zeit sparen will, kann die Tomaten auch 10 Minuten bei 160 °C im Ofen garen. Allerdings verlieren sie dann etwas ihre Struktur.

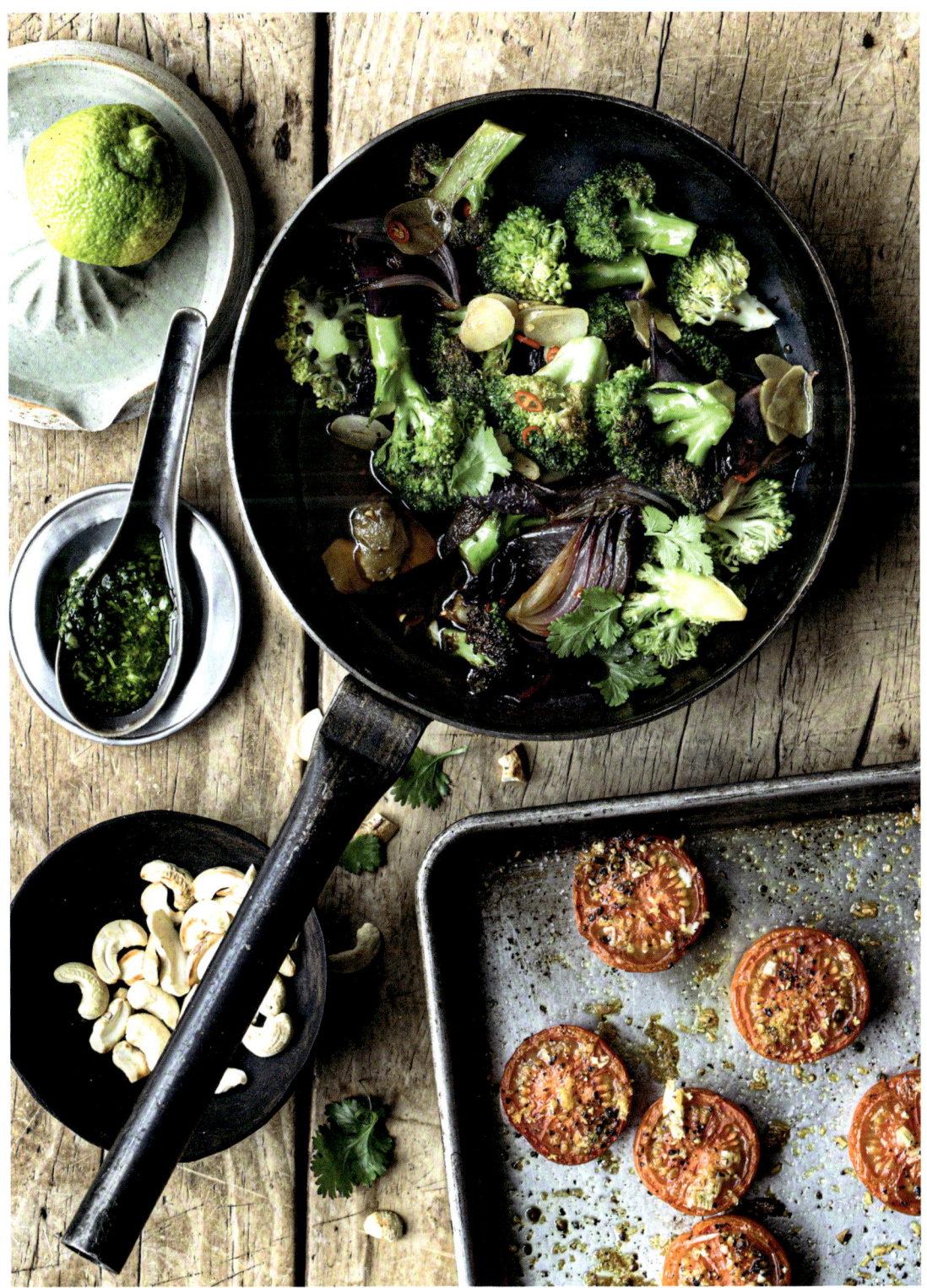

Blumenkohl-Couscous mit Hähnchenspießen

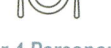
Für 4 Personen

41 g EW, 17 g F,
14 g KH, 6 g BST
Pro Portion ca. 390 kcal

ZUTATEN

Für den Couscous:
1 Blumenkohl (ca. 1 kg)
½ Granatapfel
1–2 rote Zwiebeln
1–2 Knoblauchzehen
1 daumendickes Stück Ingwer
1 kleines Bund Koriandergrün
1–2 TL fein gehackte Salzzitrone
(siehe Seite 119)
2 EL gehackte Haselnüsse
1–2 TL Ras el-Hanout
(tunes. Gewürzmischung)
Saft von 1 Zitrone
2–3 EL Olivenöl
2 TL flüssiger Honig
Salz, Pfeffer aus der Mühle

Für die Spieße:
600 g Hähnchenbrustfilet
2–3 junge Zweige Rosmarin
1–2 TL fein gehackte Salzzitrone
2–3 EL Olivenöl
Salz

Außerdem:
Schaschlikspieße aus Holz
oder Zitronengras (siehe Tipp)

1 Für den Couscous den Blumenkohl putzen, waschen und in Röschen teilen. Dann mit einem Messer fein hacken oder im Standmixer pulsierend zu couscousähnlichen Körnern zerkleinern. Die Granatapfelkerne zwischen den Häuten aus der Schale lösen. Zwiebeln, Knoblauch und Ingwer schälen und sehr fein würfeln. Das Koriandergrün waschen und trocken schütteln, einige Blätter zum Garnieren beiseitelegen, den Rest samt Stielen grob hacken.

2 Zwiebeln, Knoblauch, Ingwer, Koriandergrün, Salzzitrone, Haselnüsse, Ras el-Hanout und Zitronensaft mit dem Blumenkohl mischen. Granatapfelkerne, Öl und Honig dazugeben. Den Couscous salzen und pfeffern, dann kurz ziehen lassen.

3 Für die Spieße das Fleisch waschen, trocken tupfen und längs in Streifen schneiden. Die Hähnchenstreifen wie bei Saté-Spießen leicht wellenförmig auf die Spieße stecken. Den Rosmarin waschen, trocken schütteln und die Nadeln abzupfen. Rosmarinnadeln, Salzzitrone und Öl im Standmixer oder im Mörser fein zerkleinern. Die Hähnchenspieße nur leicht salzen (Achtung, die Salzzitronen liefern auch Salz!). Anschließend auf dem Grill bei schwacher Hitze oder in einer Grillpfanne rundum 3 bis 6 Minuten grillen.

4 Zum Servieren den Couscous nochmals gut mischen und abschmecken. Auf Teller verteilen und die Hähnchenspieße dazulegen. Alles mit dem Rosmarin-Zitronen-Öl beträufeln und mit dem beiseitegelegten Koriandergrün garnieren.

Tipp

Wenn du für das Gericht Holzspieße verwendest, solltest du diese vor der Zubereitung am besten etwa 30 Minuten in kaltes Wasser legen. Dann verbrennt das Holz beim Grillen nicht.

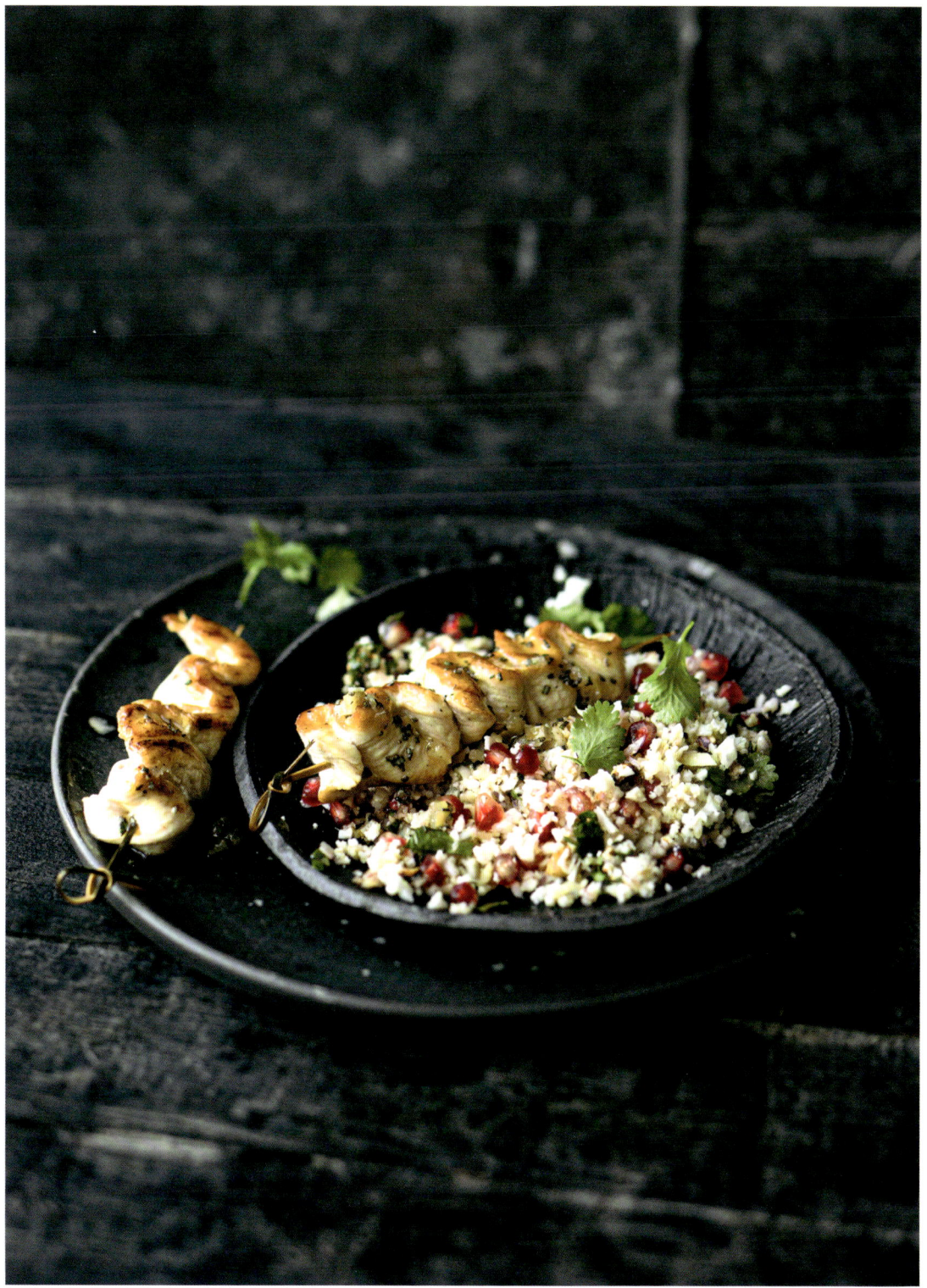

Lammhackspieße mit Spinatsalat

Für 4 Personen

28 g EW, 46 g F,
13 g KH, 3 g BST
Pro Portion ca. 580 kcal

ZUTATEN

Für die Spieße:
1 rote Zwiebel
1–2 Knoblauchzehen
1 EL Olivenöl
1–2 TL edelsüßes Paprikapulver
1 TL gemahlener Kreuzkümmel
2 EL gehackte Petersilie
500–600 g Lammhackfleisch
1–2 TL fein gehackte Salzzitrone
(siehe Seite 119; ersatzweise abgeriebene Schale von ½ Bio-Zitrone)
Salz, Pfeffer aus der Mühle
etwas Zitronensaft zum Beträufeln

Für den Salat:
100 g junger Spinat
¼ Bund Basilikum
1 EL fein gehackte Salzzitrone
Saft von ½ Zitrone
2 EL Olivenöl
1–2 TL flüssiger Honig
Salz, Pfeffer aus der Mühle

Außerdem:
kurze Grillspieße aus Holz oder
Zitronengras
1 Rezept Paprika-Hummus
(siehe Seite 143)

1 Für die Spieße Zwiebel und Knoblauch schälen und in feine Würfel schneiden. Das Öl in einer kleinen Pfanne erhitzen und Zwiebel und Knoblauch darin bei mittlerer Hitze andünsten. Paprikapulver und Kreuzkümmel dazugeben und kurz mitdünsten. Vom Herd ziehen und die Petersilie untermischen.

2 Das Lammhackfleisch in einer Schüssel mit dem Zwiebel-Mix und der Salzzitrone mischen. Die Masse mit wenig Salz und Pfeffer abschmecken. Beiseitestellen.

3 Für den Salat den Spinat verlesen, waschen und trocken schleudern, dabei grobe Stiele entfernen. Basilikum waschen, trocken schütteln, die Blätter erst abzupfen, dann in kleine Stücke zupfen. Salzzitrone, Zitronensaft, Öl und Honig mit wenig Salz und Pfeffer in einer Salatschüssel verquirlen.

4 Für die Spieße von der Hackfleischmasse kleine Portionen abnehmen und jeweils um einen Spieß herum zu einer flachen Rolle formen. Die Hackspieße auf dem heißen Grill oder in einer Grillpfanne rundum 3 bis 4 Minuten braten.

5 Zum Servieren das Basilikum unter das vorbereitete Dressing rühren und den Spinat darin marinieren. Einen großen Klecks Hummus auf jedem Teller ausstreichen, die Lammhackspieße darauf anrichten und mit Zitronensaft beträufeln. Den Spinatsalat dazu reichen.

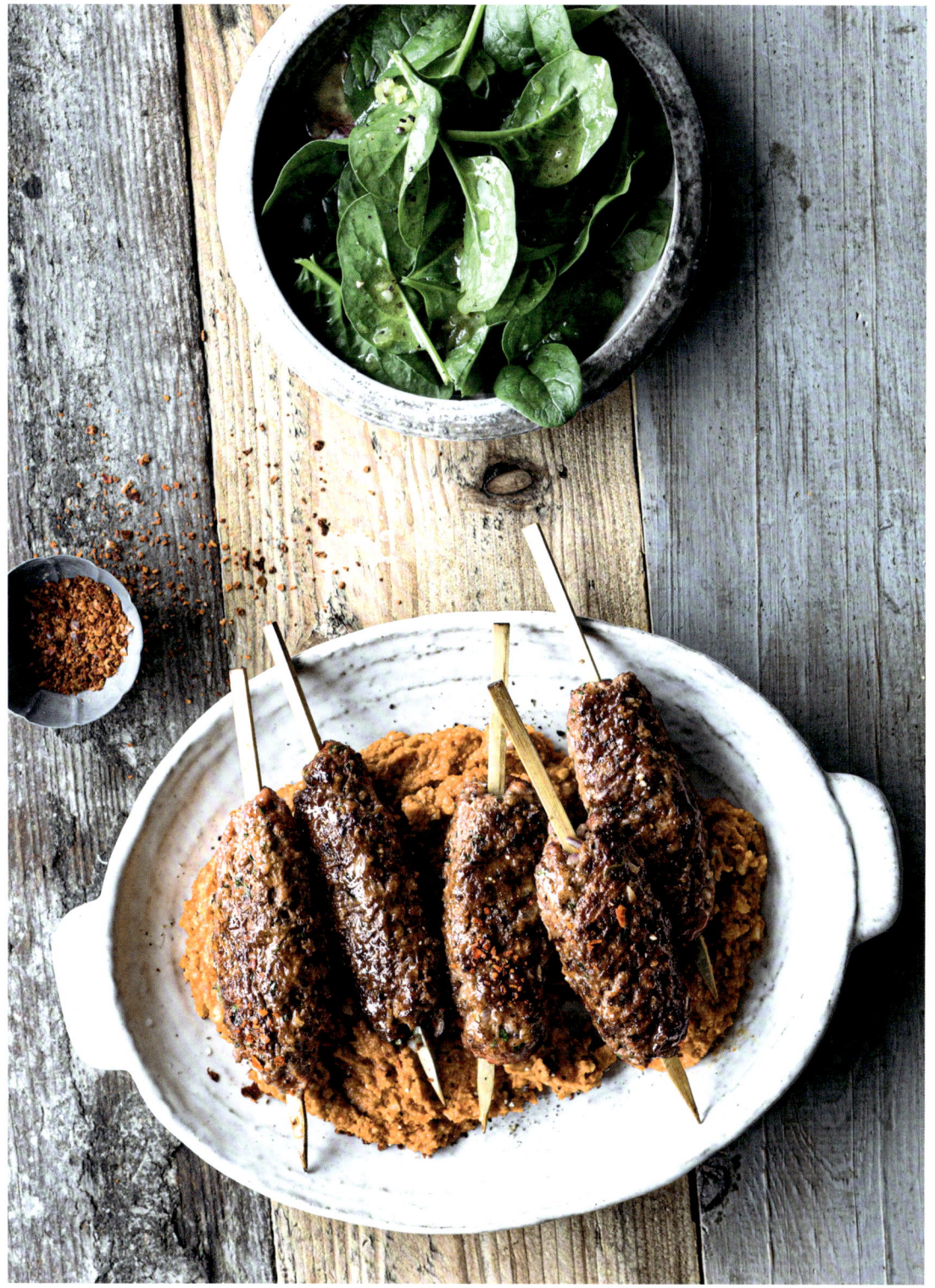

Rehfilet mit geschmortem Chicorée

  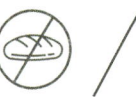 

Für 4 Personen

36 g EW, 20 g F,
9 g KH, 3 g BST

Pro Portion ca. 370 kcal

ZUTATEN

Für den Chicorée:
4 Stauden Chicorée
Salz
1 EL Olivenöl
Saft von 2 Orangen
1 EL Ahornsirup
1–2 Sternanise
abgeriebene Schale von
½ Bio-Orange
1 Spritzer Zitronensaft
Pfeffer aus der Mühle
4 EL grob gehackte Haselnüsse
2 EL Haselnussöl

Für das Fleisch:
600 g schieres Filet aus der Rehkeule
(ersatzweise aus der Hirschkeule)
Salz
1–2 EL Olivenöl
Pfeffer aus der Mühle

Außerdem:
1 EL Estragonblätter
1 Handvoll Topinamburchips
(siehe Seite 138)

1 Den Backofen auf 160 °C vorheizen. Für den Chicorée von den Salaten, falls nötig, die äußeren Blätter entfernen, die Stauden waschen, trocken schütteln, längs halbieren und die Schnittflächen leicht salzen.

2 Den Chicorée in einer Pfanne im Öl jeweils auf der Schnittfläche kurz anbraten. Die Hälften wenden und den Bratensatz mit dem Orangensaft ablöschen. Ahornsirup, Sternanise, Orangenschale, Zitronensaft, je 1 Prise Salz und Pfeffer dazugeben und die Flüssigkeit leicht einkochen lassen.

3 Den Chicorée in einer ofenfesten Form verteilen, mit dem Bratensatz übergießen und mit den Haselnüssen bestreuen. Danach im Ofen auf der mittleren Schiene etwa 5 Minuten fertig garen. Anschließend die Ofentemperatur auf 80 °C reduzieren und den Chicorée warm halten.

4 Für das Fleisch das Rehfilet parieren, das heißt, von Silberhäuten und Sehnen befreien. Das Filet in 4 schöne Steaks schneiden und leicht salzen. Das Öl in einer Pfanne erhitzen und die Steaks darin rundum anbraten. (Achtung, das Wildfleisch soll zwar Farbe annehmen, darf aber keine dicke Kruste beim Anbraten bilden, sonst wird es zu faserig und fest!) Das Fleisch pfeffern und aus der Pfanne nehmen, auf einen Ofenrost mit einem Blech darunter setzen und noch etwa 10 Minuten nachgaren.

5 Zum Servieren den Chicorée aus dem Ofen nehmen und auf Teller verteilen. Die Rehsteaks in Tranchen schneiden und daneben anrichten, mit Sauce beträufeln und mit gezupftem Estragon bestreuen. Die Topinamburchips dazu reichen.

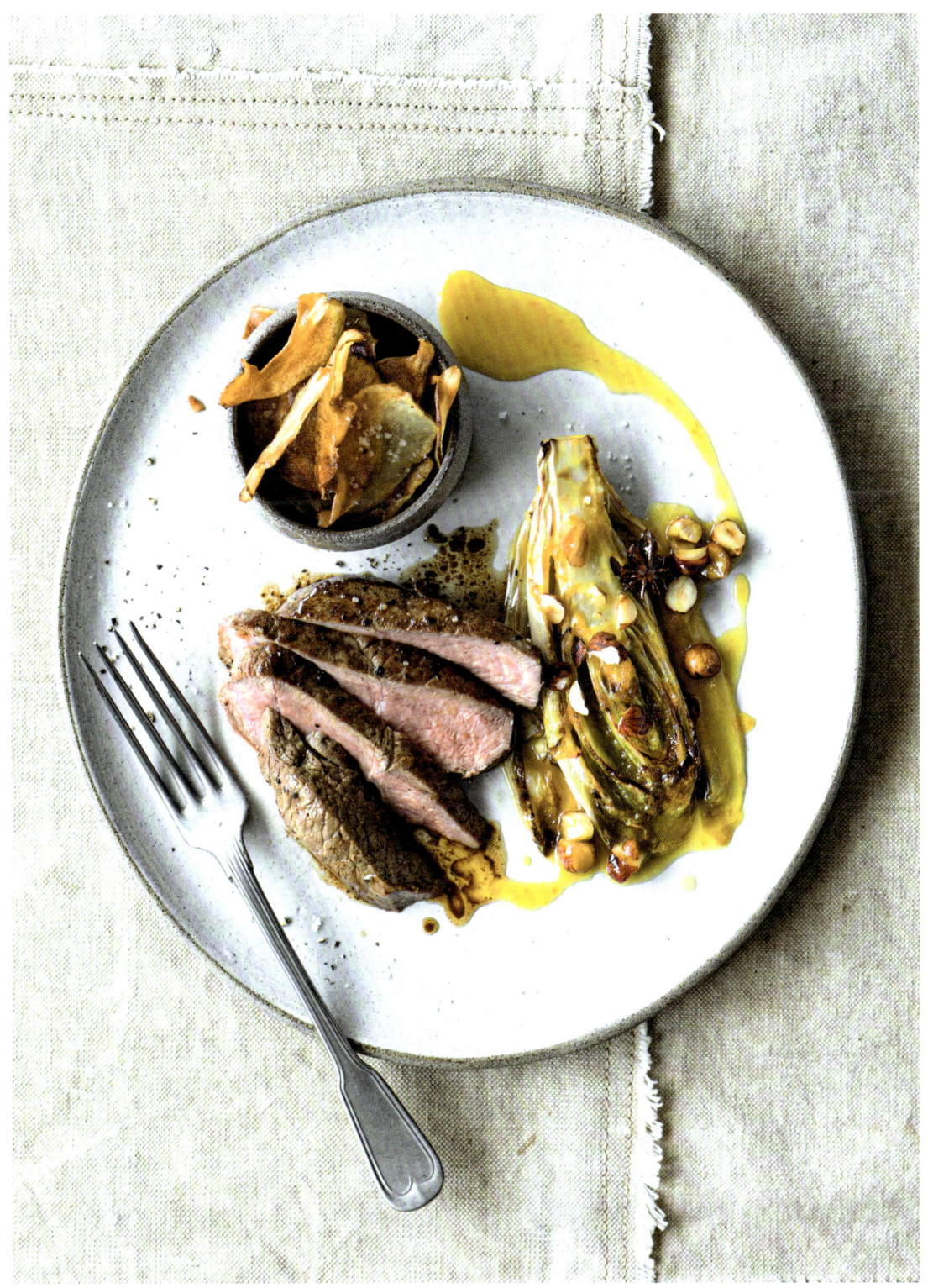

Rotgebeizte Forelle mit Dillgurkensalat

Für 4 Personen

32 g EW, 15 g F,
14 g KH, 4 g BST

Pro Portion ca. 330 kcal

ZUTATEN

Für den Fisch:
600 g Lachsforellenfilet
(mit Haut; ohne Gräten)
1 EL Fenchelsamen
1 TL schwarze Pfefferkörner
abgeriebene Schale von 1 Bio-Orange
100 g Steinsalz
2 kleine Rote Beten
4 Stiele Dill
1 Spritzer Orangensaft

Für den Salat:
2 Salatgurken
2 kleine rote Zwiebeln
Salz
4 EL Apfel-Balsamessig
4 EL kalt gepresstes Rapsöl
(ersatzweise Olivenöl)
Pfeffer aus der Mühle
1 Bund gehackter Dill
4 Radieschen

Für den Kren:
1 roter Apfel
2 EL frisch geriebener Meerrettich
Salz
1 Spritzer Zitronensaft
1 Spritzer kalt gepresstes Rapsöl
1 TL Ahornsirup

1 Am Vortag den Fisch waschen und trocken tupfen. Fenchelsamen, Pfefferkörner und nach Belieben 3 Wacholderbeeren im Mörser grob zerstoßen. Den Würz-Mix mit Orangenschale und Steinsalz mischen und nach Belieben noch 2 bis 3 EL braunen Zucker unterheben.

2 Die Beten putzen, gründlich waschen und samt Schale auf der Gemüsereibe grob raspeln. Den Dill waschen und trocken schütteln, die Spitzen abzupfen und luftdicht verschlossen kühl stellen, die Stiele in feine Röllchen schneiden. Rote-Bete-Raspel, Dillstiele und Orangensaft unter das Würzsalz mischen. Den Fisch auf der Haut in eine Auflaufform legen und mit der Beize gleichmäßig bedecken, die Beize leicht andrücken. Mit Frischhaltefolie abgedeckt im Kühlschrank 24 Stunden beizen.

3 Am nächsten Tag die Beize sorgfältig trocken entfernen, dabei nicht mit Wasser abspülen. Wenn er nicht sofort verarbeitet wird, den Fisch in Küchenpapier wickeln und im Kühlschrank noch einige Stunden ruhen lassen.

4 Für den Salat Gurken waschen und auf der Gemüsereibe dünn hobeln. Zwiebeln schälen und in dünne Ringe schneiden. Beides leicht salzen, etwa 15 Minuten ziehen lassen.

5 Für den Kren den Apfel waschen, vierteln, entkernen und raspeln. Mit Meerrettich mischen, mit wenig Salz, Zitronensaft, Öl und Ahornsirup würzen. Für den Salat das ausgetretene Gurkenwasser abgießen. Essig und Öl unter den Gurken-Mix heben, salzen und pfeffern, Dill untermischen. Die Radieschen putzen, waschen und in kleine Stifte schneiden.

6 Zum Servieren den Gurkensalat auf Teller verteilen, die Lachsforelle schräg in dünne Scheiben schneiden und darauflegen. Alles mit Apfelkren toppen und mit kühl gestelltem Dill und den Radieschen garnieren.

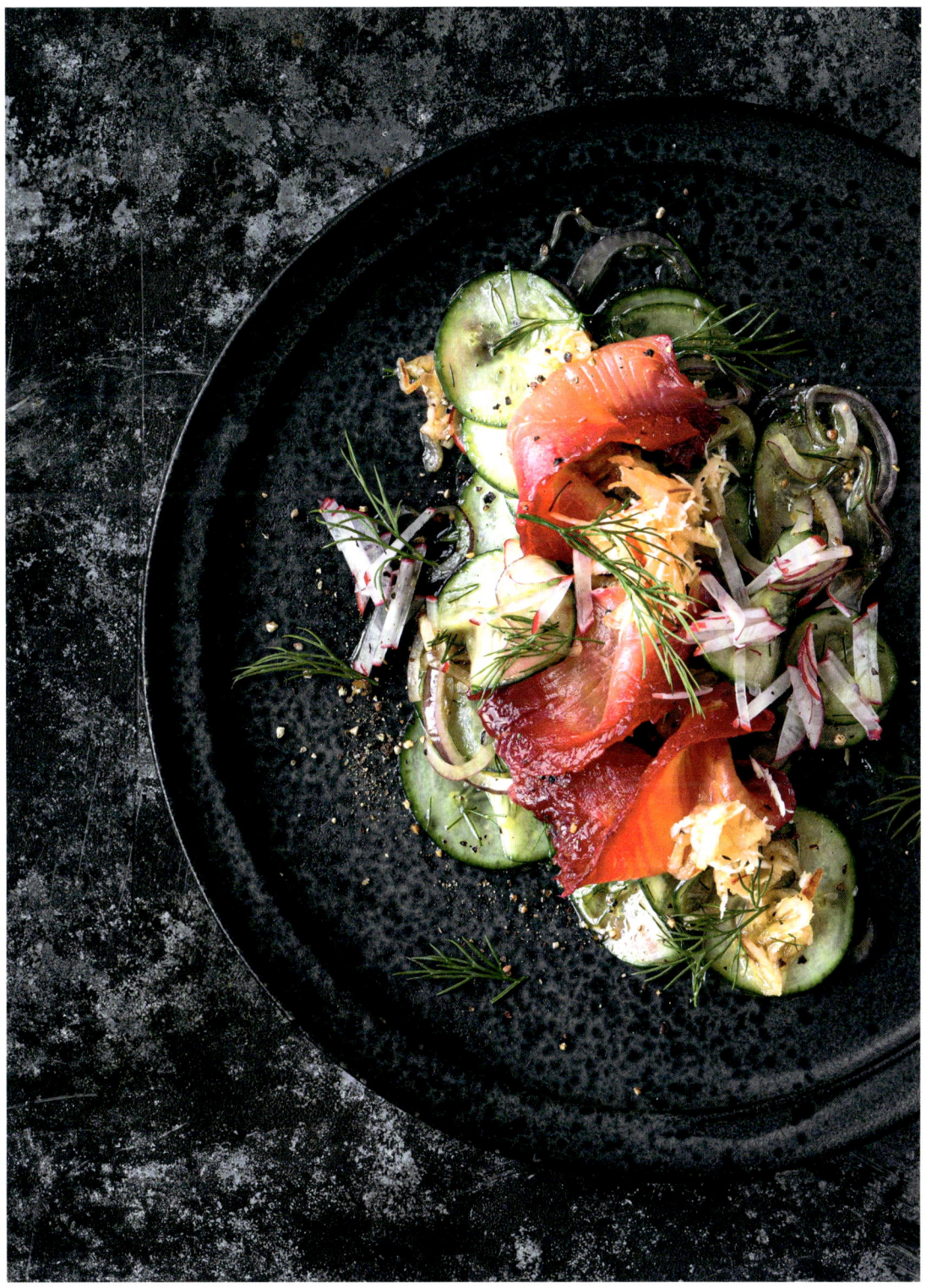

Sardinen mit geschmolzenen Tomaten

  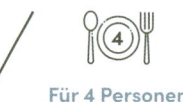

Für 4 Personen

43 g EW, 21 g F,
13 g KH, 5 g BST

Pro Portion ca. 425 kcal

ZUTATEN

Für die Tomaten:
1 kg kleine Strauchtomaten
1 rote Zwiebel
1–2 Knoblauchzehen
½ TL grob zerstoßene Fenchelsamen
2 EL Olivenöl
Salz, Pfeffer aus der Mühle

Für den Salat:
2 kleine Fenchelknollen (mit Grün)
1 rote Zwiebel
Salz
Saft von ½ Orange
1 Spritzer Zitronensaft
1–2 TL Ahornsirup
1 EL Olivenöl
Pfeffer aus der Mühle

Für den Fisch:
8 Sardinen (à ca. 100 g; küchenfertig)
Salz
1–2 EL Olivenöl
1–2 Knoblauchzehen
grob zerstoßene Pfefferkörner

1 Die Tomaten waschen und grob würfeln, dabei die Stielansätze entfernen. Zwiebel und Knoblauch schälen, Zwiebel fein würfeln, den Knoblauch in feine Scheiben schneiden. Beides mit den Fenchelsamen in einer Pfanne im Öl bei mittlerer Hitze andünsten. Die Tomaten dazugeben und langsam bei schwacher Hitze etwa 20 Minuten dünsten, bis die Flüssigkeit fast vollständig eingekocht ist.

2 Währenddessen für den Salat den Fenchel putzen und waschen. Das Grün abzupfen, grob hacken und beiseitelegen. Die Knollen halbieren, den harten Strunk entfernen und die Hälften auf der Gemüsereibe dünn hobeln. Die Zwiebel schälen und in sehr feine Streifen schneiden. Fenchel und Zwiebel in einer Schüssel leicht salzen, gut durchkneten und etwa 10 Minuten ziehen lassen. Für das Dressing Orangen- und Zitronensaft, Ahornsirup und Öl in einer kleinen Schüssel mit je 1 Prise Salz und Pfeffer verquirlen.

3 Die Sardinen innen und außen waschen, trocken tupfen und leicht salzen. Dann in einer Pfanne im Öl auf jeder Seite 2 bis 3 Minuten braten, dabei nach dem Wenden den angedrückten Knoblauch und 1 Prise Pfeffer dazugeben.

4 Die ausgetretene Flüssigkeit von Fenchel und Zwiebel abgießen. Das Dressing nochmals verquirlen und unter den Salat mischen, das Fenchelgrün unterheben. Zum Servieren die Tomaten salzen und pfeffern, nach Belieben mit 1 Spritzer Olivenöl verfeinern. Auf jedem Teller ein Bett aus Tomaten anrichten, die Sardinen und den Salat daraufsetzen.

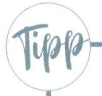

Tipp

Falls die Tomaten nicht vollreif sind, kannst du ein Viertel der Menge (ca. 250 g) durch passierte Tomaten (aus dem Glas) ersetzen.

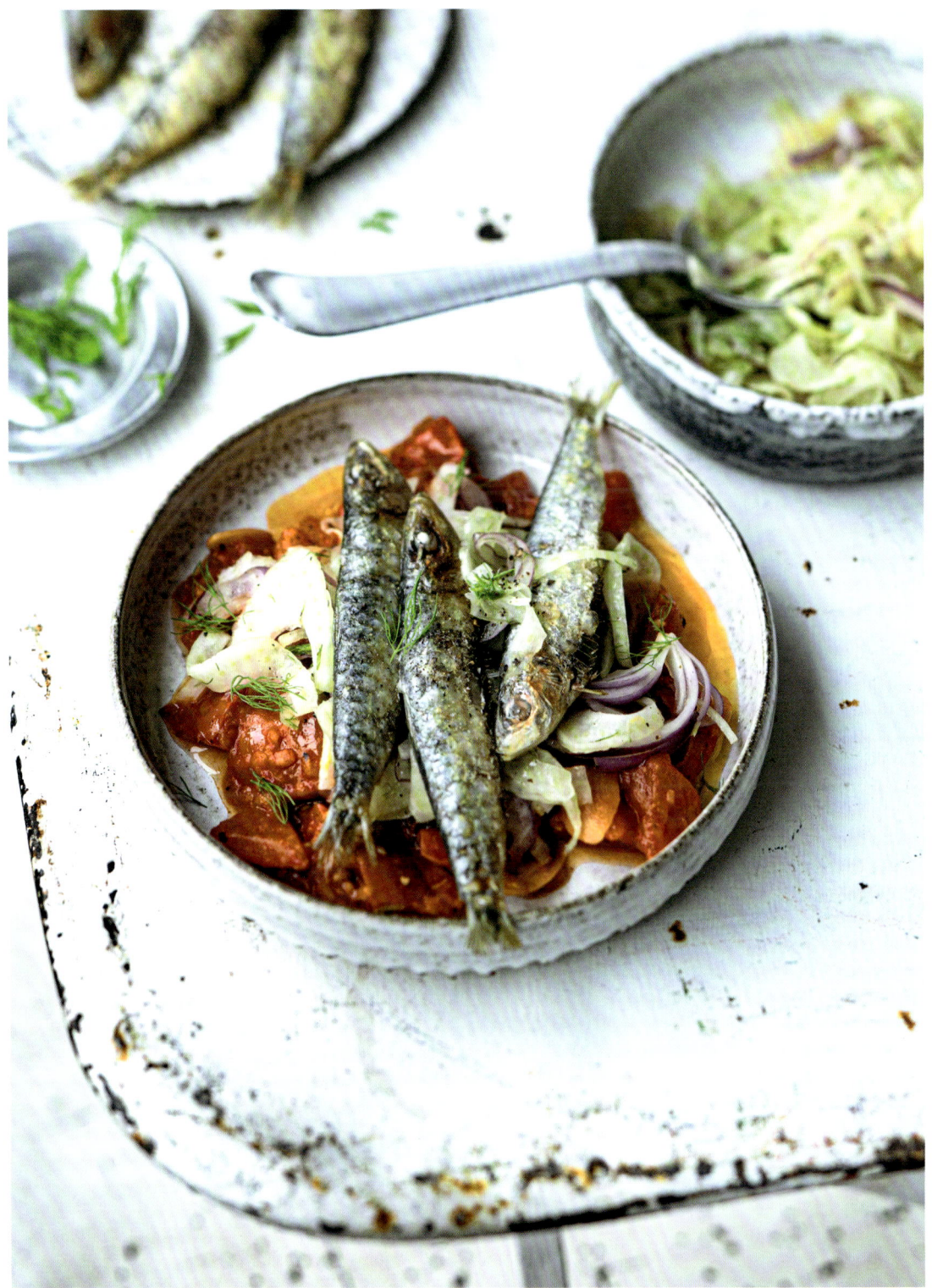

Garnelenbällchen mit Tomaten-Soja-Dip

  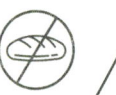

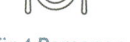
Für 4 Personen

28 g EW, 20 g F,
16 g KH, 3 g BST
Pro Portion ca. 365 kcal

ZUTATEN

Für die Garnelenbällchen:
2 Scheiben Dinkeltoastbrot
500 g rohe Garnelen
(ohne Kopf; geschält und entdarmt)
½ Bund Koriandergrün
100 ml Kokosmilch
2 EL mild gesalzene Sojasauce
1 EL rote Currypaste (siehe Seite 94)
1 Spritzer Limettensaft
Salz, Pfeffer aus der Mühle
3–4 TL natives Kokosöl
etwas Kimchi zum Servieren
(siehe Seite 118)

Für den Dip:
2 Strauchtomaten
1 rote Zwiebel
4–5 Stiele Koriandergrün
3 EL mild gesalzene Sojasauce
2 TL flüssiger Honig
1 EL geröstetes Sesamöl
1 TL geröstete helle Sesamsamen
1–2 TL Sweet Chili Sauce
(siehe Seite 95)

1 Für die Bällchen das Toastbrot entrinden, in grobe Stücke schneiden und im Standmixer pulsierend zu feinen Bröseln mixen. In einem tiefen Teller beiseitestellen. Die Garnelen waschen und trocken tupfen. Das Koriandergrün waschen, trocken schütteln und samt Stielen fein hacken.

2 Die Garnelen mit Koriander, Kokosmilch, Sojasauce, Currypaste und Limettensaft im Standmixer auf hoher Stufe zu einer Farce pürieren. Ist sie zu fest, noch etwas Kokosmilch untermixen. Ist sie zu weich, noch einige Brösel untermischen. Alles mit Salz und Pfeffer würzen. Aus der Farce kleine Portionen abstechen, jeweils zu einer Kugel formen und in den Bröseln wenden.

3 Für den Dip die Tomaten waschen und klein würfeln, dabei die Stielansätze entfernen. Zwiebel schälen und fein würfeln. Koriander waschen, trocken schütteln und samt Stielen fein hacken. Sojasauce, Honig, Sesamöl, Sesam und Chilisauce verquirlen und Tomaten, Zwiebel und Koriander untermischen.

4 Die Garnelenbällchen in einer Pfanne im Kokosöl bei mittlerer Hitze rundum goldbraun ausbacken. Herausnehmen und auf Küchenpapier abtropfen lassen. Zum Servieren den Kimchi auf Teller verteilen und die Garnelenbällchen daraufsetzen. Den Tomaten-Soja-Dip dazu reichen.

Tipp

Wenn du auf Fett verzichten möchtest, kannst du die Garnelenbällchen auch bei 160 °C (Umluft) auf einem mit Backpapier belegten Blech im Ofen auf der mittleren Schiene 5 bis 10 Minuten garen, dabei mehrmals wenden. Wer kein Gluten verträgt, ersetzt das selbst gemachte Paniermehl durch grob gehackte Cashewkerne. In diesem Fall die Bällchen unbedingt im Ofen garen – die Cashewkerne verbrennen im heißen Fett.

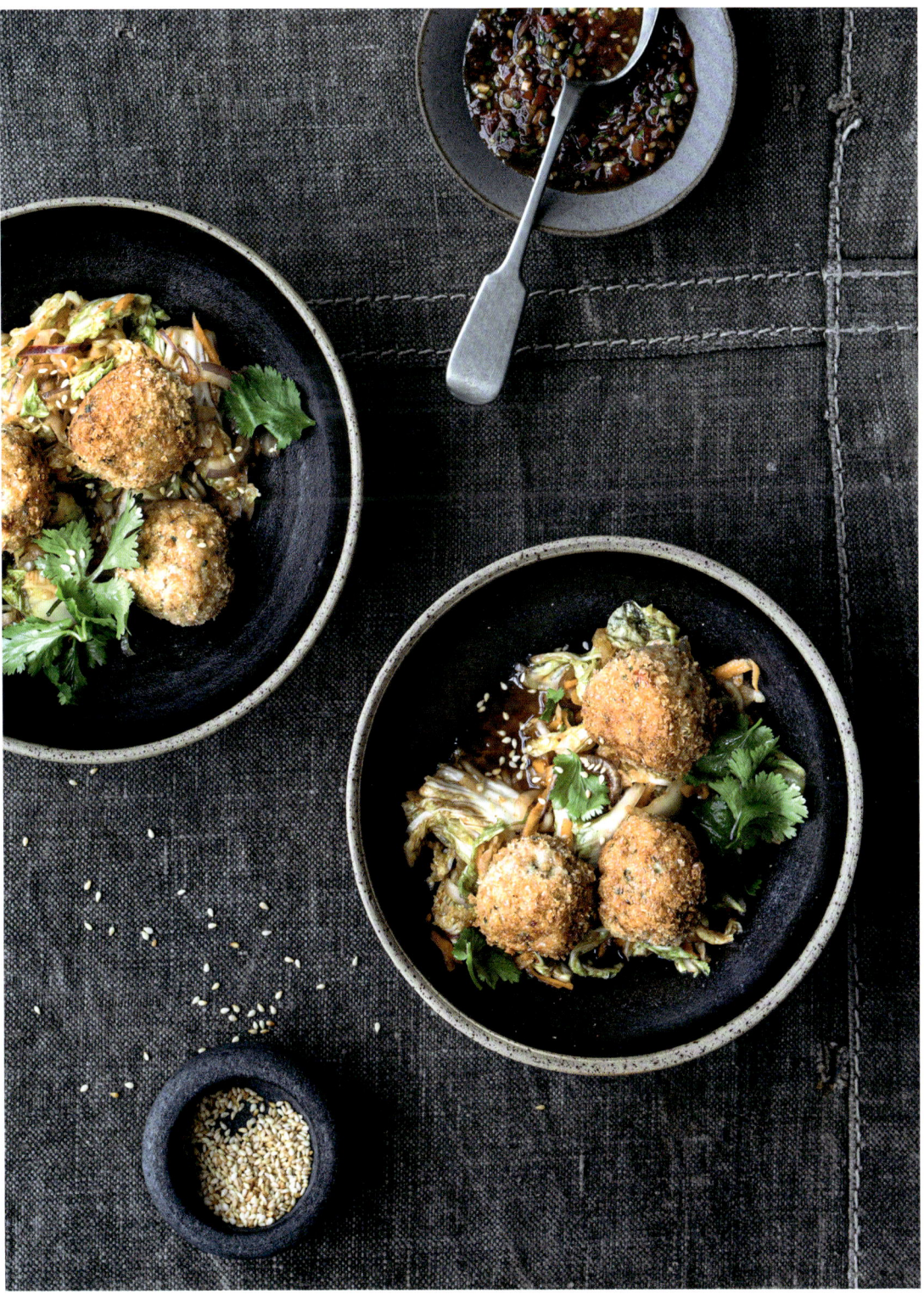

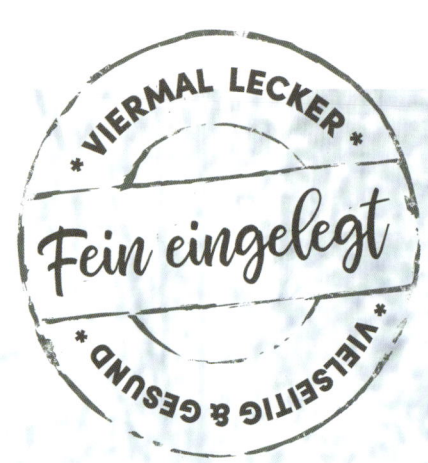

VIERMAL LECKER

Fein eingelegt

VIELSEITIG & GESUND

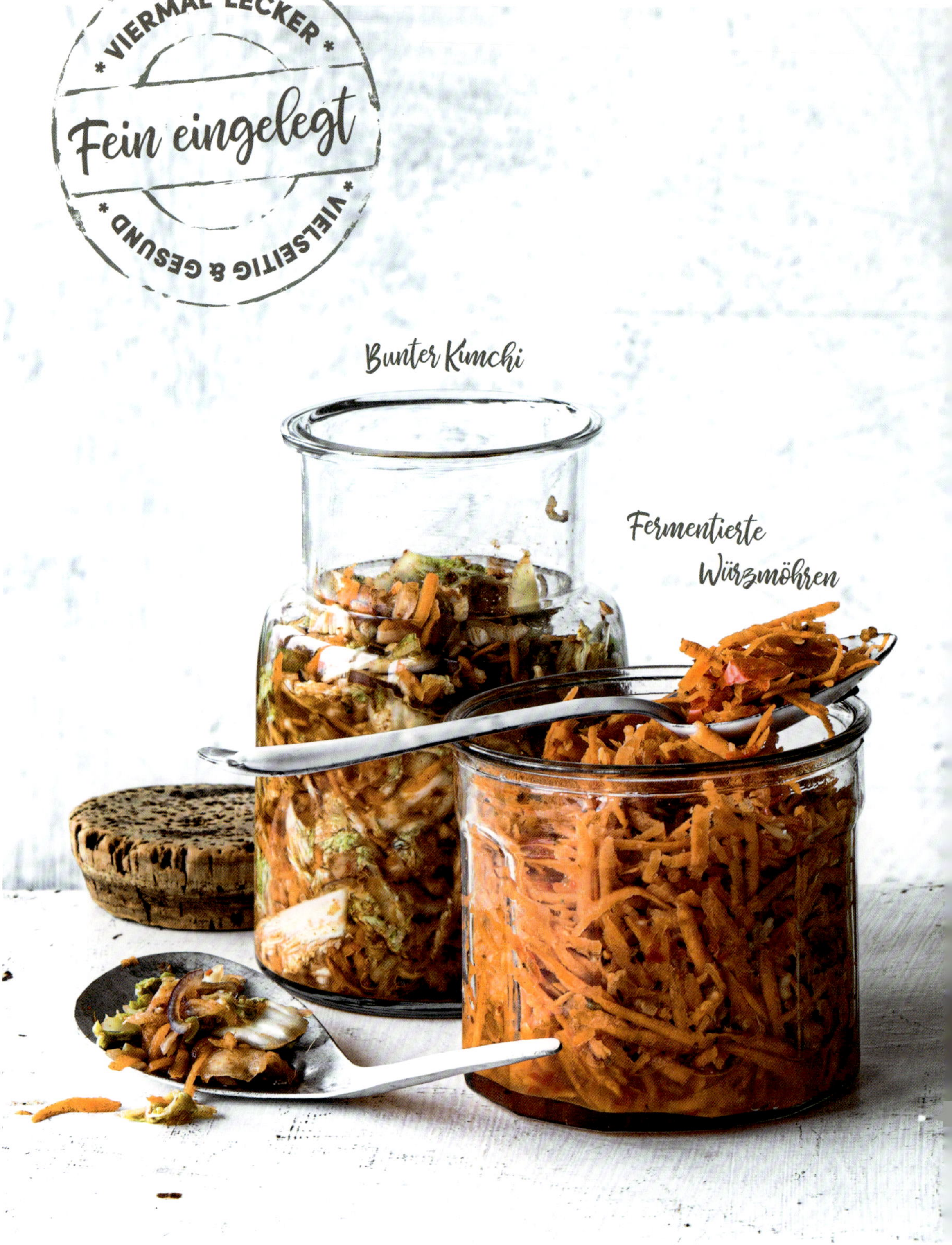

Bunter Kimchi

Fermentierte
Würzmöhren

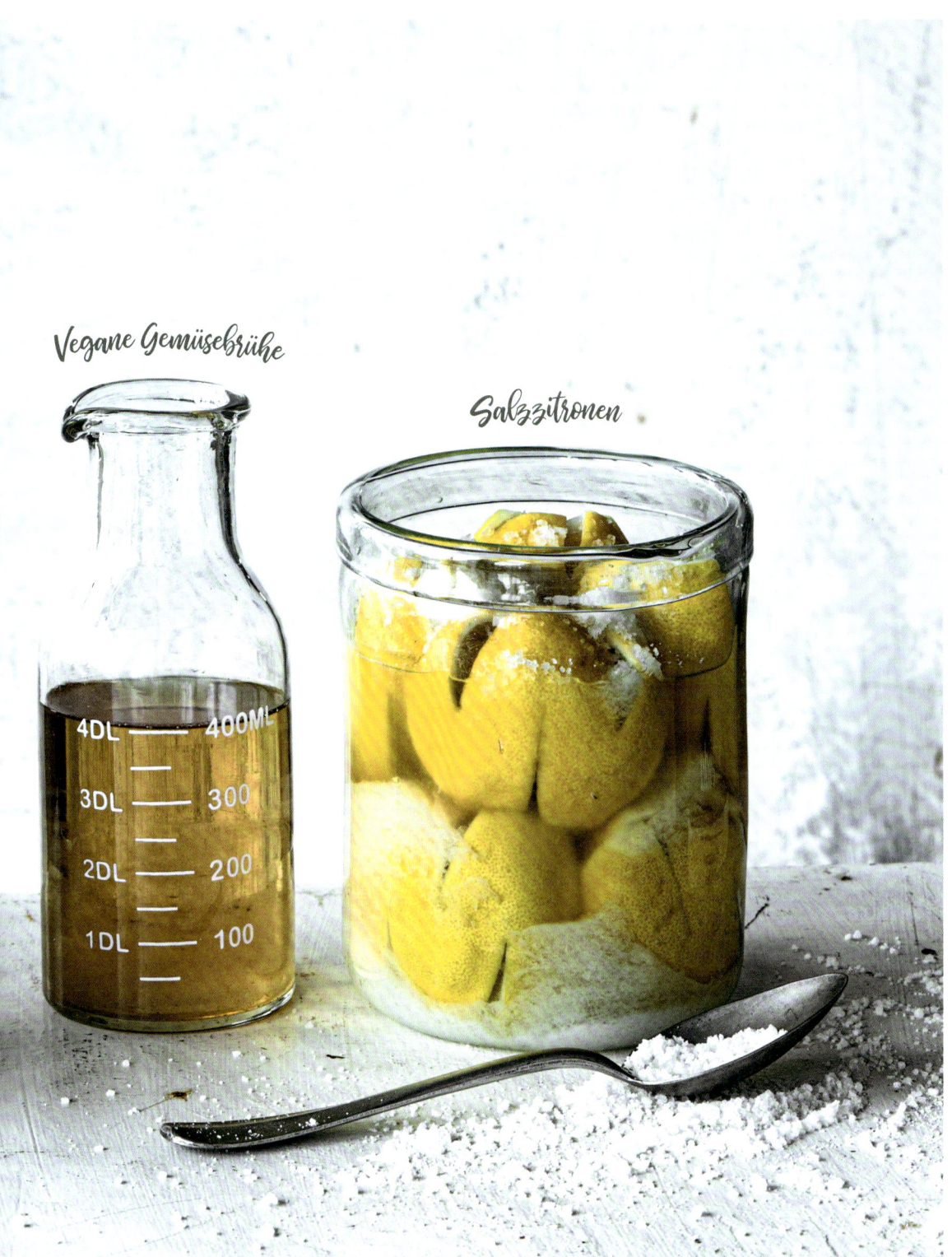

Vegane Gemüsebrühe

Salzzitronen

Bunter Kimchi

 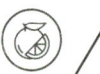

Für 2 Gläser
(à ca. 500 g)

0 g EW, 0 g F, 1 g KH, 0 g BST
Pro EL (20 g) ca. 5 kcal

ZUTATEN
1 Kopf Chinakohl (600–800 g)
1 Möhre
100 g weißer Rettich
1 rote Zwiebel
2–3 Knoblauchzehen
2 Frühlingszwiebeln
1 walnussgroßes Stück Ingwer
15 g Meersalz
1 EL edelsüßes Paprikapulver
1 TL Chilipulver
1 EL Ahornsirup

Vom Chinakohl die äußeren Blätter entfernen, den Kohl vierteln, den harten Strunk entfernen und die Blätter in mundgerechte Stücke zupfen. Möhre und Rettich putzen, schälen und auf der Gemüsereibe grob raspeln. Zwiebel und Knoblauch schälen, Zwiebel in feine Streifen, Knoblauch in Würfel schneiden. Frühlingszwiebeln putzen, waschen und in dünne Ringe schneiden. Ingwer schälen und fein reiben. Alle Zutaten mit Einweghandschuhen (!) in einer großen Schüssel mischen. Meersalz, Paprika- und Chilipulver sowie Ahornsirup dazugeben und alles so lange kräftig durchkneten, bis etwas Flüssigkeit austritt. Den Mix samt ausgetretener Flüssigkeit in die sterilisierten Gläser schichten, dabei mit einem sauberen Löffel in die Flüssigkeit drücken. Die Gläser fest verschließen und an einem kühlen dunklen Ort 1 bis 2 Tage ziehen lassen, danach im Kühlschrank weitere 5 bis 7 Tage aufbewahren.

Fermentierte Würzmöhren

Für 2 Gläser
(à ca. 400 g)

0 g EW, 0 g F, 2 g KH, 1 g BST
Pro EL (20 g) ca. 10 kcal

ZUTATEN
500 g Möhren
1 Apfel
4 Knoblauchzehen
80 g Ingwer
1 rote Paprikaschote
2 frische rote Chilischoten
10 g Salz
½ TL gemahlener Kreuzkümmel
1 TL edelsüßes Paprikapulver

Möhren, Apfel, Knoblauch und Ingwer schälen, den Apfel vierteln und entkernen. Paprika und Chilis längs halbieren, putzen und waschen. Die vorbereiteten Zutaten auf der Gemüsereibe grob raspeln. Die Raspel in einer Schüssel mit den restlichen Zutaten mischen und alles sorgfältig durchkneten. Die Masse mit wenig Lufteinschluss auf die Gläser verteilen und luftdicht verschlossen an einem kühlen dunklen Ort etwa 7 Tage reifen lassen. Die Würzmöhren sind danach etwa 3 Monate haltbar und passen als Einlage in eine Suppe, als Topping auf eine Stulle oder als Würze in Salate oder zu gebratenem Gemüse.

Vegane Gemüsebrühe

Für 4 Gläser
(à ca. 400 ml)

0 g EW, 0 g F, 4 g KH, 0 g BST
Pro Glas ca. 15 kcal

ZUTATEN

1 kg Wurzelgemüse
(z. B. Möhre, Knollensellerie, Pastinake,
Petersilienwurzel) und Lauchabschnitte
2 Lorbeerblätter
1 Handvoll Pilzstiele (siehe Tipp)
1 TL Fenchelsamen
1 TL schwarze Pfefferkörner
Salz

Das Gemüse in einem Topf mit Lorbeer, Pilzstielen, Fenchel-samen, Pfefferkörnern, 1 TL Salz und 2 l kaltem Wasser auf-kochen und alles offen bei schwacher Hitze 15 bis 20 Minuten köcheln lassen. Vom Herd ziehen und abkühlen lassen. Dann durch ein feines Sieb gießen und in einem zweiten Topf auf-fangen, Gemüse und Gewürze entfernen. Die Brühe noch-mals aufkochen und noch heiß in sterilisierte Gläser füllen. Alternativ abkühlen lassen, in Eiswürfelformen füllen und einfrieren. Hält sich kühl aufbewahrt 3 bis 6 Monate.

 Pilzstiele werfe ich nie weg, sondern sammle sie nach und nach in einer Vorratsbox im Tiefkühlfach.

Salzzitronen

für 1 Glas
(ca. 1,2 l Inhalt)

0 g EW, 0 g F, 1 g KH, 0 g BST
Pro EL (20 g) ca. 10 kcal

ZUTATEN

6 Bio-Zitronen
6–8 EL Meersalz

4 Zitronen heiß waschen und abtrocknen. Die Enden knapp ent-fernen und die Früchte von den Enden her kreuzförmig bis zur Mitte einschneiden. Die Schnittstellen mit etwas Meersalz füllen und einreiben. Die Zitronen in das Vorratsglas schichten. Die übrigen beiden Zitronen halbieren, den Saft auspressen und mit dem restlichen Salz zu den Zitronen in das Glas füllen. Die Zit-ronen mit einem Löffelrücken nach unten drücken, dabei leicht quetschen. Im Glas sollte sich so wenig Luft wie möglich be-finden. Die Zitronen an einem kühlen dunklen Ort etwa 1 Monat reifen lassen, sie sind kühl gelagert etwa 12 Monate haltbar. Zum Servieren abtropfen lassen und vierteln, nach Belieben mit oder ohne Fruchtfleisch in feine Würfel schneiden.

Selleriesalat mit Schwarzbrot-Croûtons

  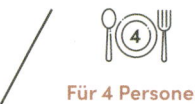

Für 4 Personen

5 g EW, 12 g F,
17 g KH, 7 g BST

Pro Portion ca. 210 kcal

ZUTATEN

Für die Croûtons:
2 Scheiben Schwarzbrot
2 EL Olivenöl
Salz

Für den Salat:
½ Knollensellerie (ca. 500 g)
2 EL saure Sahne
3 TL Apfel-Balsamessig
1 Spritzer Walnussöl
Salz, Pfeffer aus der Mühle
4 EL helle kernarme Trauben
2–3 EL Walnusskerne
3 Stiele Estragon
1 EL frisch geriebener Meerrettich

1 Für die Croûtons das Schwarzbrot in kleine Würfel schneiden und in einer Pfanne im Öl bei mittlerer Hitze langsam rundum knusprig braten. Herausnehmen und auf Küchenpapier abtropfen lassen. Die Croûtons sofort leicht salzen und abkühlen lassen.

2 Für den Salat den Sellerie putzen, schälen, erst in daumendicke Scheiben, dann diese mit dem Sparschäler in dünne Streifen schneiden. In einer Salatschüssel saure Sahne, Essig und Öl verquirlen und mit Salz und Pfeffer würzen. Die Selleriestreifen dazugeben, mit dem Dressing gründlich durchkneten und den Salat beiseitestellen.

3 Inzwischen die Trauben waschen und längs halbieren. Die Nüsse grob hacken. Den Estragon waschen, trocken schütteln und die Blätter abzupfen. Trauben und Walnüsse unter den Selleriesalat heben, nochmals mit Salz und Pfeffer abschmecken.

4 Zum Servieren den Salat auf Schalen oder kleine Teller verteilen und die Croûtons daraufsetzen. Mit Meerrettichraspeln bestreuen und mit Estragon garnieren.

Tipp

Der Snacksalat wird ein sättigendes Gericht, wenn man dazu zum Beispiel gebratene Rehfiletstreifen oder gratinierten Ziegenkäse serviert.

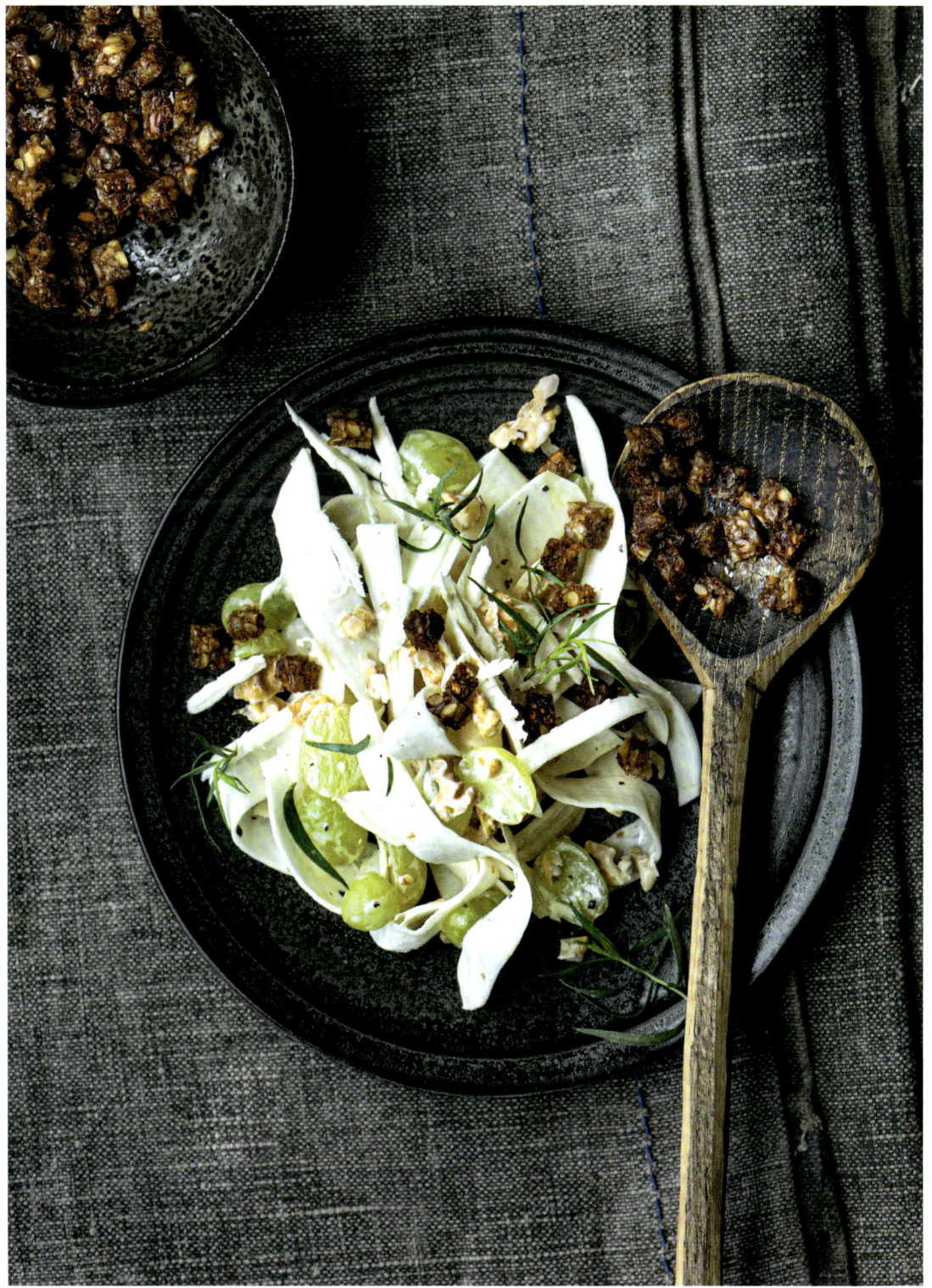

Rotkohl-Ingwer-Salat mit Ofenbirnen

    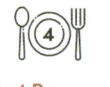

Für 4 Personen

4 g EW, 20 g F,
20 g KH, 5 g BST

Pro Portion ca. 285 kcal

ZUTATEN

Für den Rotkohl:
¼ Rotkohl
1 haselnussgroßes Stück Ingwer
2–3 EL hochwertiges Nussöl
(z. B. Haselnussöl)
4 EL veganer Apfel-Balsamessig
abgeriebene Schale von
½ Bio-Orange
1 Spritzer Orangensaft
2 TL Ahornsirup
1 Prise Zimtpulver
Salz, Pfeffer aus der Mühle

Für die Ofenbirnen:
2 festfleischige Birnen
(z. B. Williams Christ)
2 TL Ahornsirup
1 EL Olivenöl
Salz, Pfeffer aus der Mühle
4 Zweige Thymian
1 Handvoll Walnusskerne

1 Für den Rotkohl vom Kohl die äußeren Blätter und den harten Strunk entfernen, das Viertel in sehr dünne Streifen schneiden oder auf der Gemüsereibe sehr fein hobeln. Den Ingwer schälen und fein würfeln oder reiben. Mit Nussöl, Essig, Orangenschale und -saft, Ahornsirup, Zimt, 1 TL Salz sowie 1 Prise Pfeffer in einer Schüssel verquirlen. Den Rotkohl dazugeben und mit der Marinade so lange durchkneten, bis er schön weich ist.

2 Für die Ofenbirnen den Backofen auf 160 °C vorheizen. Die Birnen waschen, längs halbieren (ich schneide das Kerngehäuse erst beim Essen heraus, man kann es aber auch schon hier entfernen) und nebeneinander in eine Auflaufform legen. Ahornsirup, Öl und je 1 Prise Salz und Pfeffer verquirlen und die Birnenhälften damit beträufeln. Die Birnen im Ofen auf der mittleren Schiene etwa 10 Minuten vorgaren.

3 Inzwischen den Thymian waschen und trocken schütteln. Die Nüsse grob hacken. Beides nach etwa 10 Minuten um die Birnen streuen und alles noch etwa 5 Minuten garen. Aus dem Ofen nehmen und kurz abkühlen lassen.

4 Zum Servieren den Salat nochmals durchmischen, mit Salz und Pfeffer abschmecken und mit den Birnen auf Teller verteilen. Dazu passt Ziegenkäse genauso wie ein gebratenes Entenbrustfilet oder Wildstreifen.

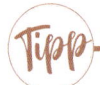
Tipp

Idealerweise kann man auch einen ganzen Rotkohl zubereiten (die übrigen Zutaten entsprechend hochrechnen) und den Salat dann im Kühlschrank in Schraubgläsern einige Tage aufbewahren.

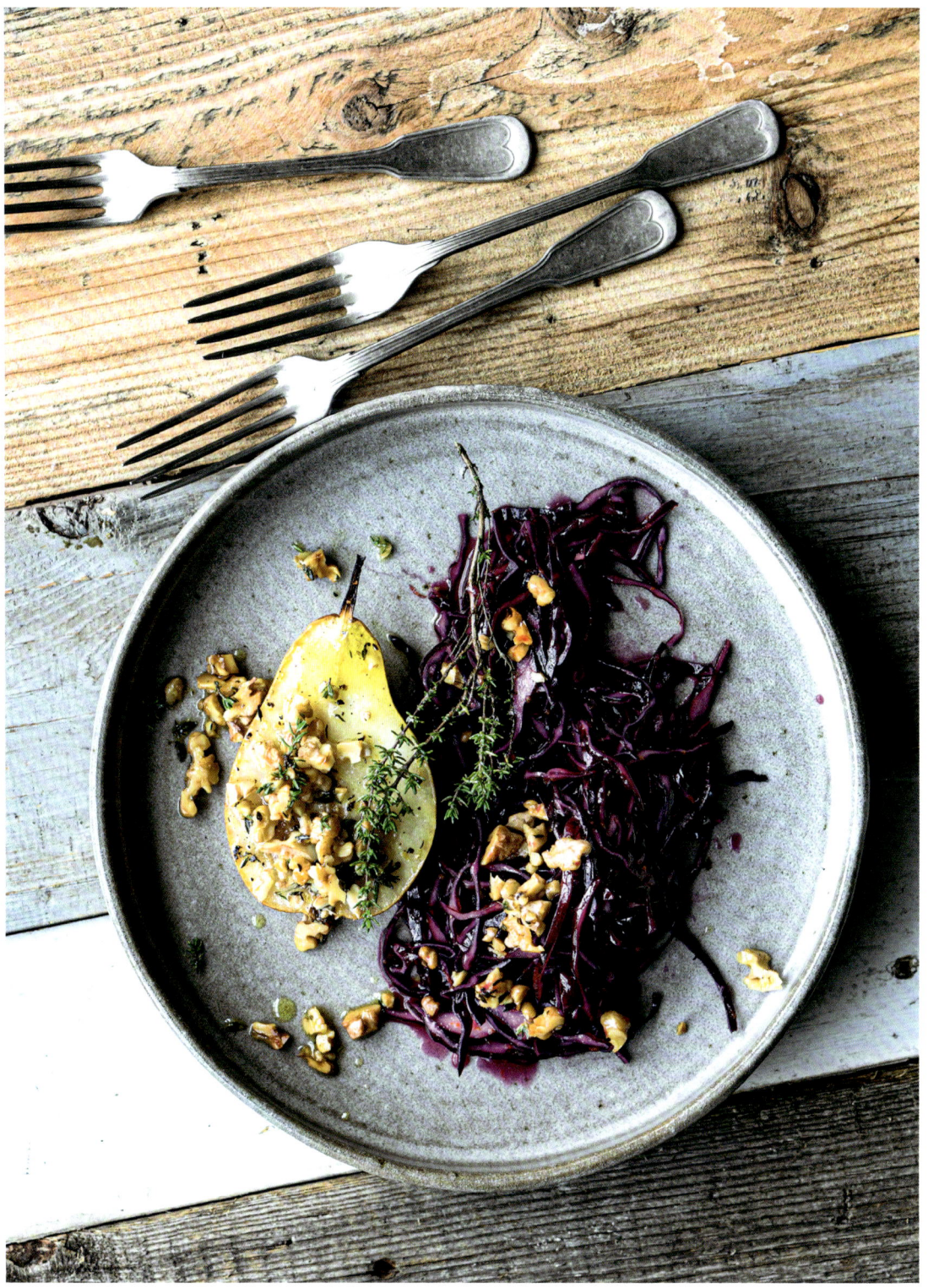

Grünkohlsalat „Asia Style" mit Seidentofu

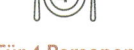
Für 4 Personen

11 g EW, 18 g F,
10 g KH, 3 g BST

Pro Portion ca. 245 kcal

ZUTATEN

1 rote Zwiebel
2 Knoblauchzehen
1 walnussgroßes Stück Ingwer
1 kleine rote Chilischote
5 EL mild gesalzene Sojasauce
2–3 TL Ahornsirup
Saft von 1½ Limette
3 EL hochwertiges Nussöl
(z. B. Haselnussöl)
400 g Seidentofu
150 g junger Grünkohl
½ Bund Koriandergrün
4 EL Cashewkerne
1 EL geröstete helle Sesamsamen

1 Für die Marinade Zwiebel, Knoblauch und Ingwer schälen. Die Zwiebel halbieren und in feine Ringe schneiden. Knoblauch und Ingwer fein würfeln. Die Chili längs halbieren, putzen, waschen und in dünne Ringe schneiden.

2 In einer Schüssel Sojasauce, Ahornsirup, Limettensaft und Nussöl verquirlen. Dann Zwiebel, Knoblauch, Ingwer und Chili untermischen. Den Seidentofu in einer flachen Form in der Hälfte der Marinade einlegen und etwas ziehen lassen.

3 Inzwischen den Grünkohl verlesen, waschen und trocken schleudern. Die Blätter in mundgerechte Stücke zupfen. Den Grünkohl in einer Schüssel mit der restlichen Marinade kräftig durchkneten. Den Koriander waschen, trocken schütteln, die Blätter abzupfen und mit den Cashewkernen unter den Grünkohl heben. Die Korianderstiele in feine Röllchen schneiden und mit dem Sesam mischen.

4 Zum Servieren den Tofu aus der Marinade heben und jeweils vorsichtig portionieren. Die restliche Marinade unter den Grünkohl heben und den Salat auf Teller oder Schalen verteilen. Jeweils 1 Tofublock darauflegen und alles mit dem Sesam-Koriander-Mix garnieren.

Tipp

Mit Seidentofu musst du ein bisschen vorsichtiger umgehen. Denn anders als der übliche feste Tofu wird er nicht gepresst und enthält daher viermal so viel Wasser. Am besten verarbeitet man ihn in großen Blöcken.

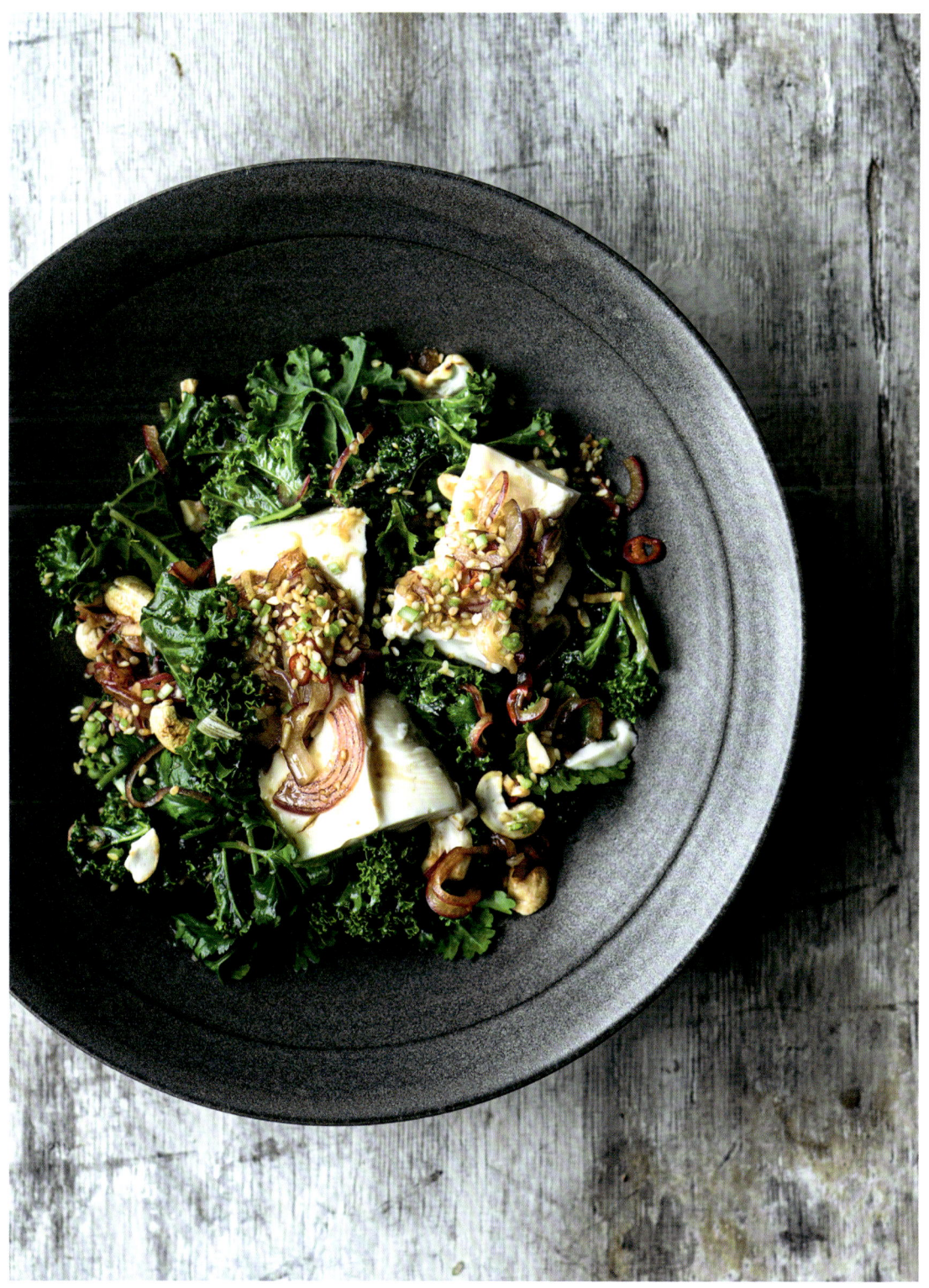

Kohlrabirohkost mit Mandeln

   /  **Für 4 Personen** / 3 g EW, 7 g F, 7 g KH, 3 g BST
Pro Portion ca. 110 kcal

ZUTATEN
2 EL geschälte Mandeln
2 Kohlrabi (mit Grün)
1 Möhre
1 haselnussgroßes Stück Ingwer
2 Stangen Staudensellerie
¼ Bund Petersilie
½ Bund Schnittlauch
Saft von ½ Orange
abgeriebene Schale und
Saft von ½ Bio-Zitrone
2 TL Ahornsirup
1–2 EL hochwertiges Nussöl
(z. B. Haselnussöl)
Salz, Pfeffer aus der Mühle

1 Die Mandeln grob hacken und in einer Pfanne ohne Fett hell rösten. Herausnehmen und abkühlen lassen.

2 Vom Kohlrabi das Grün entfernen. Das zarte Blattgrün waschen, von den Stielen trennen und in grobe Stücke zupfen. Die Kohlrabiknollen, Möhre und Ingwer schälen. Kohlrabi und Möhre auf der Gemüsereibe grob raspeln, den Ingwer fein reiben. Den Sellerie waschen, entfädeln und in feine Scheiben hobeln. Petersilie und Schnittlauch waschen und trocken schütteln, die Petersilienblätter abzupfen und fein hacken, den Schnittlauch in feine Röllchen schneiden.

3 Ingwer, Orangen- und Zitronensaft, Zitronenschale, Ahornsirup und Nussöl in einer Schüssel mit je 1 Prise Salz und Pfeffer verquirlen. Kohlrabi, Möhre und Sellerie darin marinieren. Zuletzt die Kohlrabiblätter sowie die Kräuter unterheben.

4 Zum Servieren den Kohlrabisalat auf Schalen verteilen und mit den gerösteten Mandeln bestreuen. Wer möchte, mischt noch 1 Handvoll halbierte Blaubeeren unter den Salat – das schmeckt außergewöhnlich gut! Aus diesem Snack wird im Nu ein kleines Gericht, wenn man einen schönen Frischkäse oder einen würzig abgeschmeckten Hüttenkäse dazu serviert.

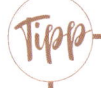 **Tipp**
Mandeln sind ein absolutes Superfood: Sie enthalten pflanzliches Eiweiß, gesunde ungesättigte Fettsäuren und wirken darüber im Körper basenbildend. Wow!

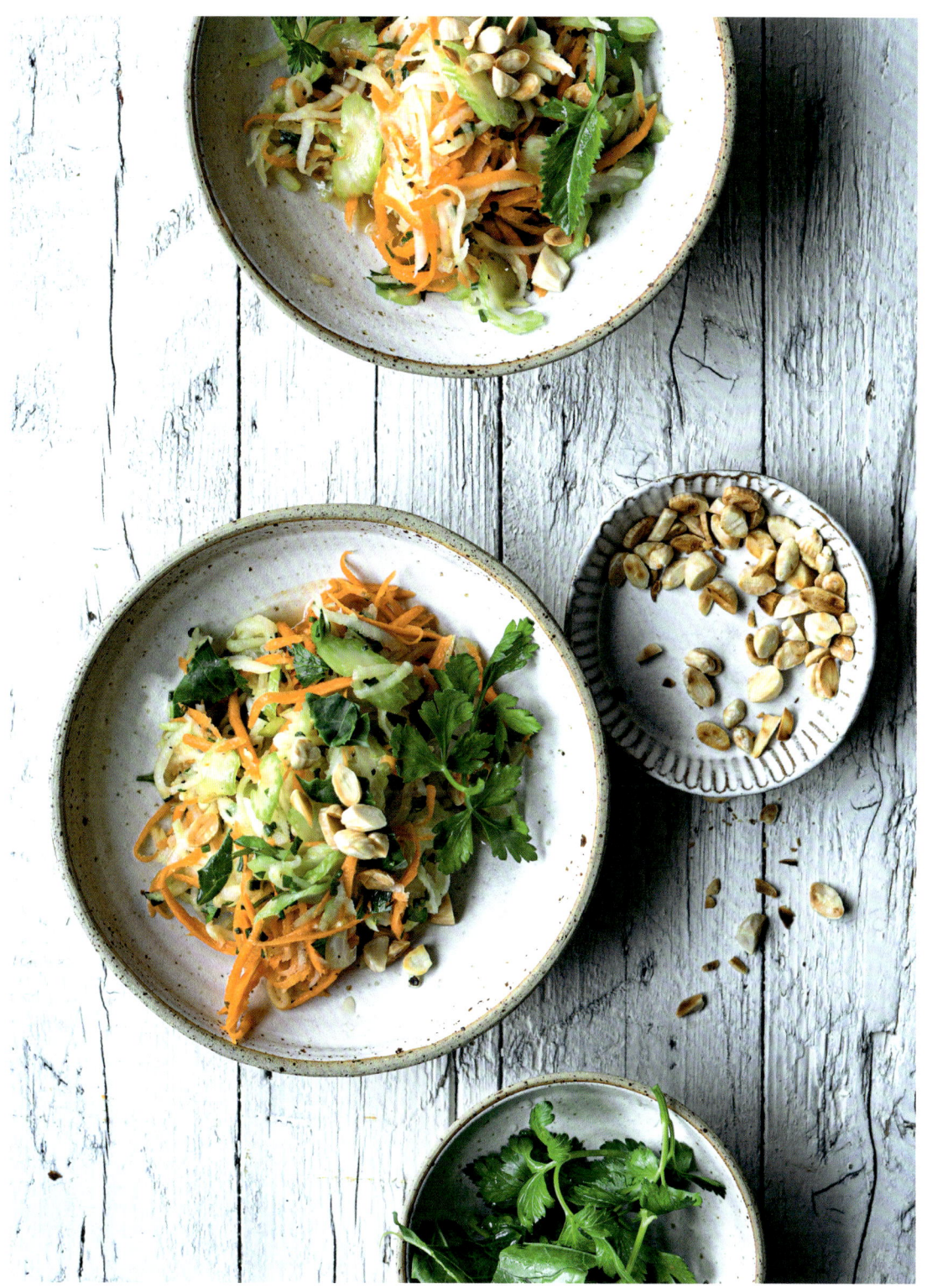

Kichererbsen-Cracker mit Quarkdip

  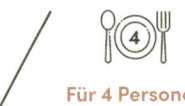

Für 4 Personen

16 g EW, 9 g F,
19 g KH, 5 g BST

Pro Portion ca. 235 kcal

ZUTATEN

Für die Chips:
300 g Kichererbsen
(aus dem Glas)
1 Rote Bete
(vorgegart und vakuumiert)
1 Schuss naturtrüber Apfelsaft
(nach Bedarf etwas mehr)
1 Spritzer Zitronensaft
½ TL Baharat
(arab. Gewürzmischung)
½ TL edelsüßes Paprikapulver
Salz, Pfeffer aus der Mühle
1–2 EL helle Sesamsamen

Für den Dip:
2 Schalotten
1 Knoblauchzehe
2 EL Olivenöl
½ Bund Petersilie
3 Stiele Dill
½ Bund Schnittlauch
250 g Magerquark
1 Schuss Mineralwasser
(mit Kohlensäure)
1 Spritzer Zitronensaft
½ TL Baharat
Salz, Pfeffer aus der Mühle

1 Für die Chips den Backofen auf 60 °C (Umluft) vorheizen. Die Kichererbsen in einem Sieb abbrausen und abtropfen lassen. Die Rote Bete trocken tupfen. Beides mit Apfelsaft, Zitronensaft, Baharat, Paprikapulver, je 1 Prise Salz und Pfeffer im Standmixer cremig pürieren. Falls nötig, etwas mehr Saft dazugeben. Mit Salz und Pfeffer abschmecken.

2 Die Masse auf einer Silikon-Backmatte oder einem Bogen Backpapier 1 bis 2 mm dünn ausstreichen und mit Sesam bestreuen. Backmatte oder -papier auf ein Backblech ziehen und die Masse im Ofen auf der mittleren Schiene 1 bis 2 Stunden trocknen lassen (alternativ im Dörrgerät trocknen). Herausnehmen und auf der Backmatte vollständig abkühlen lassen.

3 Inzwischen für den Dip Schalotten und Knoblauch schälen, fein würfeln und in einer Pfanne im Öl andünsten. Vom Herd ziehen und abkühlen lassen. Petersilie, Dill und Schnittlauch waschen und trocken schütteln, von Petersilie und Dill die Blätter bzw. Spitzen abzupfen und samt Stielen fein hacken, den Schnittlauch in feine Röllchen schneiden.

4 Quark und Mineralwasser in einer Rührschüssel mit den Quirlen des Handrührgeräts cremig aufschlagen. Schalotten-Mix samt Öl, Kräutern, Zitronensaft und Baharat untermischen und den Dip mit Salz und Pfeffer abschmecken.

5 Zum Servieren die Kichererbsenplatte in mundgerechte Cracker brechen und in eine Schale geben. Den Quarkdip zum Dippen dazu reichen.

Tipp

Anstelle von Sesam kannst du die Masse auch mit anderen Kernen und Körnern oder beispielsweise mit grobem Pfeffer bestreuen.

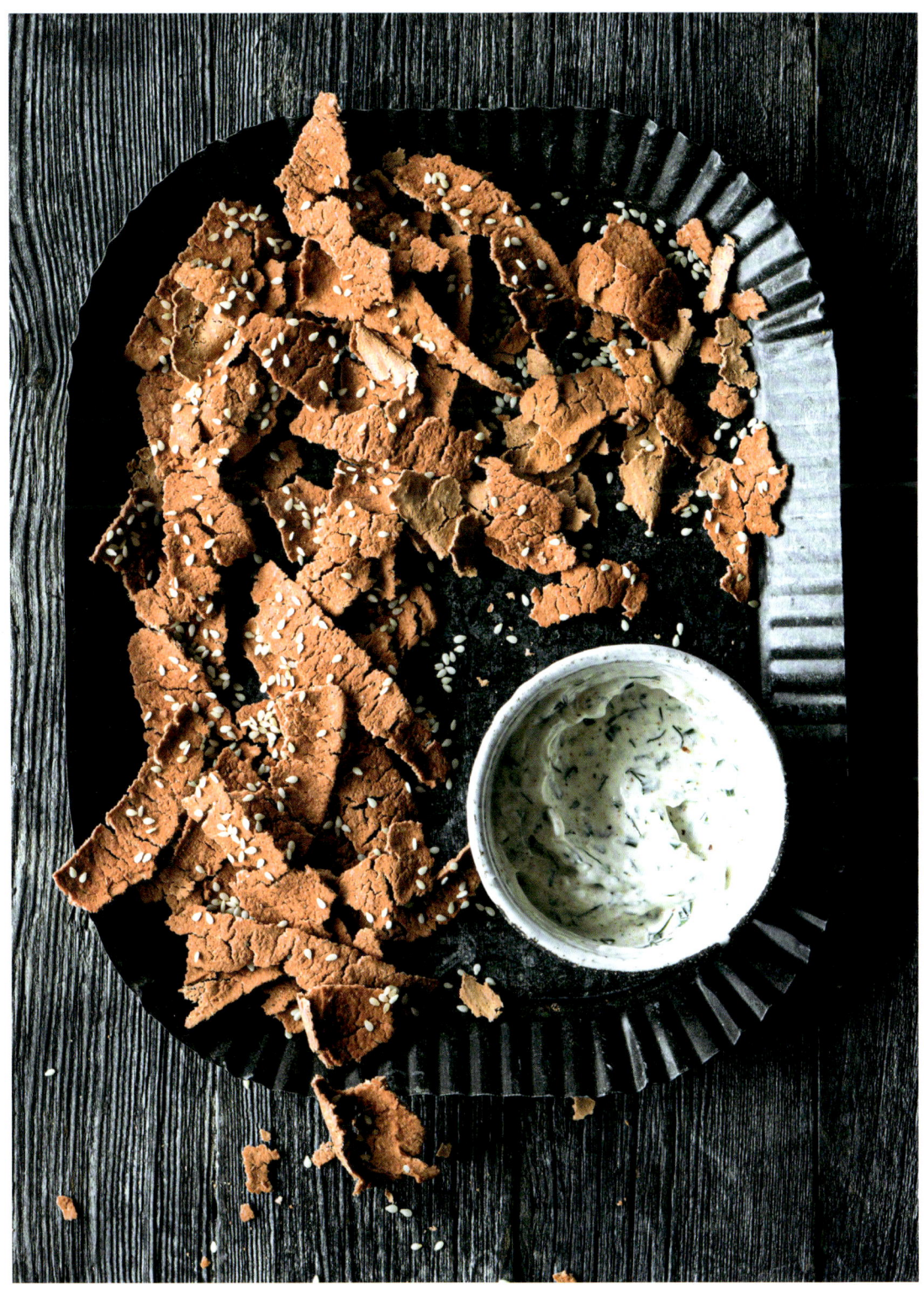

Veganes Quittenbrot

  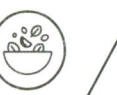

Für 1 Blech (10 Portionen)

0 g EW, 2 g F,
16 g KH, 5 g BST
Pro Portion ca. 100 kcal

ZUTATEN

1 kg reife Quitten
1 Vanilleschote
2 EL kalt gepresstes Rapsöl
100 ml Ahornsirup
200–300 ml Apfelsaft
1–2 Sternanise
1 Zimtstange

1 Den Backofen auf 120 °C vorheizen. Die Quitten schälen und samt Kerngehäuse grob würfeln. Die Vanilleschote längs aufschneiden und das Mark herauskratzen. Die Quitten in einem Bräter (mit Deckel) im Öl kurz andünsten, mit dem Ahornsirup übergießen und leicht karamellisieren. Dann mit 200 ml Apfelsaft ablöschen und Sternanise, Zimtstange, Vanillemark und -schote dazugeben. Alles einmal aufkochen und kurz durchziehen lassen.

2 Dann Quitten mit geschlossenem Deckel im Ofen auf der mittleren Schiene etwa 1 Stunde garen. Dabei zwischendrin, falls nötig, mehr Saft dazugießen. Den Bräter aus dem Ofen nehmen, den Ofen nicht ausschalten. Den Schmorsud abgießen (schmeckt super als Saftschorle). Die Quitten kurz offen abkühlen lassen, dann durch ein feines Sieb streichen (alternativ durch die Passiermühle), die Kerngehäuse entfernen.

3 Das Quittenpüree glatt rühren. Ein Backblech mit einer Silikon-Backmatte belegen und das Püree darauf 1 bis 1½ cm hoch verstreichen. Quittenmasse im Ofen auf der mittleren Schiene etwa 30 Minuten trocknen lassen. Herausnehmen, mit einem Blatt Backpapier belegen und mit einem Zahnstocher in gleichmäßigem Abstand Löcher hineinstechen. Quittenbrot im Ofen noch 1½ bis 2 Stunden trocknen lassen.

4 Dann herausnehmen und auf dem Blech abkühlen lassen – dabei wird die Konsistenz fest. Zum Essen das vollständig abgekühlte Quittenbrot in 1 x 2 cm große Rechtecke schneiden.

 Tipp

Zuckerschnuten wenden die Quittenbrotstücke noch in einer Puderzucker-Stärke-Mischung (Verhältnis 1:1). Die Speisestärke bindet dabei die im Brot enthaltene Restfeuchtigkeit. Wenn du es würzig magst, einfach etwas geriebenen Ingwer mitschmoren.

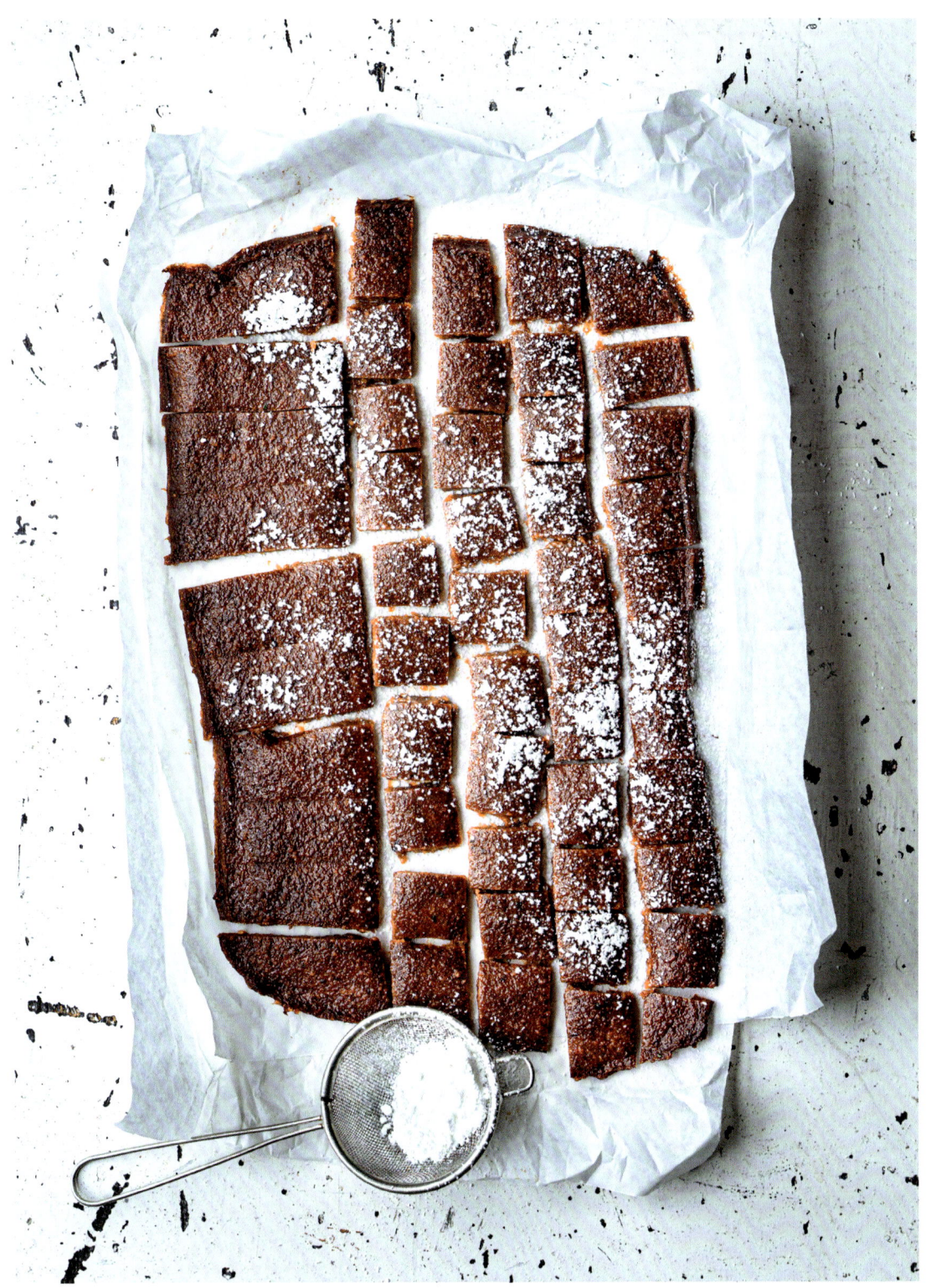

Bananenbrot mit Quark und Beeren

  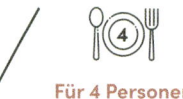

Für 4 Personen

16 g EW, 15 g F,
33 g KH, 7 g BST

Pro Portion ca. 350 kcal

ZUTATEN

Für das Bananenbrot:
Kokosöl für die Form
4 Bananen
2 Eier (Größe M)
50 g Apfelkraut
4 EL natives Kokosöl
150 g Dinkelmehl (Type 1050)
1 gestr. TL Backpulver
100 g Mandelgrieß
(gemahlene Mandeln)

Außerdem:
250 g Magerquark
1 Schuss Mineralwasser
(mit Kohlensäure; ca. 50 ml)
1 Msp. Vanillemark
2 TL Ahornsirup
200 g Blaubeeren

1 Für das Bananenbrot den Backofen auf 160 °C (Umluft) vorheizen. Eine Kastenform (ca. 25 cm Länge) leicht einfetten.

2 Die Bananen schälen und mit einer Gabel zerdrücken. Die Eier in einer Rührschüssel mit den Quirlen des Handrührgeräts schaumig aufschlagen. Apfelkraut, Bananenmus und Öl dazugeben und alles gut unterrühren. Mehl und Backpulver mischen, dann mit dem Mandelgrieß nach und nach unter den Bananenteig heben.

3 Den Teig gleichmäßig in der Form verteilen und im Ofen auf der mittleren Schiene etwa 45 Minuten backen. Herausnehmen und auf einem Kuchengitter abkühlen lassen. Zum Weiterverarbeiten in 16 Scheiben schneiden. Übriges Bananenbrot hält sich im Kühlschrank 4 bis 5 Tage – alternativ in Scheiben geschnitten einfrieren.

4 Für den Snack 4 Bananenbrotscheiben nach Belieben im Toaster kurz anrösten. Den Quark mit Mineralwasser, Vanillemark und Ahornsirup mit den Quirlen des Handrührgeräts cremig aufschlagen. Nach Belieben mit mehr Ahornsirup und 1 Spritzer Zitronensaft abschmecken. Die Beeren verlesen, waschen und trocken tupfen. Ein Drittel zum Garnieren beiseitestellen, den Rest mit einer Gabel grob zerdrücken.

5 Zum Servieren die Bananenbrotscheiben erst mit dem aufgeschlagenen Quark, dann mit den zerdrückten Blaubeeren bestreichen und mit den restlichen Blaubeeren bestreuen.

Tipp

Wer will, kann noch 1 Handvoll grob gehackte Nüsse nach Wahl unter den Teig mischen.

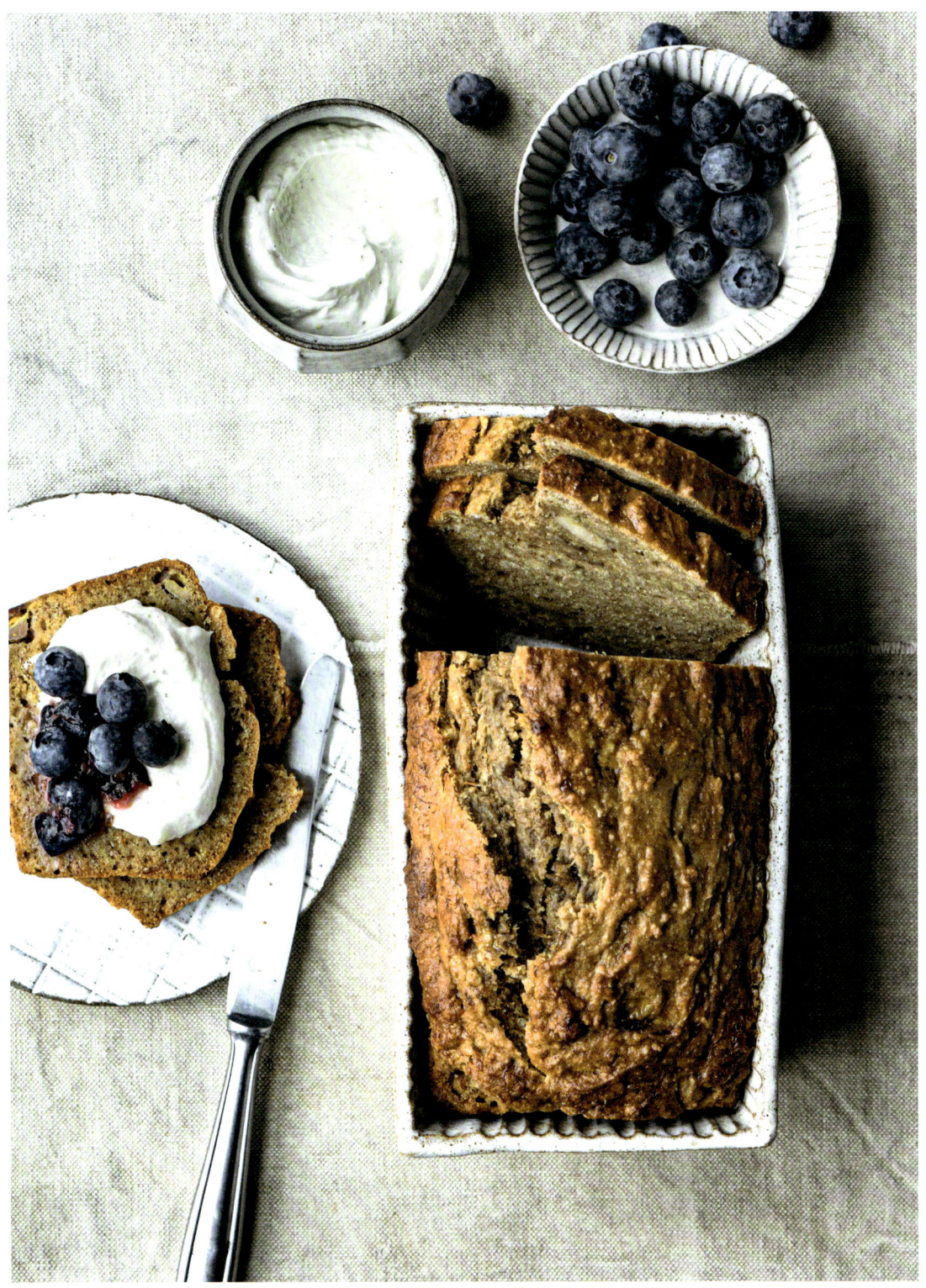

Schoko-Nuss-Riegel mit Amarant-Pops

  /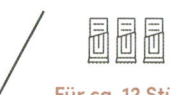

Für ca. 12 Stück

3 g EW, 8 g F,
10 g KH, 1 g BST

Pro Stück ca. 125 kcal

ZUTATEN

50 g vegane Zartbitterschokolade
50 g Kakaobutter
(aus dem Bioladen)
1 TL Kakaopulver (entölt)
ausgekratztes Mark
von 1 Vanilleschote
50 g Ahornsirup
80 g gepuffter Amarant
2 EL Leinsamen
4 EL gehackte Nüsse
(z. B. Cashew-, Haselnüsse
oder Mandeln)
Salzflocken

1 Die Schokolade grob hacken und mit der Kakaobutter in einer Metallschüssel über dem heißen Wasserbad unter Rühren schmelzen. Kakaopulver, Vanillemark und Ahornsirup dazugeben und untermischen. Anschließend Amarant-Pops, Leinsamen und Nüsse mit einem Teigschaber zügig unterheben. (Achtung: Die Masse darf nicht zu stark abkühlen!)

2 Die Masse zwischen zwei Lagen Backpapier etwa 2 cm dick zu einem Rechteck (ca. 20 x 24 cm Größe) ausrollen. Das obere Backpapier abziehen, die Platte mit einem Hauch Salzflocken bestreuen und abkühlen lassen, bis Schokolade und Kakaobutter wieder fest sind.

3 Anschließend die Schoko-Nuss-Platte mit einem scharfen Sägemesser in 12 Riegel (à ca. 4 x 10 cm) schneiden. In einer Box luftdicht verschlossen sind sie 2 bis 3 Wochen haltbar.

Tipp

Anstelle von Amarant kannst du auch gepuffte Hirse oder Quinoa verwenden. Statt Salzflocken sehen genauso helle Sesamsamen oder rohe Kakao-Nibs (aus dem Bioladen) super auf der Schokolade aus. Wichtig: Wenn du die Salzflocken ersetzt, solltest du zur geschmacklichen Abrundung unbedingt 1 Prise Salz in die Schokomasse geben.

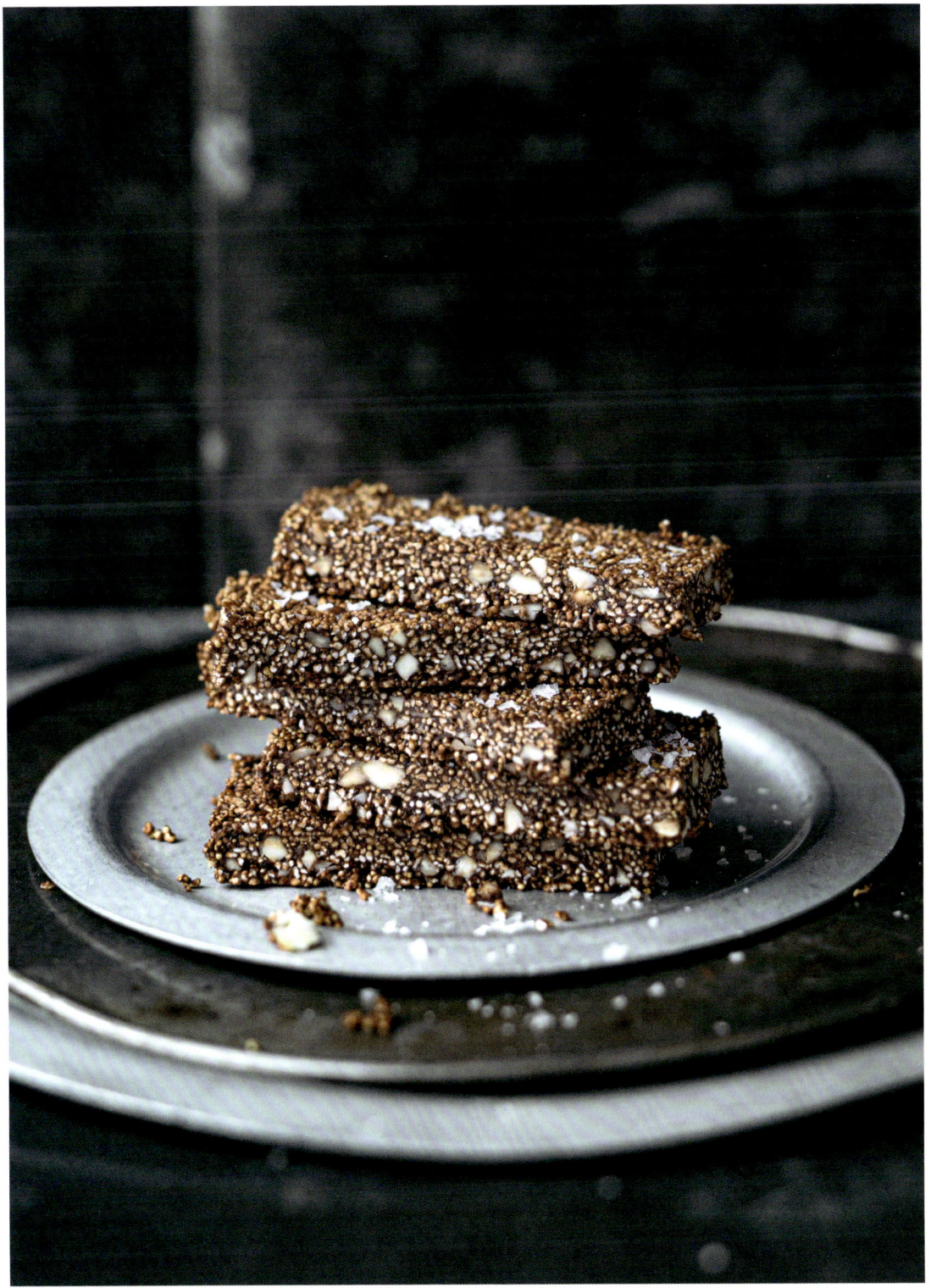

Dattel-Energy-Bällchen

   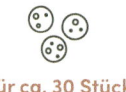

Für ca. 30 Stück

3 g EW, 9 g F,
5 g KH, 2 g BST

Pro Stück ca. 115 kcal

ZUTATEN

200 g getr. Datteln
200 g Mandelgrieß
(gemahlene Mandeln)
200 g Haselnussgrieß
1 TL Kakaopulver (entölt)
ausgekratztes Mark
von 1 Vanilleschote
2 TL Mandelöl
4 EL geröstete helle Sesamsamen

1 Die Datteln halbieren und entsteinen. Beide Grießsorten am besten portionsweise in einer Pfanne ohne Fett unter Wenden hell rösten. Herausnehmen und abkühlen lassen.

2 Die Datteln im Standmixer fein pürieren. Kakao, Vanillemark, Mandelöl, Mandel- und Haselnussgrieß dazugeben und auf mittlerer Stufe untermixen. Die Masse sollte eine marzipanähnliche Konsistenz aufweisen. Ist sie zu fest, noch etwas naturtrüben Apfelsaft dazugeben. Falls sie noch zu weich ist, etwas mehr Grieß untermischen. Die Festigkeit hängt letztendlich von der Restfeuchtigkeit der Datteln ab.

3 Aus der Dattelmasse mit einem Löffel 30 kleine Portionen abstechen und jede Portion mit den Händen zu einem walnussgroßen Bällchen formen. Die Bällchen rundum in den Sesamsamen wälzen und auf Backpapier kurz ruhen lassen.

4 Die Bällchen in eine Vorratsbox einschichten, dabei jede Schicht mit einem Bogen Backpapier abdecken, damit die Bällchen nicht zusammenkleben. So aufbewahrt halten sich die Dattel-Energy-Bällchen einige Wochen.

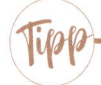 Tipp

Die Bällchen sind das perfekte Brainfood für unterwegs und liefern genug Energie, wenn man unterzuckert ist. Wer mag und nicht auf Kalorien achtet, überzieht die Bällchen mit weißer Schokolade und wälzt sie noch in gerösteten Kokosraspeln.

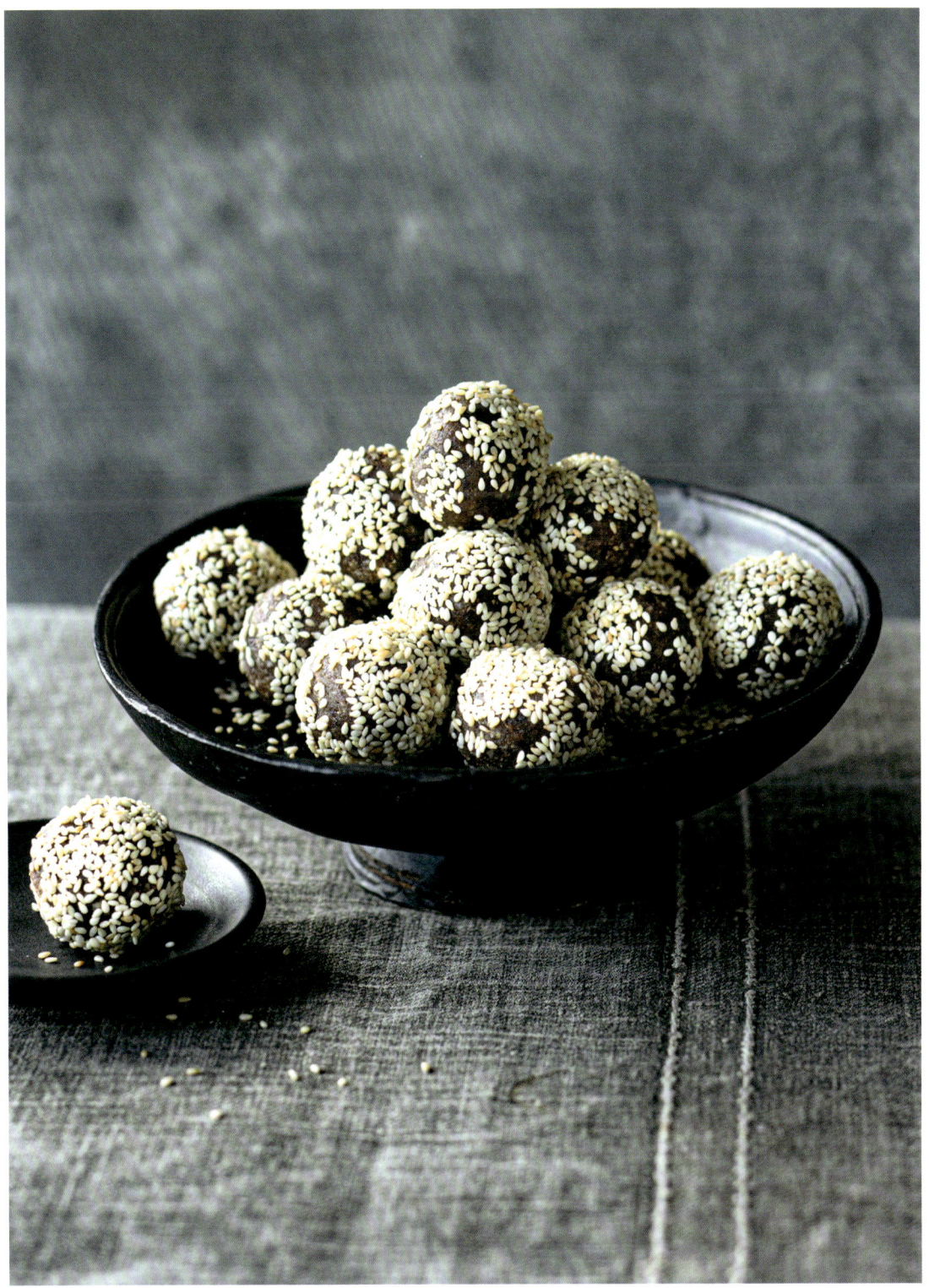

Topinamburchips

   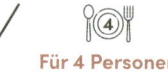

Für 4 Personen

10 g EW, 10 g F, 16 g KH, 48 g BST
Pro Portion ca. 295 kcal

ZUTATEN
8 kleine Topinamburknollen
3–4 EL Olivenöl
Salz

1 Die Knollen gründlich waschen, trocken tupfen und samt Schale auf der Gemüsereibe in feine Scheiben hobeln.

2 Den Boden einer beschichteten Pfanne mit Olivenöl bedecken und die Chips darin portionsweise 1 bis 2 Minuten goldbraun backen, dabei mit einem Holzspatel wenden.

3 Sobald die Chips anfangen, von außen nach innen zu bräunen – oft bleibt innen ein heller Fleck –, herausnehmen, auf Küchenpapier abtropfen lassen und sofort leicht salzen. Die Chips pur oder mit Kräuterquark zum Dippen snacken oder als Garnitur auf einem Hauptgericht servieren.

Sour-Cream-Kartoffelchips

  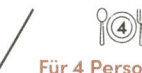

Für 4 Personen

3 g EW, 11 g F, 15 g KH, 1 g BST
Pro Portion ca. 175 kcal

ZUTATEN
400 g mehligkochende Kartoffeln
Salz
2 EL Sweet Chili Sauce
(siehe Seite 95)
1 EL Sesamöl
150 g saure Sahne
Pfeffer aus der Mühle
1–2 EL helle Sesamsamen

1 Die Kartoffeln putzen, schälen, würfeln und in Salzwasser bei mittlerer Hitze etwa 20 Minuten weich garen. Inzwischen den Backofen auf 80 °C (Umluft) vorheizen. Die Kartoffeln abgießen und gründlich ausdampfen lassen. Anschließend in einen leistungsfähigen Standmixer füllen und mit Chilisauce, Sesamöl und saurer Sahne auf mittlerer Stufe fein pürieren. Die Masse mit Salz und Pfeffer würzen.

2 Ein Backblech mit einer Silikon-Backmatte belegen und die Masse darauf 1 bis 2 mm dünn verstreichen. Mit Sesam bestreuen und im Ofen auf der mittleren Schiene 2 bis 3 Stunden trocknen lassen. Dabei die Backofentür einen Spalt breit geöffnet lassen (dafür einen Holzlöffel in die Öffnung schieben), damit die Feuchtigkeit entweichen kann. Herausnehmen und auf der Backmatte vollständig abkühlen lassen. Zum Essen in Stücke brechen, die Chips sind ein herrlicher Snack.

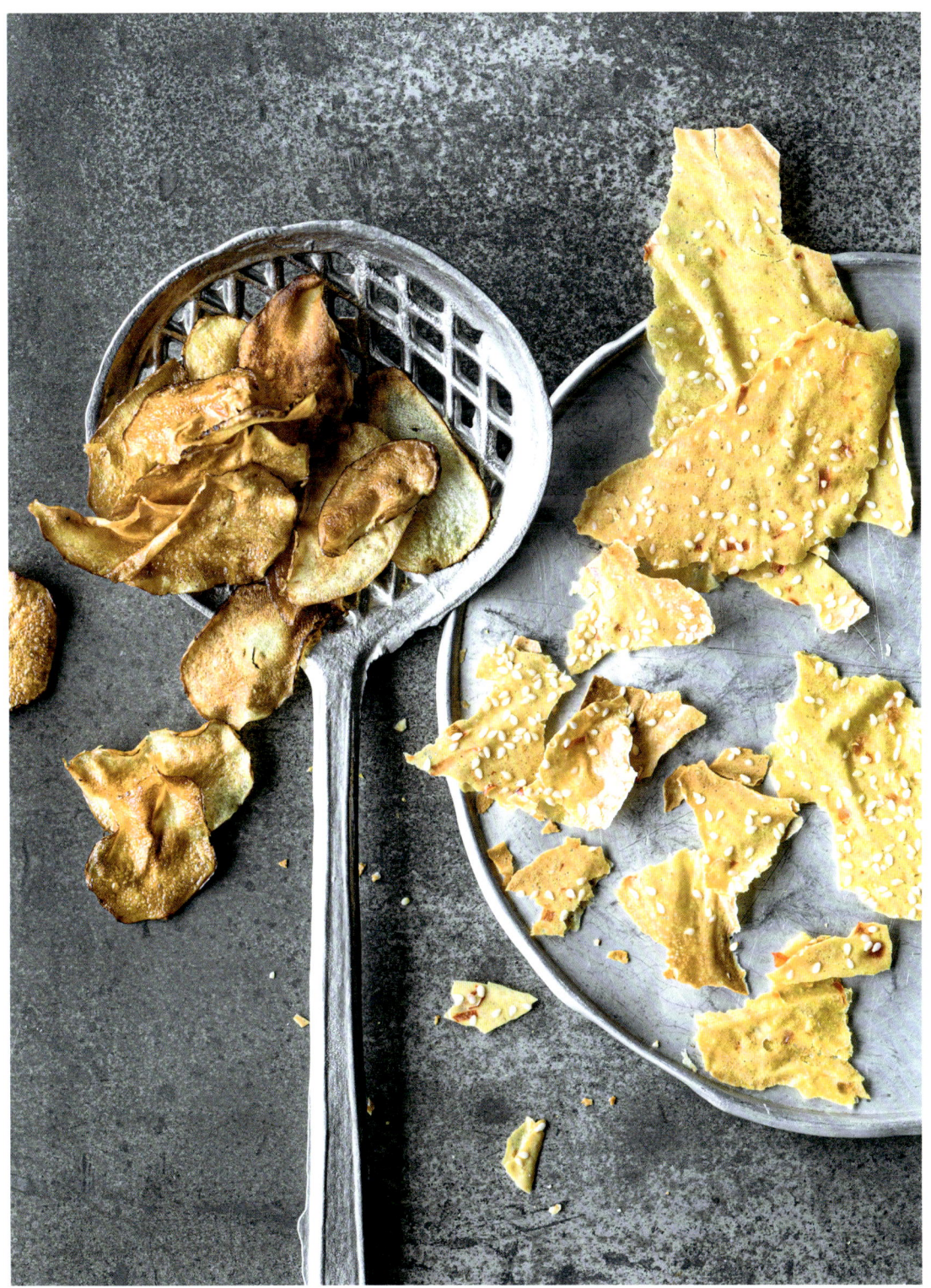

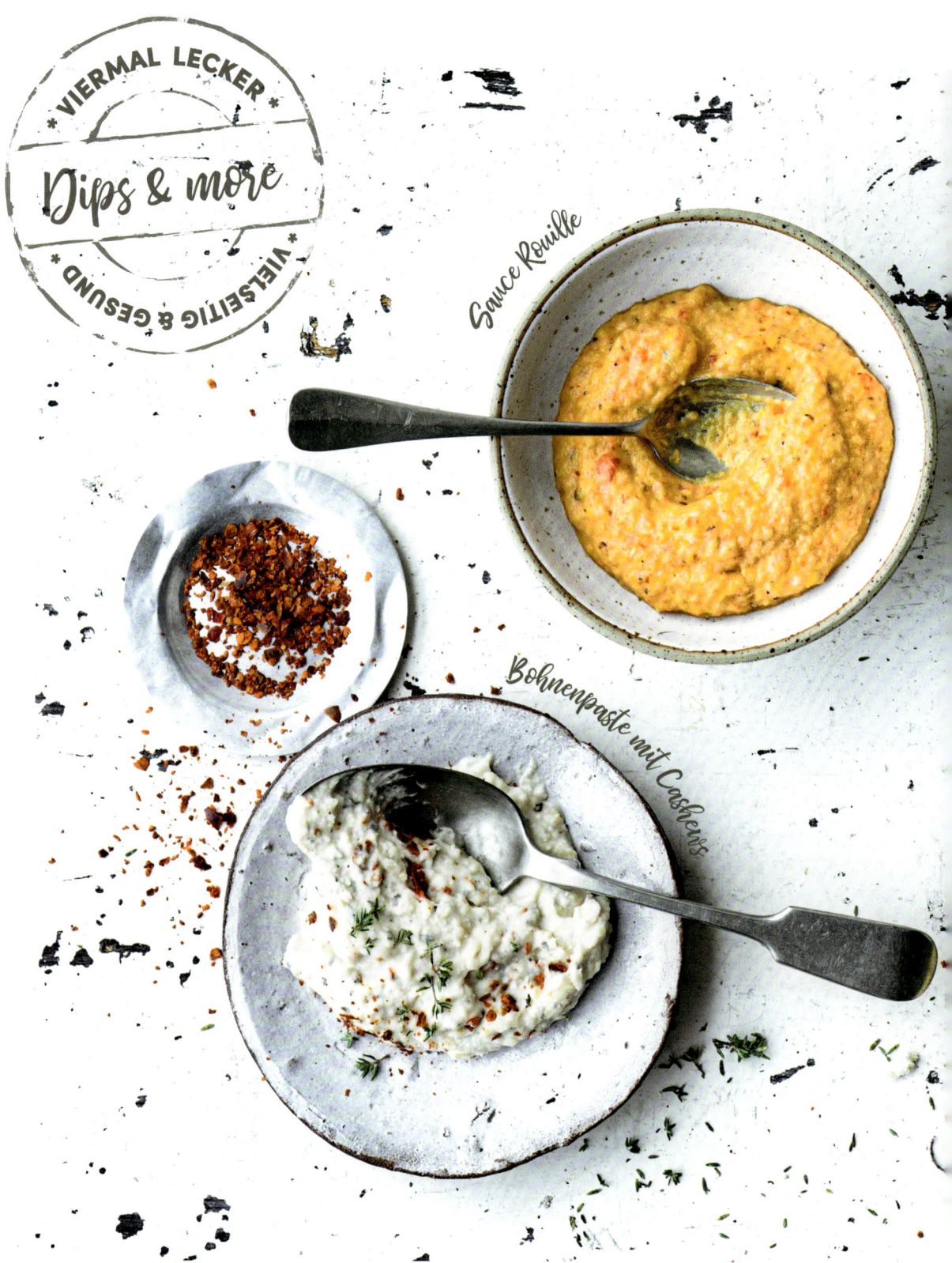

Sauce Rouille

Bohnenpaste mit Cashews

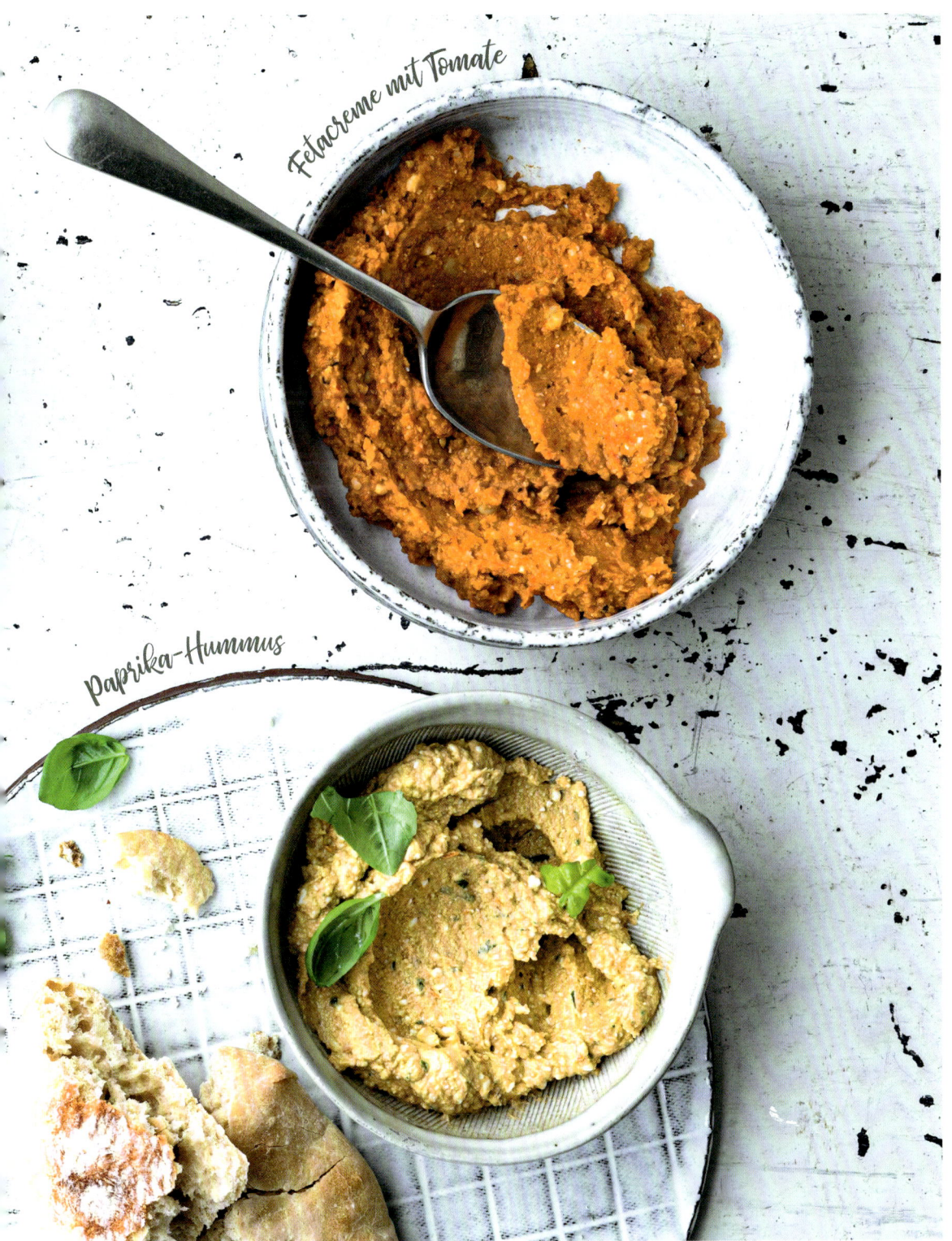

Fetacreme mit Tomate

Paprika-Hummus

Sauce Rouille

  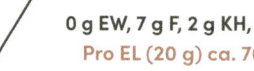

Für ca. 400 g

0 g EW, 7 g F, 2 g KH, 0 g BST
Pro EL (20 g) ca. 70 kcal

ZUTATEN

2–3 gegarte Pellkartoffeln
(vom Vortag; ca. 180 g)
1 rote Chilischote, ½ rote Zwiebel
4–5 Knoblauchzehen
1 gehäutete rote Grillpaprikaschote
(ca. 50 g; oder selbst gemacht,
siehe Seite 143)
1 Eigelb (Größe M)
abgeriebene Schale und
Saft von ½ Bio-Zitrone
¼ TL Safranfäden
Salz, Pfeffer aus der Mühle
100–150 ml Olivenöl

Die Kartoffeln pellen. Die Chili längs halbieren, putzen, waschen und klein schneiden. Zwiebel und Knoblauch schälen und fein würfeln. Kartoffeln, Chili, Zwiebel und Knoblauch mit Paprika, Eigelb, Zitronenschale und -saft, Safran sowie je 1 Prise Salz und Pfeffer in einem leistungsfähigen Standmixer auf mittlerer bis hoher Stufe glatt pürieren. Das Öl langsam dazufließen lassen und alles zu einer homogenen Masse fertig mixen. Die Sauce Rouille schmeckt klassisch zu einer Bouillabaisse, aber auch zu anderen Fischgerichten. Sie ist im Kühlschrank abgedeckt 3 bis 4 Tage haltbar.

Bohnenpaste mit Cashews

Für ca. 360 g

3 g EW, 4 g F, 5 g KH, 3 g BST
Pro EL (20 g) ca. 75 kcal

ZUTATEN

200 g weiße Bohnen
1 TL Backpulver
1–2 Knoblauchzehen
2 Zweige Thymian
2–3 EL Cashewkerne
6 EL Olivenöl
50 ml veganer Apfel-Balsamessig
2–3 TL Ahornsirup
Salz, Pfeffer aus der Mühle

Am Vorabend die Bohnen in einer Schüssel mit kaltem Wasser bedecken und über Nacht einweichen. Am nächsten Tag in ein Sieb abgießen, abbrausen und in einem Topf mit frischem Wasser bedecken. Das Backpulver dazugeben, die Bohnen aufkochen und bei mittlerer Hitze 45 bis 60 Minuten weich garen. Dabei die Trübstoffe mit einem Schaumlöffel immer wieder abschöpfen. Anschließend 2 bis 3 Kellen Kochflüssigkeit abnehmen und beiseitestellen, die Bohnen in ein Sieb abgießen und abtropfen lassen. Den Knoblauch schälen und in Stücke schneiden. Thymian waschen, trocken schütteln und die Blätter abzupfen. Bohnen, Knoblauch, Thymian, Cashewkerne, Öl, Essig, Ahornsirup, 1 Msp. Chilipulver (nach Belieben) sowie je 1 Prise Salz und Pfeffer im Standmixer auf hoher Stufe kräftig pürieren. Falls nötig, etwas abgenommener Kochflüssigkeit untermischen. Die Paste mit mehr Essig, Chilipulver, Salz und Pfeffer abschmecken.

Fetacreme mit Tomate

  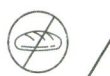

Für ca. 300 g

2 g EW, 5 g F, 0 g KH, 0 g BST
Pro EL (20 g) ca. 55 kcal

ZUTATEN
½ **Bund Basilikum**
50 ml passierte Tomaten
(aus dem Glas)
200 g Feta (Schafskäse)
1–2 TL Pinienkerne
2 EL Olivenöl
1 Msp. Chilipulver
Salz, Pfeffer aus der Mühle

Das Basilikum waschen, trocken schütteln und die Blätter abzupfen. Mit dem Tomatenpüree in einem leistungsfähigen Standmixer auf mittlerer Stufe fein pürieren. Feta, Pinienkerne, Öl, Chilipulver sowie je 1 Prise Salz und Pfeffer dazugeben und alles nochmals fein durchmixen. (Wer mag, röstet die Pinienkerne vorher noch in einer beschichteten Pfanne ohne Fett kurz an.) Die Fetacreme nach Belieben mit mehr Salz und Pfeffer abschmecken. Sie ist im Kühlschrank abgedeckt 3 bis 4 Tage haltbar und passt zu geröstetem Brot genauso wie zu gegrilltem Fleisch und Gemüse.

Paprika-Hummus

Für ca. 700 g

1 g EW, 1 g F, 2 g KH, 1 g BST
Pro EL (20 g) ca. 25 kcal

ZUTATEN
2 rote Paprikaschoten
2–3 Knoblauchzehen
300 g Kichererbsen
(aus dem Glas)
2–3 EL Cashewkerne
1–2 TL gemahlener Kreuzkümmel
2 TL edelsüßes Paprikapulver
1–2 Msp. Chilipulver
2–4 EL Olivenöl
Saft von 1 Zitrone
Salz, Pfeffer aus der Mühle

Den Backofen auf 220 °C vorheizen. Ein Backblech mit Backpapier belegen. Die Paprika halbieren, entkernen und waschen. Die Stücke mit der Hautseite nach oben auf dem Blech verteilen und im Ofen auf der mittleren Schiene 30 bis 35 Minuten rösten, bis sich die Haut dunkel färbt und Blasen wirft. Aus dem Ofen nehmen, auf dem Blech mit einem feuchten Küchenhandtuch abdecken und leicht abkühlen lassen. Die Haut der Schoten abziehen. Gehäutete Paprika, geschälten Knoblauch, abgetropfte Kichererbsen, Cashewkerne, Kreuzkümmel, Paprika- und Chilipulver und Öl in einem leistungsfähigen Standmixer auf hoher Stufe feincremig pürieren. Den Hummus mit Zitronensaft, Salz und Pfeffer würzen. Er passt zu geröstetem Brot oder zu den Lammspießen von Seite 106.

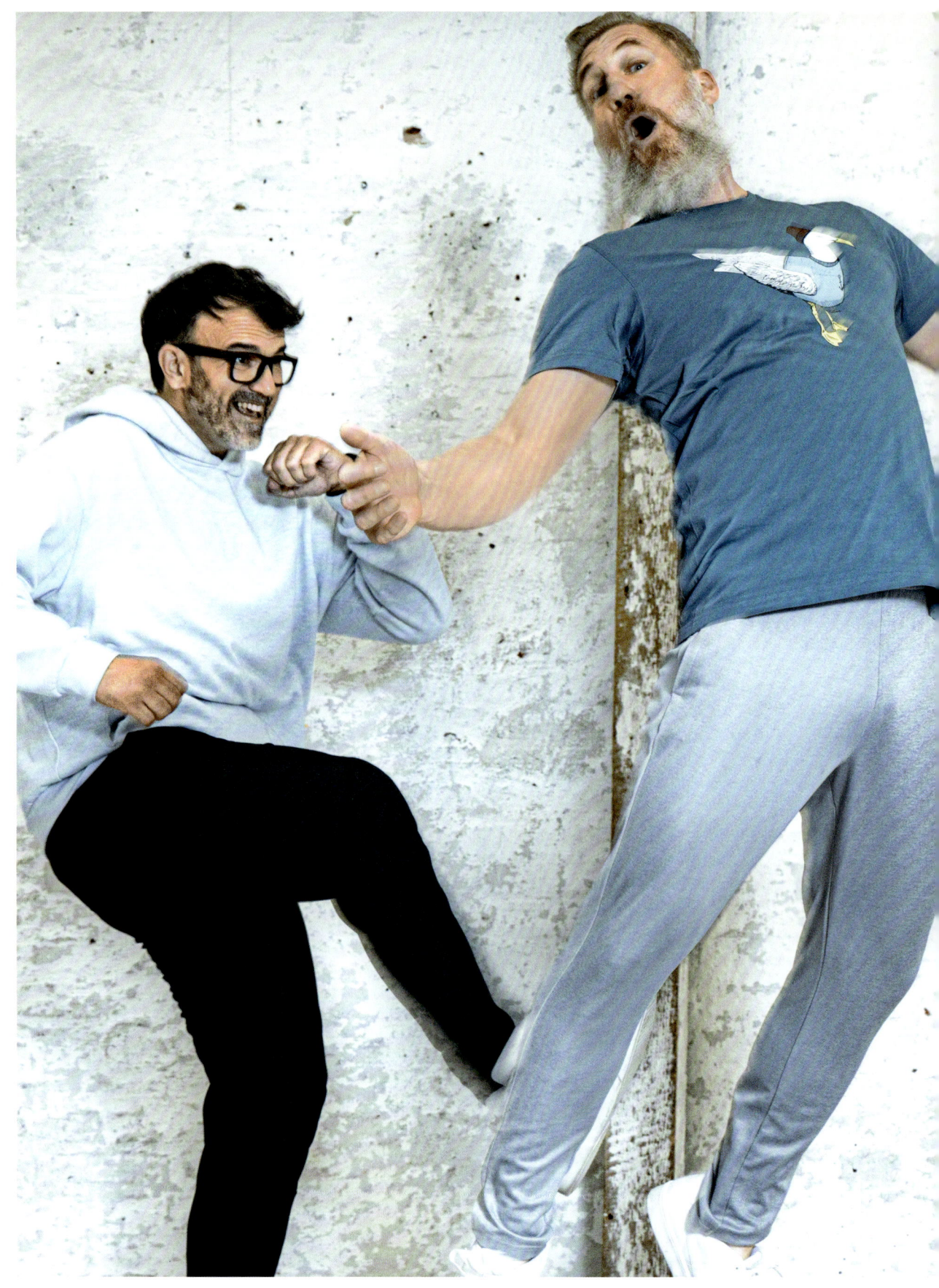

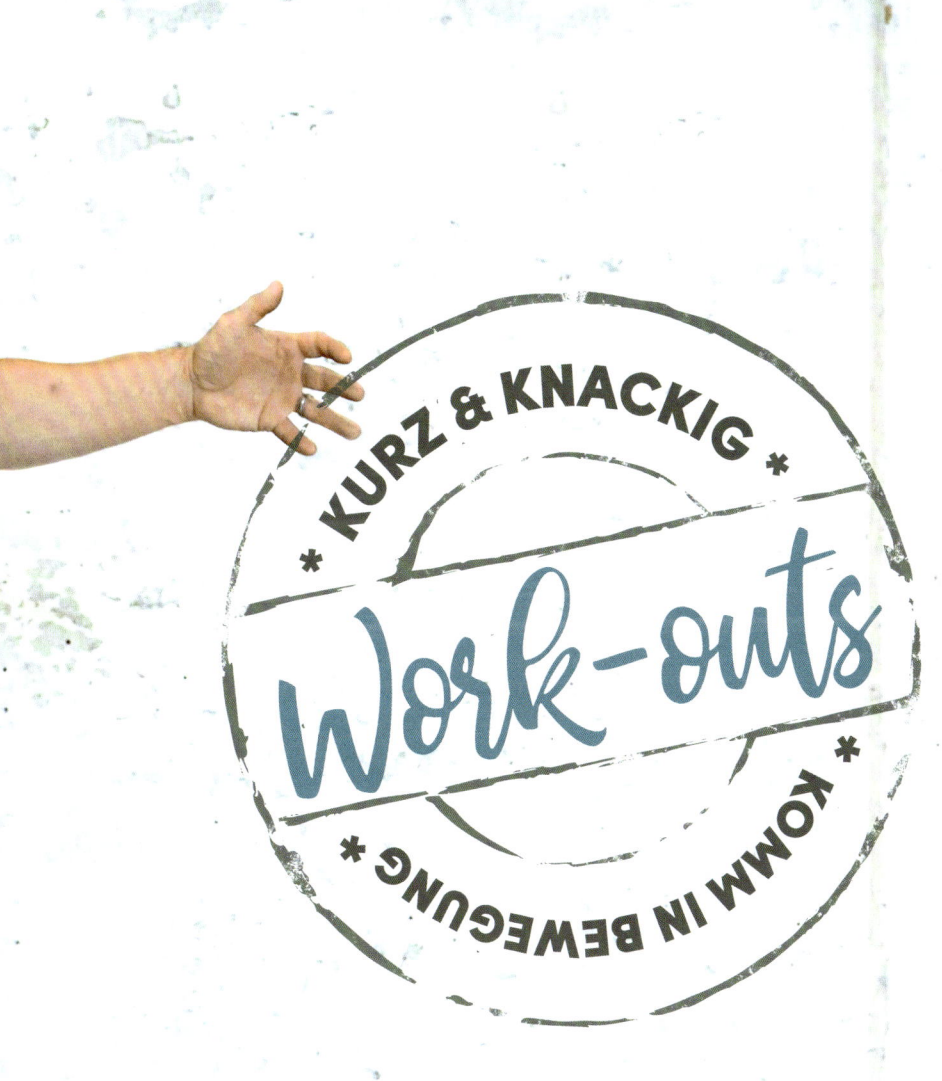

KURZ & KNACKIG

Work-outs

KOMM IN BEWEGUNG

Jetzt ist Schluss mit Ausreden und Aufschieben. Für ein genial gesundes Leben kommst du mit dem Revierdoc um Bewegung nicht herum. Gleichgültig, welchen Sport du betreibst, du brauchst immer eine solide Grundfitness und eine starke Körpermitte. Beides kannst du dir mit wenig Aufwand aneignen.

Fit in vier Zirkeln

Ausdauer, Kraft, Beweglichkeit und ein Ausgleich zum vielen Sitzen: Um gesund Sport zu treiben, kommt es auf die richtige Mischung an. Du solltest in jedem Bereich über Grundfähigkeiten verfügen, auf die du aufbauen kannst.

Sportlich oder sportlicher zu werden, ist ein prima Vorsatz. Wäre doch klasse, eines Tages ein Top-Athlet zu sein und die Welt (oder zumindest sich selbst, die Mitstreiter aus der Walkinggruppe und persönliche Fans) zu beeindrucken. Wenn du schon einen Lieblingssport hast, kannst du ihn beliebig ausbauen. Schließlich ist es am besten, das zu tun, was einem Spaß macht. Damit dich die Freude an der Bewegung aber auch gesund hält, darfst du nicht vergessen, dass du für fast jeden Sport ein Grundlagentraining brauchst, das dich ganzheitlich fordert.

GESAMTFITNESS IM BLICK BEHALTEN

Es ist zwar super, wenn du ein echter Kraftprotz bist, möglicherweise hast du aber trotzdem oft Schmerzen, weil du deine Muskeln nicht dehnst. Du kannst tolle Sprints hinlegen, überlastest aber beim Laufen ständig deine Gelenke, weil du die Muskeln drumherum nicht stärkst oder Fehlhaltungen nicht ausgleichst. Wenn du in der Lage bist, dich zirkusreif zu verbiegen, ist das zwar eindrucksvoll anzusehen, verhilft dir aber nicht zu mehr Ausdauer. Deshalb solltest du deine Gesamtfitness im Blick behalten und beim Training auf die perfekte Mischung achten. Dabei stehen die Fähigkeiten Kraft, Ausdauer und Beweglichkeit im Vordergrund.

MIT KRAFTTRAINING GESUND BLEIBEN

Mit dem Alter wird es immer wichtiger, Muskeln aufzubauen und die Knochendichte zu erhalten. Wenn du nichts tust, verlierst du deine Muskeln von ganz allein. Und das zählt mittlerweile zu den größten gesundheitlichen Risikofaktoren für chro-

nische Krankheiten wie Diabetes, Demenz, Herzinfarkt oder Schlaganfall. Auch die Gefahr von Stürzen, Knochenbrüchen, Gebrechlichkeit und Pflegebedürftigkeit steigt, weil die Knochendichte durch Bewegungsmangel nachlässt. Nicht zu vergessen: Muskeln sind Fettkiller und unterstützen die Energieverbrennung. Geeignete Übungen für mehr Kraft findest du im Zirkel auf Seite 152.

AUSDAUER FÜR EIN STARKES HERZ

Durchhalten und nicht gleich aus der Puste kommen – das ist das Ziel des Ausdauertrainings, auch Cardiotraining genannt. Dabei steht das Herz-Kreislauf-System im Mittelpunkt; es soll gezielt gestärkt werden, damit es effektiver arbeitet, der Stoffwechsel in Schwung gebracht und der Organismus belastbarer wird. Dafür kannst du, je nach Fähigkeiten, walken, joggen, schwimmen, Rad fahren oder dich im Fitnessstudio an speziellen Cardiogeräten abarbeiten. Auch Bewegung im Alltag fördert das Durchhalten. Wenn du nicht aus dem Haus kannst oder willst, helfen auch Ausdauerübungen zu Hause (siehe Seite 148). Wichtig ist, dass du langfristig nicht auf der Stelle trittst, sondern dich (ähnlich wie beim Muskelaufbau) langsam steigerst. Das verschafft dir nebenbei Erfolgserlebnisse und dir wird nicht langweilig. Du musst deine Ausdauer nicht übermäßig intensiv trainieren. Hier gilt: mäßig, aber regelmäßig.

BEWEGLICHKEIT GEGEN VERSPANNUNGEN

Du solltest dir nicht gleich die Beine um den Hals schlingen, aber Beweglichkeitstraining hat auch in der Einsteigerversion viele Vorteile. Flexibilität gehört zu den Grundeigenschaften eines gesunden Körpers. Du kannst zum Beispiel mit Yoga oder Pilates Verspannungen, Rücken- und sogar Kopfschmerzen entgegenwirken, verbesserst die Achtsamkeit für deinen Körper und die Selbstdisziplin. Außerdem reduziert regelmäßiges Dehnen die Verletzungsgefahr. Der Schwerpunkt liegt auf der inneren Ruhe, denn Yoga-Übungen werden möglichst lange gehalten. Ein paar einfache Ideen für Einsteiger findest du auf Seite 156.

FITNESS FÜR VIELSITZER

In einem weiteren Zirkel geht es um das Thema Vielsitzer, also um Menschen, die berufs- oder lebensstilbedingt einen Großteil ihres Lebens im Sitzen ohne Bewegungsausgleich verbringen müssen oder wollen. Das hat viele fiese Folgen. Muskeln verkürzen sich oder werden überdehnt. Der Stoffwechsel arbeitet auf Sparflamme, der Kreislauf schwächelt, Blutfettwerte steigen. Magen und Darm arbeiten langsamer, Rücken und Schultern verspannen. Die Durchblutung wird eingeschränkt, sodass Thrombosen entstehen können. Gleichzeitig steigt das Risiko für Zivilisationskrankheiten. Zum Glück bist du im Sitzen nicht zum Nichtstun verdammt. Auf Seite 158 findest du ein paar Übungen, mit denen du deinen Stuhl zum Trainingsgerät machst oder sitzend gegen die Folgen des Zu-viel-Sitzens anarbeitest.

Möglichst lange aktiv bleiben

Turne bis zur Urne. Trabe bis zum Grabe. Dagegen spricht nichts. Du musst es nur schaffen. Jede Lebensphase hat ihre Besonderheiten.

BIS 30 JAHRE: Ob Fußball, Klettern, Inlineskating, Skifahren oder Squash: Jetzt geht noch fast alles. Hormone sorgen für schnellen Muskelaufbau, der Körper kann Sauerstoff effektiv verwerten. Wettkampforientierte Menschen erreichen in diesem Alter meist ihre Bestleistungen und lassen sich damit gut motivieren. Wichtig ist es, einseitige Belastungen zu vermeiden beziehungsweise mit einer guten Muskulatur auf beiden Körperseiten auszugleichen.

BIS 40 JAHRE: In diesem Lebensjahrzehnt fällt das Sich-Aufraffen zunehmend schwerer. Ein- und Aufstieg im Beruf, Familie, Kinder, Hausbau, es gibt andere zeit- und kraftraubende Prioritäten, obwohl noch viel möglich ist. Leistungssportler profitieren jetzt von ihrer Erfahrung. Um dranzubleiben, sind feste Termine und Gruppentraining hilfreich. Idealerweise verbindest du Bewegung mit Entspannung.

BIS 50 JAHRE: In der Lebensmitte merken wir es deutlich: Der Stoffwechsel wird langsamer, der Anteil des Fettgewebes steigt und die Muskulatur wird schwächer, wenn wir nicht ständig gegenhalten. Wer sich zu wenig bewegt, bekommt Schmerzen. Wer aktiv bleibt, kann Alterungsprozesse noch gut aufhalten.

BIS 65 JAHRE UND MEHR: Bei den meisten machen sich spätestens jetzt körperliche Beschwerden bemerkbar. Knochen und Gelenkknorpel nutzen sich zunehmend ab. Männer und Frauen haben mit hormonellen Umstellungen zu kämpfen. Der Körper kann Eiweiß aus der Nahrung schlechter speichern, deshalb sollte man ausreichend Proteine essen und körperlich aktiv bleiben. Belastungen müssen an den Trainingszustand angepasst werden. Nach intensivem Sport sind Pausen willkommen, denn der Körper braucht im Alter länger, um zu regenerieren.

Halte länger durch

Was nützt das beste Training, wenn dir dabei sofort die Puste ausgeht? Typische Sportarten zur Verbesserung der Ausdauer sind Laufen, Radfahren oder Schwimmen. Du kannst dich aber auch mit Übungen zu Hause fit halten. So reduzierst du das Herzinfarktrisiko, kurbelst die Fettverbrennung an und stärkst das Immunsystem.

STANDHOPSER

Diese Übung ist Laufen auf der Stelle mit Hopsen. Dabei ziehst du die Knie abwechselnd mindestens auf Hüfthöhe. Betuppe dich nicht selbst, indem du die Füße mal gerade ein paar Zentimeter vom Boden hebst, sondern hüpf nach dem Motto „Je höher, desto besser". Als Anfänger darfst du es langsam angehen lassen. 20 Sekunden am Stück reichen dann; später steigerst du das Tempo und hältst länger durch.

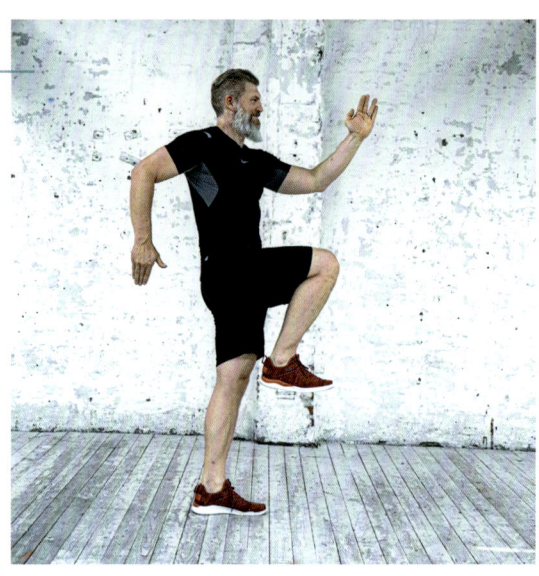

ANFERSEN

Das Anfersen ist die Gegenbewegung zum Standhopser. Du bleibst auf der Stelle und führst deine Fersen abwechselnd dynamisch ans Gesäß. Wer sich selbst einen Tritt in den Allerwertesten verpasst, ist auf der Gewinnerstrecke. Die Arme bewegst du jeweils in der entgegengesetzten Richtung zu den Beinen. Achte auf eine gute Haltung. Die Hüfte muss gestreckt bleiben, du sollst nicht nach vorn knicken. Versuche auch hier, am Anfang mindestens 20 Sekunden durchzuhalten.

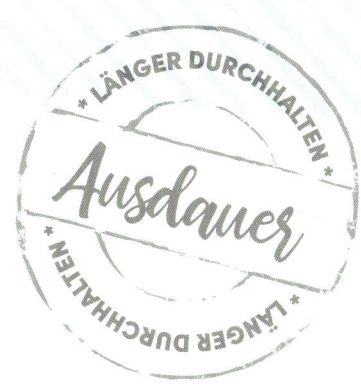

SEILSPRINGEN

Auf dem Schulhof hast du es früher vielleicht zum Zeitvertreib gemacht. Für Erwachsene ist Seilspringen intensives Cardiotraining. Im aufrechten Stand geht's los. Du hältst die Hände mit den Seilenden auf Hüfthöhe, das Seil liegt hinter dir. Dann springst du hoch und schwingst das Seil erst über den Kopf nach vorn und dann unter den Füßen hindurch. Wenn du gut in Form bist, geht's sofort ohne Zwischensprung wieder hoch. Das Seil wird aus den Handgelenken heraus gesteuert. Die Körpermitte ist fest angespannt. Als Anfänger solltest du 1 Minute durchhalten, später mehr.

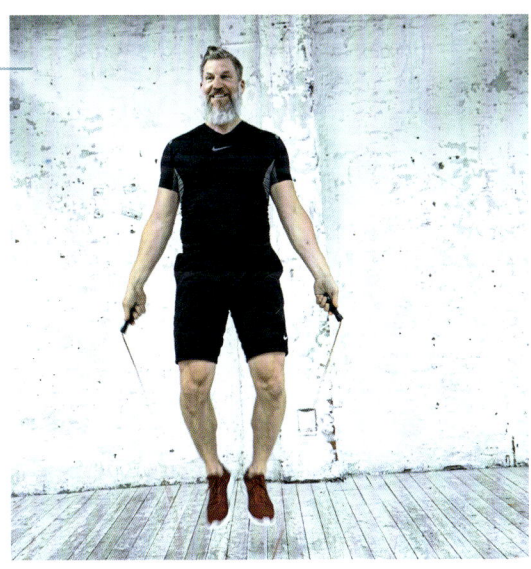

BERGSTEIGER

Diese Übung verbessert die Ausdauer und ist gleichzeitig ein Ganzkörpertraining. Stell die Hände schulterbreit vor dem Körper auf und starte im Liegestütz. Dann ziehst du ein Knie nach vorn und setzt den Fuß möglichst nah an den Händen ab. Anschließend geht's zurück in die Ausgangsposition. Danach ist das andere Bein dran. Top-Bergsteiger machen die Übung mit schnellen Beinwechseln. Anfänger dürfen sich etwas Zeit lassen und mit den Beinen über den Boden gehen, statt zu springen. 20 Sekunden dauert ein Durchgang. Absolviere die Übung so oft, dass du dich anstrengen musst.

Halte länger durch

MUMMY KICKS

Lieb haben und treten, Zuckerbrot und Peitsche: Das, was du bei dieser Übung tust, dürfte der Grund für den Namen „Mummy Kicks" sein. Während du die Arme vor dem Körper über Kreuz nach links und rechts bewegst (das Kind umarmen), kickst du gleichzeitig die Beine nach vorn, als ob du jemandem in den Hintern trittst. Starte mit 30 Sekunden am Stück.

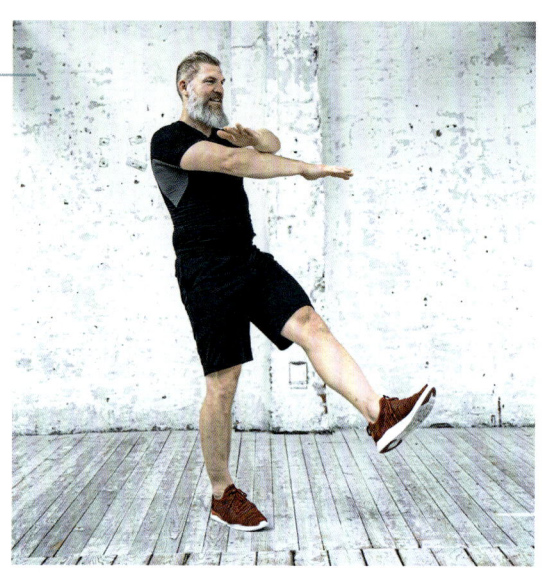

KRAFTPROTZ

Diese Übung fordert dich auf zwei Ebenen: Der Kraftprotz stärkt deine Ausdauer ebenso wie deine Muskulatur. Dafür begibst du dich zuerst in die Hocke. Je tiefer du kommst, desto besser. Die Füße stehen dabei mit der ganzen Sohle auf dem Boden. Halte die Position etwa 5 Sekunden. Dann richtest du dich langsam mit Kraft auf und streckst dich lang nach oben durch. Der ganze Körper ist dabei fest angespannt. Im Stand hältst du ebenfalls fünf Sekunden durch. Anschließend geht's wieder herunter in die Hocke. Mach die Übung mindestens fünfmal.

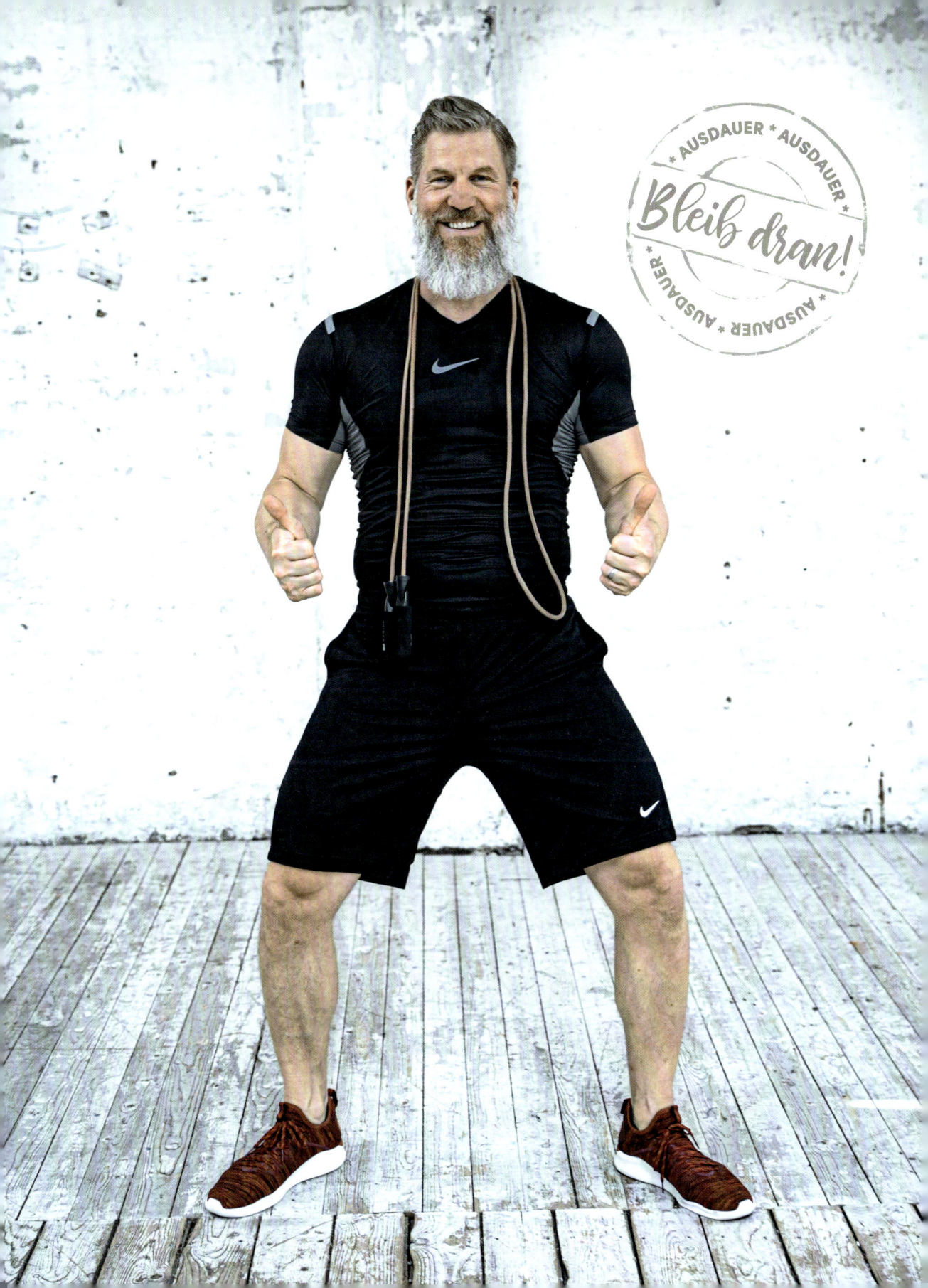

Mach dich stark

Vorbeugen gegen Krankheiten, besser aussehen, leistungsfähiger werden und sich wohler fühlen. All das kannst du mit gezieltem Krafttraining erreichen. Diese Übungen eignen sich für Einsteiger ebenso wie für Fortgeschrittene, für junge genauso wie für ältere Menschen.

KLAPPMESSER

Das Klappmesser ist eine verschärfte Form der klassischen Sit-ups und nur für gesunde Rücken geeignet. Dafür legst du dich lang auf den Boden und streckst die Arme seitlich aus. Dann führst du Kopf und Beine langsam ohne ruckartige Bewegungen nach oben. Die Arme bleiben neben dem Körper, die Beine sind gestreckt. Danach senkst du alles wieder langsam ab und wiederholst die Bewegung. Wenn dir das zu schwer ist, lässt du den Oberkörper auf dem Boden und hebst nur die gestreckten Beine auf und ab. Je nach Kraft machst du 5 bis 10 Wiederholungen.

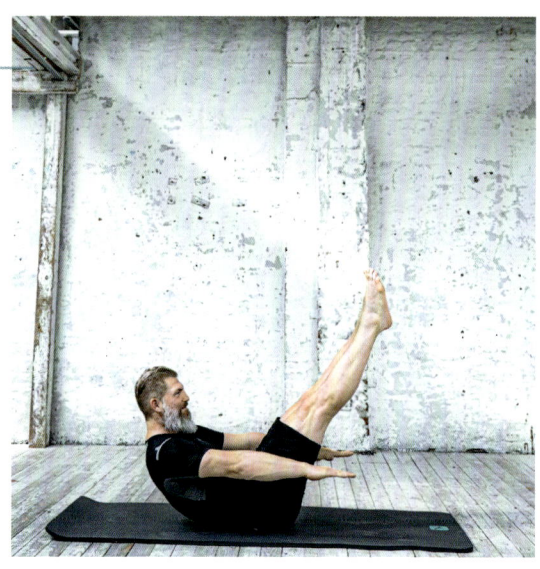

VIERFÜSSLERSTAND

Eine Ausgangsposition, viele Varianten: Aus dem Vierfüßlerstand (Knie unterhalb der Hüfte, Hände unter den Schultern) hebst du zunächst ein Bein gestreckt an, bis du merkst, dass die dazugehörige Gesäßhälfte anspannt. Halte die Position 3-mal jeweils 10 Sekunden. Dann wechselst du das Bein. Wenn du die Übung beherrschst, steigerst du dich, indem du ein Bein und den gegenüberliegenden Arm gleichzeitig streckst (ebenfalls 3-mal 10 Sekunden). Du willst noch mehr erreichen? Dann führst du nach dem Strecken jeweils Ellenbogen und Knie unter der Brust zusammen (jede Seite 10-mal).

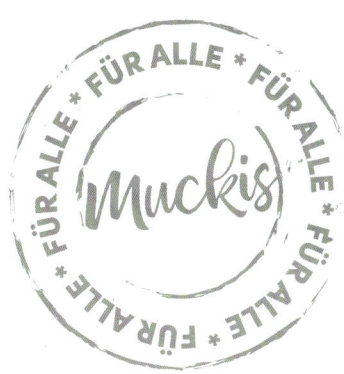

SEITLICHES BEINHEBEN

Auch die schrägen Bauchmuskeln kannst du zu
Hause komplett ohne Geräte in Form bringen.
Dafür legst du dich auf die Seite. Der untere Arm
ist auf dem Boden, den oberen stützt du vor dem
Körper ab. Jetzt spannst du die Bauchmuskeln fest
an und ziehst das obere Bein Richtung Decke. Die
Hüfte dreht dabei nicht ein, sondern bleibt fest.
Der Oberkörper ist gerade. Die Knie sind gestreckt.
10-mal langsam mit Kraft (und nicht mit Schwung)
heben; anschließend ist das andere Bein dran.
Das ist dir zu wenig? Dann machst du die Übung
nicht in der Seitenlage, sondern im seitlichen Stütz.

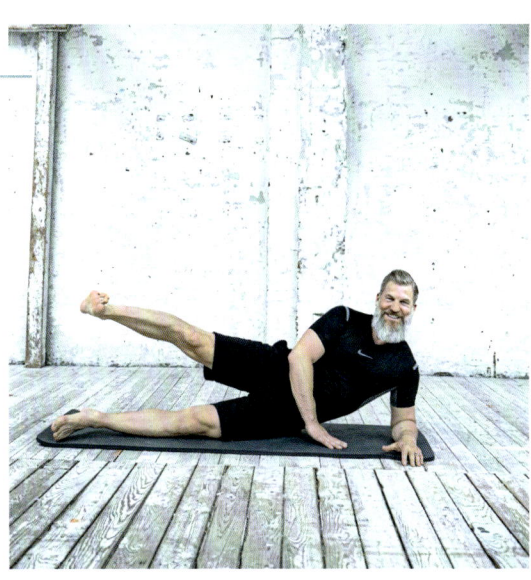

BECKENLIFT

Diese Übung ist Krafttraining für den unteren
Rücken, fürs Gesäß und für die Rückseite der
Oberschenkel. Du legst dich auf den Rücken,
„stehst" auf den Fersen, hältst die Beine etwa im
90-Grad-Winkel und führst die Hände nach oben
wie auf dem Bild. Dann schiebst du die Hüfte
langsam hoch, bis Oberschenkel und Oberkörper eine gerade Linie bilden. Anschließend geht's
wieder nach unten, jedoch ohne den Boden mit
dem Gesäß zu berühren. Das machst du in drei
Durchgängen mit jeweils 10 Wiederholungen.
Du hast Lust auf mehr? Dann hebst du während
der Übung abwechselnd jeweils ein Bein an.

Mach dich stark

CHILD'S POSE TO PUSH-UP

Ausgangsposition ist die sogenannte Kinderstellung, in der die Schultern nach unten gezogen werden und der Kopf als Verlängerung der Wirbelsäule fast den Boden berührt (Bild rechts). Die Bauchmuskeln sind angespannt. Aus dieser Position heraus geht's in den Liegestütz (Bild unten) und von da aus wieder zurück in die Ausgangsposition. Das Ziel sind 10 Wiederholungen. Wenn dir das zu schwer ist, machst du die Liegestütze erst einmal mit den Knien auf dem Boden.

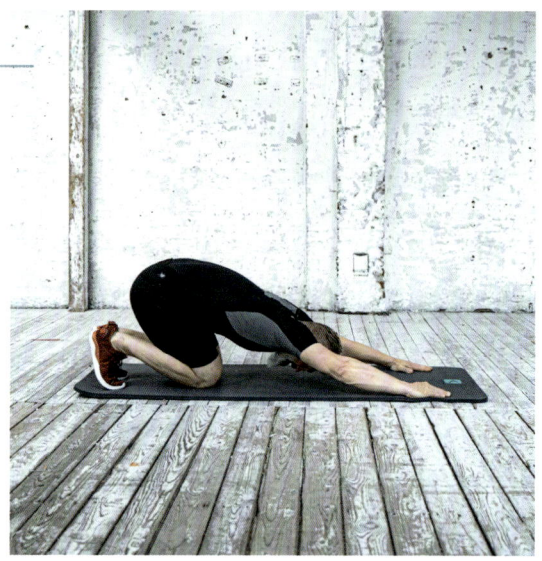

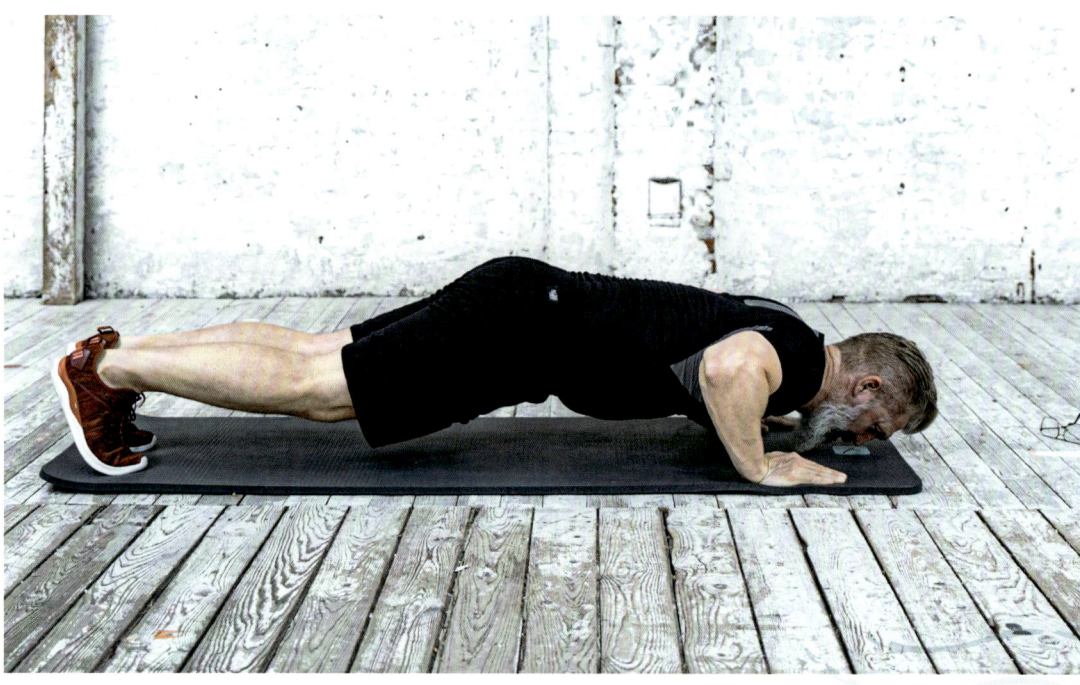

SCHULTERDRÜCKEN

Effektives Training für Schultern, Rücken, Gesäß und Oberschenkel: Mit leicht angewinkelten Beinen hältst du deinen Oberkörper gerade, den Bauch fest und die Arme schräg nach oben. Dann ziehst du die Schultern schräg nach unten, indem du die Arme nach hinten führst. Anschließend gehen die Arme wieder nach vorn. Versuche 3-mal 15 Wiederholungen.

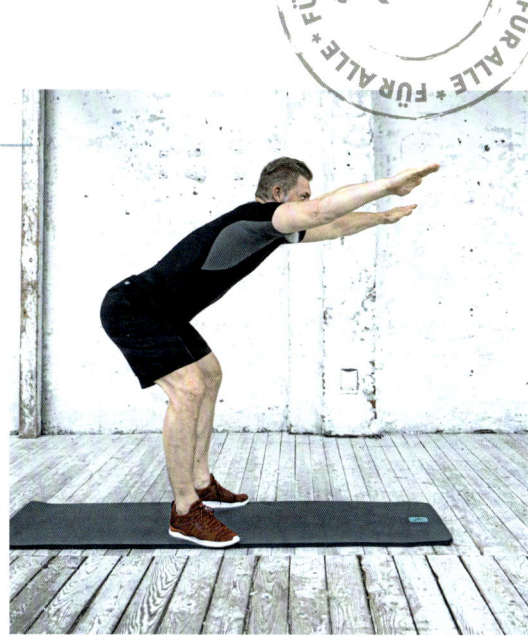

Wunderwerk Muskel: Wusstest du, dass ...

... ein ganz kleiner Muskel der stärkste ist? Wenn er richtig loslegt, hat der Kaumuskel im Kiefer eine Beißkraft von 80 Kilogramm. Im Verhältnis zur eigenen Größe können Bizeps und Trizeps daneben einpacken.

... nur Frauen einen besonderen Muskel mit verblüffenden Fähigkeiten haben? Der Gebärmuttermuskel vergrößert sich während der Schwangerschaft um das 30-Fache.

... dass es quergestreifte und glatte Muskeln gibt? Erstere können wir steuern, die Zweiten regulieren unbewusste Prozesse.

... deine aktivsten Muckis im Auge sitzen? Die Augenmuskeln müssen sich alle paar Sekunden blitzschnell bewegen, auch wenn du nichts tust.

... du beim Küssen je nach Kussart über 30 Gesichtsmuskeln und mehr als 100 andere für die richtige Schmusehaltung aktivieren musst?

... kein Organ im Körper die Muskulatur an Masse übertrifft? Die Haut ist zwar flächenmäßig größer, kann aber, was das Volumen betrifft, nicht mithalten.

Fitness für Körper und Geist

Yoga-Übungen sind Training und Entspannung zugleich. Sie gehören zur indischen Gesundheitslehre Ayurveda, machen beweglich, kräftigen Muskeln, Sehnen und Bänder und fördern eine gute Haltung. Auch Achtsamkeit, Konzentrationsfähigkeit und das geistige Wohlbefinden verbessern sich durch Yoga.

BAUM

Der Baum beginnt im aufrechten Stand auf beiden Beinen. Die Arme hängen locker herunter. Dann verlagerst du das Gewicht auf das rechte Bein und hebst das linke langsam hoch, bis der linke Fuß die Innenseite des rechten Oberschenkels berührt. Deine Handflächen bringst du über dem Kopf zusammen. Halte den Stand mindestens 30 Sekunden. Danach wechselst du das Bein. Wenn du mit der Zeit sicherer wirst, hältst du die Position länger.

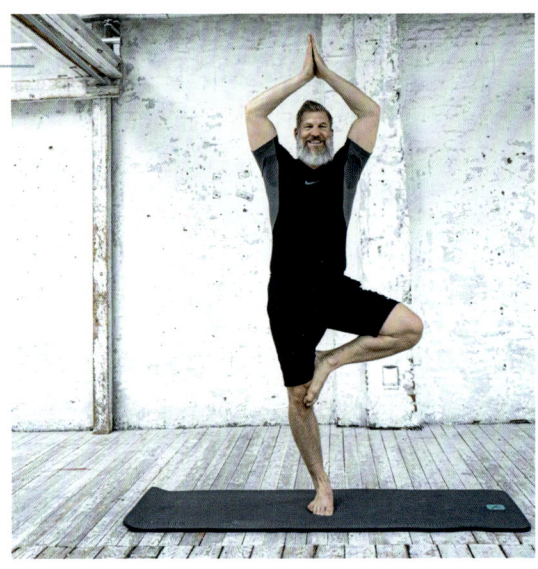

HERABSCHAUENDER HUND

Los geht's im Vierfüßlerstand, aus dem du dich so weit hochdrückst, bis dein Körper ein Dreieck bildet. Hände und Füße stehen hüftbreit auf dem Boden. Der Rücken bleibt gerade, die Beine sind gestreckt, der Po wird möglichst hoch gehoben, während der Blick nach unten gerichtet ist. Halte mindestens 10 Sekunden durch und atme dabei tief ein und aus; danach wiederholst du die Übung noch 2-mal.

KRIEGER

Für diese Übung gehst du in den Ausfallschritt. Der rechte Fuß steht hinten parallel zur kurzen Seite der Matte und das linke Knie ist vorn im 90-Grad-Winkel gebeugt, sodass die Hüfte geöffnet und gedehnt wird. Gleichzeitig streckst du den linken Arm auf Schulterhöhe nach vorn und den rechten nach hinten – die Handflächen zeigen nach unten. Der Blick geht geradeaus und folgt der vorderen Hand. Bleib einige tiefe Atemzüge lang in dieser Position, bevor du die Seite wechselst. Später, wenn du mehr Übung hast, kannst du die Position auch länger halten.

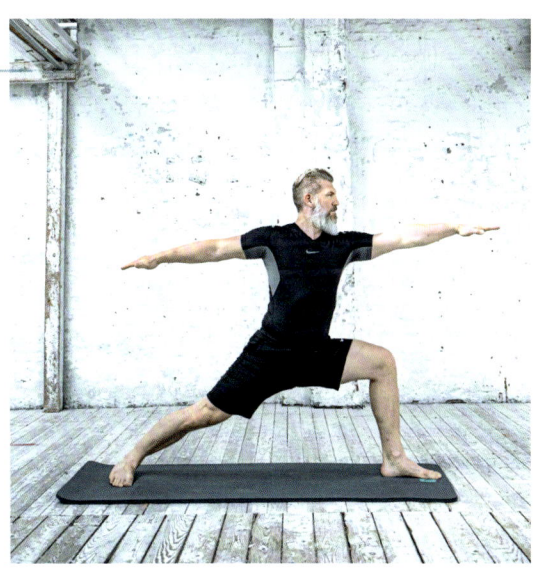

SPHINX

In der Bauchlage stellst du beide Unterarme im rechten Winkel auf und streckst die Beine und die Fußrücken lang nach hinten. Halte den Kopf gerade, während du die Oberschenkel- und Gesäßmuskeln locker lässt. Wenn du Druck im unteren Rücken spürst, kannst du dein Kreuz entlasten, indem du die Zehen aufstellst. Halte die ganze Übung nicht länger als 3 Minuten. Dann lässt du Bauch, Brust und Kopf absinken, legst den Kopf seitlich auf die Matte, winkelst die Beine an und lässt sie zur Entspannung abwechselnd geschlossen nach links und rechts fallen.

Im Büro: fit trotz Sitzen

Das geht auch zwischen Bildschirm und Aktenschrank. Mit diesem Vielsitzertraining kannst du deinem Rücken und deinem Nacken einen großen Gefallen tun und Ausgleich zum Sitzen schaffen. Die Übungen aktivieren genau die Muskeln, die am Schreibtisch überdehnt oder verkürzt werden.

DIPS AM STUHL

Neben Hüft- und Kniestreckern trainierst du hier auch die rückseitigen Oberarm-, Schulter- und Nackenmuskeln. Stütz dich rückwärts auf einem stabilen Stuhl oder einem anderen halbhohen Gegenstand ab. Die Ellenbogen streckst du dabei nicht komplett durch. Die Füße stehen hüftbreit mit der ganzen Sohle auf dem Boden. Aus dieser Position heraus senkst du Oberkörper und Gesäß langsam nach unten und drückst dich danach wieder hoch. Stütz dich 8-mal auf und ab, mach dann eine kurze Pause, in der du die Schultern lockerst, und wiederhole die 8 Stütze 3-mal.

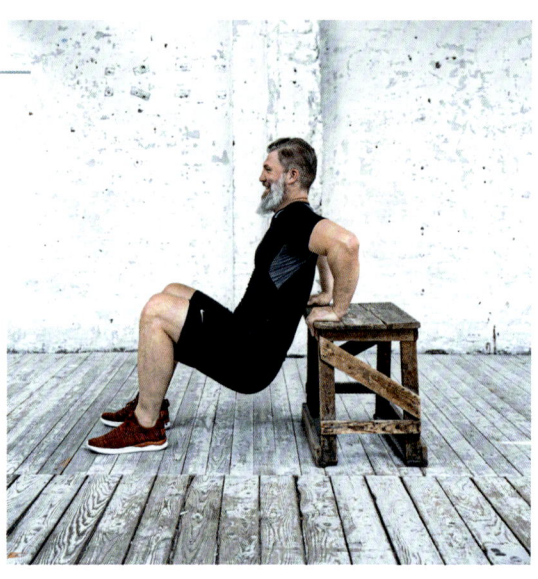

SITZRAKETE

Bei dieser Übung kannst du gleich mehrere Fliegen mit einer Klappe schlagen. Du dehnst die vordere Oberkörpermuskulatur auf, stärkst die rückseitige und aktivierst die untere Hüftmuskulatur ebenso wie die Beinmuckis, die sonst im Büro ruhen. So geht's: Setz dich auf deinen Stuhl und lass den Oberkörper zusammensinken, indem du den Rücken einrollst. Dann richtest du dich auf, streckst die Arme nach oben, den Rücken durch und drückst dich mit den Beinen vom Stuhl ab in den Stand – wie eine Rakete beim Start. Die Handflächen zeigen nach vorn. Die Schultern sind zurückgezogen. Mach das Ganze 20-mal.

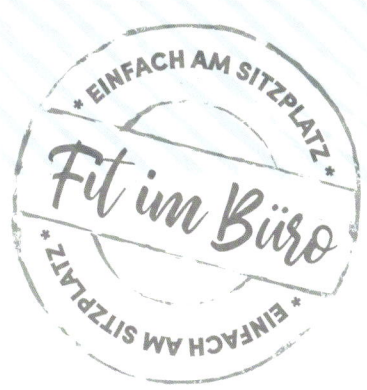

MAUERNACKEN

Damit der Nacken nicht verkrampft, müssen seine
Muskeln stark sein. Mit dieser Übung bringst du
die kurze Halsmuskulatur höchst effektiv in Form.
Setz dich mit dem Rücken zur Wand auf einen
Stuhl. Leg ein hartes Kissen an die Wand und
drück mit dem Kopf dagegen, sodass es nicht
herunterfällt. Dann machst du leichte Schiebe-
bewegungen mit dem Kopf nach hinten (kein
Nicken!). 3-mal 15 Wiederholungen.

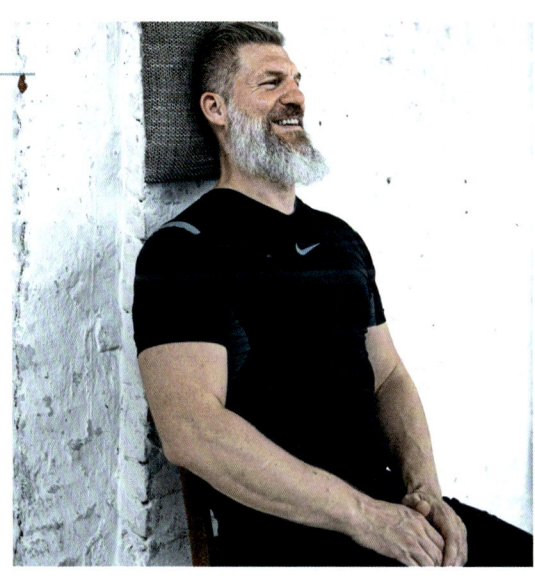

CHEFSTRECKER

Beim Sitzen verkürzt die rückseitige Beinmusku-
latur – oft mit schmerzhaften Folgen für Rücken
und Achillessehnen. Dagegen hilft dehnen. Also
Füße über Kreuz auf den Schreibtisch legen, Beine
strecken und den Oberkörper nach vorn neigen.
Um die Unterarmmuskulatur im Gleichgewicht zu
halten, kippst du die gestreckten Hände während
der Übung abwechselnd nach oben und unten
(das hilft übrigens auch gegen überlastete Maus-
arme!). 5-mal 30 Sekunden halten und dabei
die Hände auf und ab bewegen.

Rezeptregister

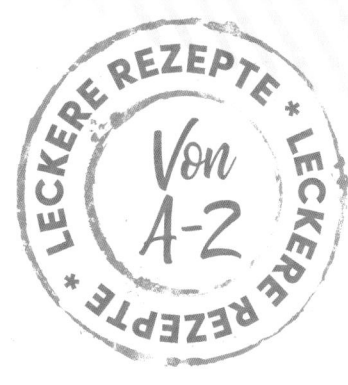

DR. MATTHIAS MANKE

führt in Bochum-Wattenscheid seine eigene Praxis für Orthopädie und Unfallchirurgie. Er war Mannschaftsarzt des FC Schalke 04 und ist betreuender Arzt am Olympiastützpunkt Westfalen/Bochum. Als Revierdoc ist er aus zahlreichen TV-Auftritten bekannt. Matthias Manke studierte an hochrangigen Wissenschafts- und Ausbildungsstätten und unterrichtet bis heute angehende Mediziner an der Ruhr-Universität Bochum. Seine Stärke ist es, komplizierte medizinische Sachverhalte humorvoll und leicht verständlich zu vermitteln. Er sieht den modernen Orthopäden nicht als „Leistungsbringer", sondern vor allem als Motivator für seine Patienten. Sein Leitspruch ist: „Bewegen heißt Leben". Das gilt natürlich auch für ihn selbst. Der Revierdoc treibt verschiedene Sportarten und lässt kaum eine Gelegenheit aus, um sich auch zwischendurch fit zu halten.

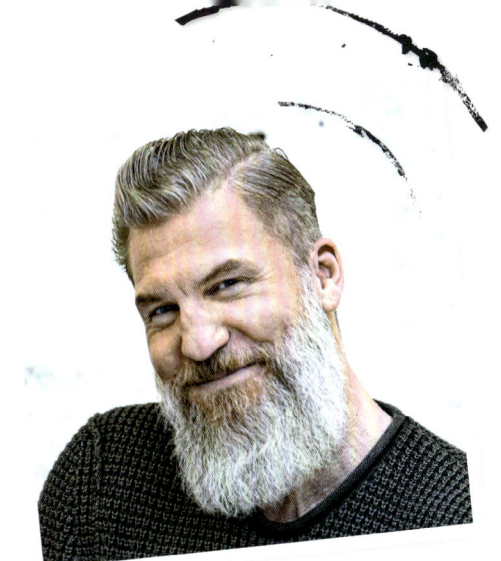

TARIK ROSE

ist Inhaber und kulinarischer Freigeist vom Restaurant „Engel" an der Elbe in Hamburg. Er war auf ZDFneo einer der „Beef Buddies" und hat seit Jahren im NDR seine Kochsendung „Iss besser!". Zudem ist er Juror bei „Die Küchenschlacht" (ZDF) und kocht regelmäßig im ARD-Buffet sowie bei „Mein Nachmittag" im NDR. Er steht für gute Lebensmittel, regionale Produkte, ehrliches und gesundes Soulfood – und immer einen guten norddeutschen Schnack. Für Tarik Rose soll Essen vor allem Spaß machen. Und das möchte er seinen Fans mit leckeren Rezepten vermitteln. Einseitige Diäten, strenge Ernährungsregeln oder -prinzipien lehnt er ab. Für ihn gilt: Wie wir uns fühlen, das hängt vor allem damit zusammen, was wir essen. Mit der richtigen Auswahl von Lebensmitteln kann man sich regelrecht fit kochen.

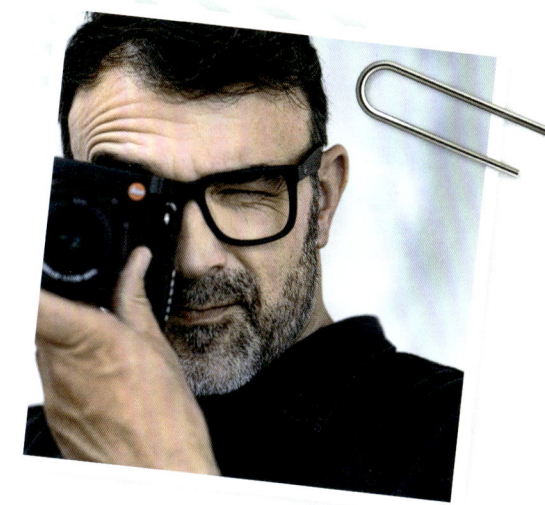

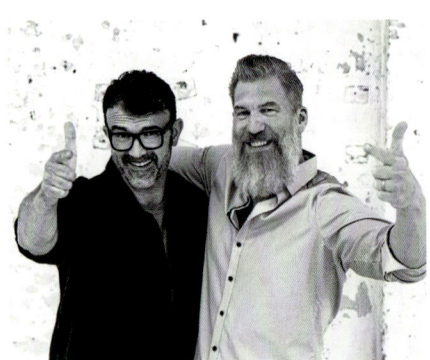

ZU DEN AUTOREN

Zwei Experten, ein Ziel: Verbessere deinen Lebensstil und du wirst dich wohler fühlen. Für Revierdoc **Dr. Matthias Manke** und Spitzenkoch **Tarik Rose** steht fest, dass jeder mit wenig Aufwand viel erreichen kann, wenn es darum geht, sich mehr zu bewegen und gesünder zu essen. Der Orthopäde weiß, was zu tun ist, damit man rundum fit wird und besser durch den Alltag kommt. Der Koch und Restaurantbesitzer kennt sich bestens mit Lebensmitteln aus und verrät gerne, wie man vor allem aus Gemüse leckeres Powerfood macht, das sich auch zum Abnehmen eignet. Im Team haben die Bestseller-Autoren nun ein einfach geniales Lifestyle-Programm entwickelt.

Weitere Bücher der Autoren bei ZS:

➡ T. Rose: Tarik kocht dich fit
➡ T. Rose/Dr. M. Riedl: Iss besser!
➡ Dr. M. Manke: Wenn der Orthopäde Rücken hat

BILDNACHWEIS

Shutterstock: S. 21, 22, 23, 27, 31, 33, 35, 39, 45 sowie alle Illustrationen

IMPRESSUM

Hinter jedem tollen Buch steckt ein starkes Team

Projektleitung: *Kathrin Ullerich*
Texte: *Franziska Pfeiffer*
Redaktionelle Mitarbeit: *Ulrike Kraus*
Lektorat: *Kathrin Gritschneder*
Covergestaltung: *Zero Werbeagentur, München*
Grafische Gestaltung und Satz: *Zero Werbeagentur, München*
Fotografie: *Wolfgang Schardt*
Foodstyling: *Roland Geiselmann*
Haare & Make-up: *Alex Merk*
Fotoassistenz: *Janet Hesse, Kirsten Petersen*
Herstellung: *Frank Jansen*
Producing: *Jan Russok*
Druck & Bindung: *optimal media GmbH, Röbel*

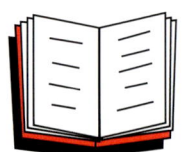

1. Auflage 2022
© 2022 Edel Verlagsgruppe GmbH
Kaiserstraße 14 b
D-80801 München
ISBN: 978-3-96584-162-8

HINWEIS

Die Ratschläge in diesem Buch wurden mit größter Sorgfalt von Autoren und Verlag erarbeitet und geprüft. Eine Garantie kann jedoch nicht übernommen werden. Ebenso ist eine Haftung der Autoren bzw. des Verlags und seiner Beauftragten für Personen-, Sach- oder Vermögensschäden ausgeschlossen. Erkrankungen mit ernstem Hintergrund gehören in ärztliche Behandlung! Bei bereits bestehenden Beschwerden kann das Buch daher keinen fachärztlichen Rat ersetzen.

LIEBE LESER*INNEN

wie schön, dass Sie ein Buch von ZS in den Händen halten. „jetzt leben!" ist das Motto unseres Verlages. Es steht für Genuss und Inspiration, Unterstützung und Motivation. Ob Kulinarik oder Fitness, Gesundheit oder Lebenshilfe — seit über 30 Jahren bieten wir kompetente Ratgeber für (fast) alle Lebenslagen. Wir lieben Tradition genauso wie Innovation — sie treiben uns an. Unsere Autor*innen sind Menschen, die zu ihrem Thema wirklich etwas zu sagen und zu schreiben haben. Unsere Produkte sind erzählerisch, appetitmachend und als gedruckte Bücher haptisch echte Erlebnisse. Für Sie mit ganz viel Liebe gemacht! Entdecken Sie mehr aus unserer wunderbaren Welt!

UNSER VERLAGSHAUS

Mit Standorten in München, Hamburg und Berlin zählt die Edel Verlagsgruppe zu den größten unabhängigen Buchanbietern Deutschlands. Zur Edel Verlagsgruppe gehört unter anderem ZS mit seinen Lizenzmarken Dr. Oetker Verlag, Kochen & Genießen und Phaidon by ZS.

ZS – Ein Verlag der Edel Verlagsgruppe
www.zsverlag.de
www.facebook.com/zsverlag 🅕
www.instagram.com/zsverlag 🅞

FÜR DIE UMWELT

ZS unterstützt bei der Produktion dieses Buches das Projekt „Junge Riesen für die nächsten 100 Jahre" im Naturpark Nossentiner/Schwinzer Heide. Damit wird ein Anteil der unvermeidbaren CO_2-Emissionen im direkten Umfeld des Produktionsstandortes kompensiert.

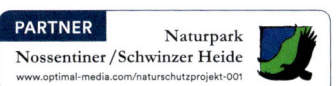

PARTNER
Naturpark
Nossentiner / Schwinzer Heide
www.optimal-media.com/naturschutzprojekt-001

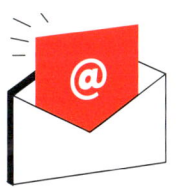

NEWSLETTER

Ab sofort Wissenswertes rund um das Thema Gesundheit und praktische Tipps zu Ernährung sowie Bewegung nicht mehr verpassen!

Melden Sie sich jetzt beim ZS Newsletter an und bleiben Sie über neue Bücher, Themenschwerpunkte und News immer informiert.

ANMELDEN!

Jetzt anmelden unter:
www.zsverlag.de/newsletter

GEWINNEN

Unter allen Neuabonnierenden verlosen wir jeden Monat 10 neue Bücher und jährlich eine Gesundheits-Box von ZS.

Stärkster Muskel ist der Wille.

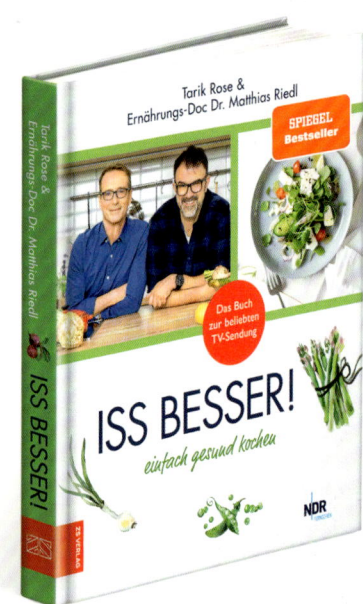

**Tarik Rose &
Dr. med. Matthias Riedl
Iss besser!**

22,99 € [D]
ISBN 978-3-96584-096-6

**Dr. med. Matthias Manke
Wenn der Orthopäde Rücken hat**

19,99 € [D]
ISBN 978-3-89883-093-5

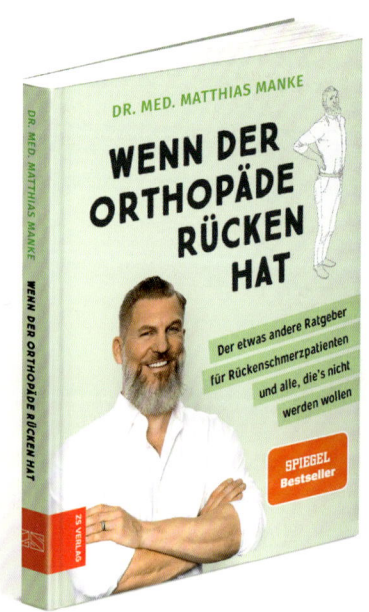

Gleich weiterlesen!

**Jetzt überall,
wo es gute Bücher gibt.**

Schluss mit der langen Rezeptsuche!

Das lange Durchsuchen der eigenen Kochbücher hat endlich ein Ende —
die Rezept Scout-App verrät
ganz schnell und einfach, welches Rezept wo zu finden ist.

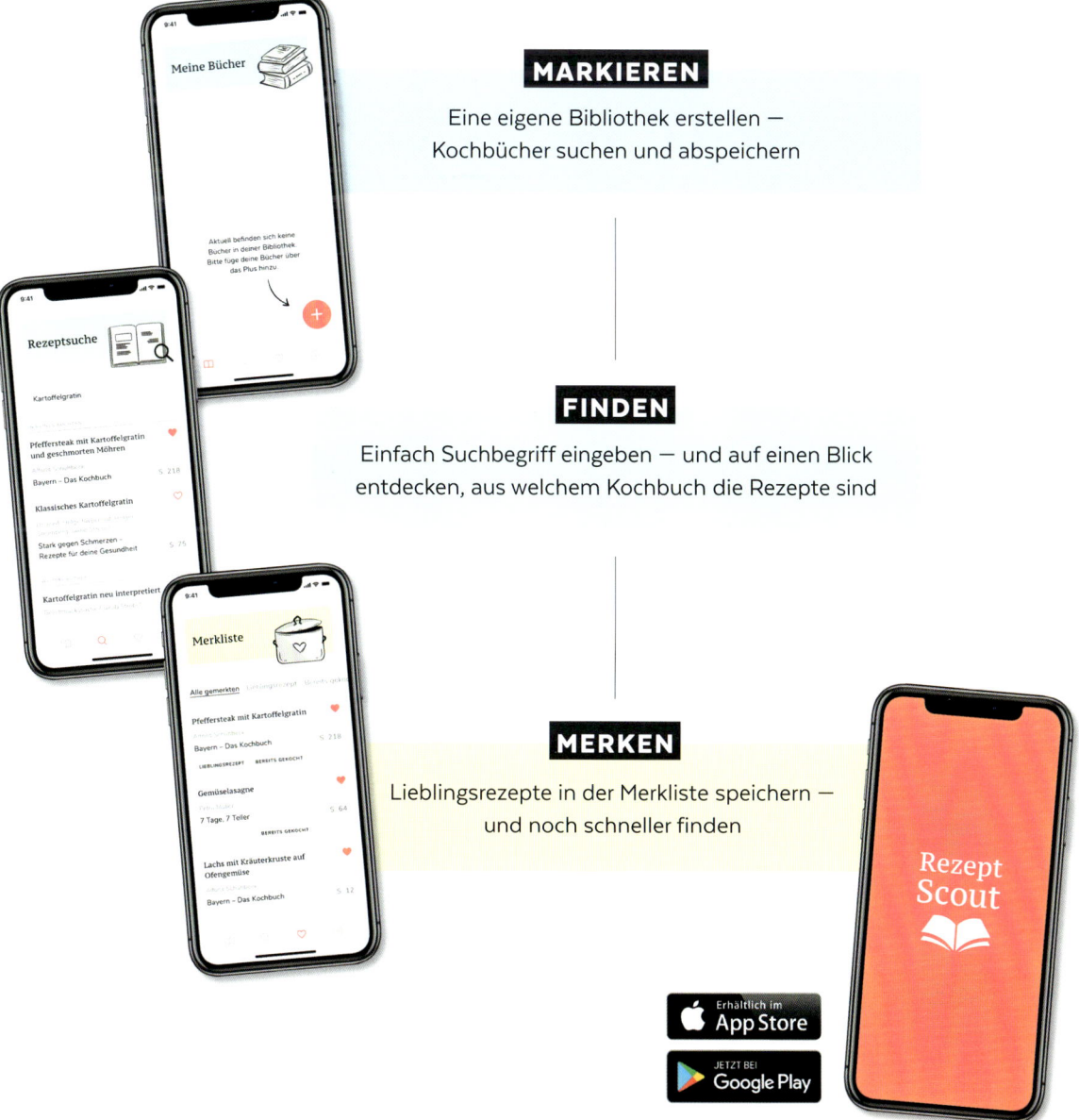

MARKIEREN

Eine eigene Bibliothek erstellen —
Kochbücher suchen und abspeichern

FINDEN

Einfach Suchbegriff eingeben — und auf einen Blick
entdecken, aus welchem Kochbuch die Rezepte sind

MERKEN

Lieblingsrezepte in der Merkliste speichern —
und noch schneller finden